精神心理科临床正念应用手册

主　　编　黄薛冰　柳学华

编　　者　（按姓名汉语拼音排序）

常　蕾（北京大学第六医院）　　　　骆　蕾（北京大学第六医院）

高兵玲（北京大学第六医院）　　　　钱　英（北京大学第六医院）

黄薛冰（北京大学第六医院）　　　　石　扩（北京大学第六医院）

姜思思（北京大学第六医院）　　　　王晓丝（北京大学第六医院）

巨睿琳（北京大学第六医院）　　　　王鑫鑫（北京大学第六医院）

李丽霞（北京大学第六医院）　　　　王玉璐（北京大学第六医院）

栗雪琪（北京大学第六医院）　　　　谢静静（北京大学第六医院）

柳学华（北京大学第六医院）

学术秘书　巨睿琳

北京大学医学出版社

JINGSHEN XINLI KE LINCHUANG ZHENGNIAN YINGYONG SHOUCE

图书在版编目（CIP）数据

精神心理科临床正念应用手册 / 黄薛冰，柳学华主编 . —北京：北京大学医学出版社，2024.4

ISBN 978-7-5659-3037-9

Ⅰ.①精… Ⅱ.①黄…②柳… Ⅲ.①精神病－诊疗－手册 Ⅳ.① R749-62

中国国家版本馆 CIP 数据核字（2023）第 218021 号

精神心理科临床正念应用手册

主　　编：	黄薛冰　柳学华
出版发行：	北京大学医学出版社
地　　址：	（100191）北京市海淀区学院路 38 号　北京大学医学部院内
电　　话：	发行部 010-82802230；图书邮购 010-82802495
网　　址：	http://www.pumpress.com.cn
E - m a i l：	booksale@bjmu.edu.cn
印　　刷：	北京瑞达方舟印务有限公司
经　　销：	新华书店
策划编辑：	赵　欣
责任编辑：	袁朝阳　　责任校对：靳新强　　责任印制：李　啸
开　　本：	787 mm×1092 mm　1/16　　印张：17.5　　插页：1　　字数：440 千字
版　　次：	2024 年 4 月第 1 版　2024 年 4 月第 1 次印刷
书　　号：	ISBN 978-7-5659-3037-9
定　　价：	89.00 元

本书由

北京大学医学出版基金资助出版

序

近 30 年来，精神心理疾病给人类健康带来了沉重负担。新冠病毒感染疫情的发生使得这种负担进一步加剧。据世界卫生组织报告，新冠病毒感染疫情对心理健康的影响可能持续 10～20 年。中国的精神心理健康问题同样不容小觑。目前，我国抑郁障碍和焦虑症发病率均在 7% 左右；20%～30% 的成人存在各种各样的睡眠问题，其中约 15% 的人可能需要到医院就诊和接受干预。面对这一现状，习近平总书记在党的二十大报告中提出要"重视心理健康和精神卫生"。因此，进一步推进心理健康服务标准化、规范化、科学化建设迫在眉睫。

随着医学模式的发展和进步，强调心身并重的整合医学得到越来越多的关注。美国整合医学委员会（American Board of Integrative Medicine）将整合医学定义为：在医疗实践中强调医患关系的重要性，综合运用循证医学及补充 / 替代医学手段，注重患者全身的康复，达到最佳的健康和康复状态。这种医学模式的转变会带来患者心态的转变：由过去将康复的责任完全寄托于医生和药物，转化为现在重视心理健康在疾病发生发展中的作用。同时，这种模式的转变对临床工作者也提出了更高的要求，"疗身"的同时更要"医心"。在过去几十年中，我带领团队大力发展心身医学，从挖掘机制的基础研究，到服务患者的专科门诊，再到面向大众的科普宣传，我们重视并强调精神心理的重要性，同时呼吁每一位临床工作者都掌握一定的精神卫生和心理治疗知识，从而为患者带来更好的诊疗服务。

在众多心理治疗的方法中，正念治疗作为其中一种重要的手段，可以减少病痛给患者生活带来的影响，帮助患者获得身心安宁，提高生活质量。大量科学研究证明，以正念为基础的心理干预对焦虑、抑郁、躯体化障碍、物质依赖等多种心身问题具有良好的治疗效果。因此，正念治疗正被广泛应用于针对心身疾病的临床一线当中。

北京大学第六医院（简称北大六院）从 2015 年开始在国内率先将以正念为基础的临床心理治疗运用于临床实践，积累了丰富的临床经验。其中，黄薛冰教授作为北大六院临床心理中心主任，长期从事临床心理咨询和治疗相关工作，多年来积极探索实践个体治疗和团体治疗在抑郁、焦虑等精神心理疾病中的作用。黄薛冰教授擅长协调融合不同心理治疗流派的方法，并依据我国本土文化特征对治疗的具体方式进行调整，使其既包含经典心理治疗理念，又结合时代化人群心理特征，为开辟满足我国人民精神心理需求的特色临床心理治疗做出了卓越贡献。

因此，为了将科学规范的正念治疗带向更广大地区，我院多位精神科医生、心理治疗师和护理师共同努力，编写完成了这本临床正念应用手册。本书重点介绍了临床环境中进行正念干预的操作要点和注意事项。本书中，"正念临床团体的基本课程设置""正念临床团体的应用指导""正念个体的临床应用指导""正念疗法在住院患者中的应用"等章节详细描述了在临床环境开展正念治疗的操作方法，包括课程设计、指导语和常见问题解答等诸多要点；"特定心身障碍的正念应用要点""特定人群的正念使用"等章节分别从抑郁、焦虑等不同精神心理障碍患者，以及儿童青少年、老年人、孕产妇等不同年龄和性别的人群出发，细致讲解临床开展正念治疗时的注意事项；"正念在临床应用中的案例分享"取材于北大六院住院患者的真实案例，用生动的语言进一步展示了正念疗法为治愈患者带来的良好效果。

本书是一本实操指南，实践性强。希望本书能够促进正念治疗在临床环境中的应用，成为一线工作中的有力工具；也希望同道一起努力，把我国的心理治疗，特别是正念治疗推向新的高度，为维护广大民众的心身健康和福祉做出更大的贡献。

陆　林

2023 年 10 月

前　言

北京大学第六医院（简称北大六院）临床心理正念团队在院长陆林院士指导下，从 2016 年开始，将正念的理念和技术应用在精神科临床医疗实践中，至今已 8 年有余。在此期间，团队在正念疗法相关的临床科研教学方面均有所投入并取得一定成果。临床方面，正念治疗已经整合进北大六院各病区的住院常规医疗活动中，门诊开展了正念治疗特色心理门诊；科研方面，团队以首发项目为依托，比较了正念治疗和认知行为疗法对广泛性焦虑障碍的疗效，探索了正念治疗在注意力调节方面的疗效机制；教学方面，8 年来团队与英国牛津大学正念中心、加拿大多伦多大学心理临床科学系、美国哈佛医学院正念与慈悲中心等以及国内同道合作，举办多次国内外正念培训、全国正念高峰论坛以及地面正念师资督导，覆盖了全国 25 个省市，开创了符合我国国情的正念治疗教学培训方案及路径。除此之外，团队将正念技术进行了数字化开发，结合进"北小六"AI 心理服务机器人中，应用于医院、高校、中学以及监狱，既提高了心理服务的可获得性，也提升了心理服务的质量和效果。

近几年，正念治疗以其易入门、起效快、广适性的特点在国内不同领域得到广泛接受并被同行们积极应用，大力发展。那么，到底什么是正念？如何理解正念？

对于这两个问题，站在不同角度，如文化、医学、心理学、脑科学等，有各种不同认知视角的解释。其中一个便于人们理解和接受的视角是，正念是一种帮助人尽可能如实认识理解事物对象的手段。至于"如实"，究竟理解为客观，还是理解为中观，大家可以结合自己的世界观底层脚本理解。以医生追求疗效的眼光看，不受多变的情绪、假想的认知操控，可以多角度看待事物，并根据进程结果及时灵活调整认知以及自我情绪行为反应，就是有效的"如实"。毕竟，手指或其他物品，都是标识月亮的工具。得鱼忘筌，得意忘言。

坐而论道固然重要，但更重要的是起而行之。此刻大家手里拿着的这本书，是截至目前北大六院正念团队在临床医疗应用正念治疗的荟萃总结。希望我们有限的经验，对全国同道或者患者朋友有所帮助，正如正念实操中反复强调的"多练习"，相信大家的实践应用，会有助于正念治疗在中国的发展，有助于丰富我们的心理治疗手段，有助于减少人们心身方面的痛苦困扰，有助于提高全国人民心身健康水平。

囿于水平所限，书中如有不足及失误，敬请指正。

正念是每个人心中的智慧种子，我们应像养育小孩一样，既不放任也不过度着力，虚虚地照看着它，久而久之，自然可闻天穹深处，若有花开之声。

行之不辍，未来可期。

黄薛冰

2023 年 10 月

诗歌两首

转 红 尘

——黄薛冰

他们

去西藏　朝圣

我

在城市　寻求　神

雪原的山

是沉默的

他们把力量

带给山　再领回来

我的神

是沉默的

它息在我的影里

注视我

把光打向各处

相比转山

我更愿

转红尘

梅村呼吸歌

一行禅师（Thích Nhất Hạnh）著，黄薛冰译

吸进来，呼出去

吸进来，呼出去

我盛开，如花朵

我清新，似晨露

我坚固，如高山

我稳定，似大地

我自在

吸进来，呼出去

吸进来，呼出去

我是水，如镜照

所有真，所有实

我感我，深深处

有浩空，广如许

我自在，我轻松，我自在

目　　录

第一章 身心、大脑和幸福

第一节 硬币的两面：心身健康的相互影响

世界卫生组织（WHO）关于健康的定义是，没有疾病和虚弱，且身体、心理和社会各方面都处于相互协调的和谐状态。近年来，中国慢性病发病率快速上升并呈现年轻化趋势，慢性病已取代传染病成为人类生命的最大杀手。然而，伴随着慢性病发病率升高，其所带来的精神心理问题也日益突出，同时精神心理问题反向影响生理疾病，两者之间互为依存；尤其是心脑血管疾病、肿瘤、糖尿病等慢性病，合并精神心理障碍的情况尤为突出。

躯体健康与精神心理健康从来都不是独立存在的，精神医学与躯体相关医学也绝不能孤立发展，二者息息相关、互为依存、互相影响。从提高生活质量、有效地从事日常生活和工作这个角度来讲，心理健康与生理健康可谓是一枚硬币的两面，而心理健康在某种程度上甚至比生理健康更为重要。试想，一个身体健壮的年轻人到了老年总是担心、怀疑自己得了什么重病，那么，他就会整日忧虑重重，陷于焦虑、抑郁的情绪中不能自拔，时间久了身体健康就会受到损害，甚至完全丧失劳动能力，他周围的亲友也会痛苦不堪。

人的心理活动与人的躯体之间存在着相互影响的关系，这一事实，自古以来就为人类所注意。至少，在两千多年前，古希腊的医生希波克拉底就已经注意到暗示等心理因素对于人体的影响。我国古代医籍《黄帝内经》曾相当明确地指出："心者，五脏六腑之主也，……故悲哀愁忧则心动，心动则五脏六腑皆摇。"这是关于心理影响生理的经典阐述。至于心理因素的致病作用也有明确的论述："夫百病之始生也，皆生于风雨寒暑，阴阳喜怒，饮食居处"；又说"怒伤肝""喜伤心""思伤脾""忧伤肺""恐伤肾"等。近代医学研究表明，心理健康每时每刻都会影响人的生理健康。例如，一个人如果长期处于高度紧张或抑郁状态下，由于其内激素分泌、肌肉紧张度等的变化，会导致免疫系统受到某种程度抑制，难以处于最佳工作状态，这时人的抵抗力就会下降，疾病也就乘虚而入。

虽然人不可能完全控制自己的身体与心理，但可以采取一些行之有效的措施，调整、维护心身关系，保持它们之间微妙而重要的平衡，从而最大限度地维持自己的心身健康，例如坚持体育锻炼。如果你感到不安、紧张或压抑，为失恋或其他挫折而苦恼时，选择体育运动是缓解情绪行之有效的方法之一。科学研究证明，体育锻炼可以促进人体分泌一种叫内啡肽的物质，这种物质可以提高精力和调整情绪，可以让人舒缓紧张的神经，更好地面对生活中的困难与挫折。规律的体育锻炼有助于让自己的身体与心理进行有效的沟通。这也就是为什么有专家建议，每天进行体育锻炼30分钟左右，对心身健康大有裨益。

心身医学是一门新兴学科，它是研究心理或精神与躯体相互关系的一个医学分支，主要

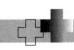

探讨心（精神-心理、社会、伦理等）与身（躯体的结构与功能）之间的相互关系在健康的保持和疾病发生、发展、康复中的作用，同时研究特殊的心理变量对于正常和异常心理机能的作用，包括信息加工、动机、情绪和心理行为等影响，从而形成一种关于健康和疾病的整体性和综合性的理论。心身医学因涉及医学、心理学、社会学等多学科，又被视为一个交叉学科，它用生物-心理-社会医学模式理解人类的健康与疾病，研究躯体因素与心理社会因素之间的相互关系对疾病的产生、发展、治疗及康复的意义。心身医学强调从整体上、多层面或综合地看待人类的健康和疾病问题，因此也是"整体医学观"的体现。

随着医学的不断发展与变革，目前心身医学的研究已不限于情绪因素或心理-社会紧张刺激对人体生理过程的影响，而是更加深入细致，将心理、社会、躯体诸因素分成许多亚系统来进行研究。如研究遗传素质、体型、个性心理特征和社会文化背景之间的相互作用；研究出现各种躯体疾病前的特殊心理状态类型；研究出现各种躯体疾病时的行为模式；研究早期学习经验或外界刺激形成的习惯反应方式（应对模式）对以后所发生的躯体疾病的作用，研究脑的中介机制等。

现代的主要心身医学理论认为，由大脑的机能所实现的人的信号活动影响着机体的一切过程。各种有意识的心理活动过程构成一整套影响着体内平衡、人体健康和适应活动的因素。人的信号活动主要是由大脑的结构和机能来实现的，而大脑机能又直接受外界和体内环境刺激的影响。所谓信号加工过程是指机体对于来自外界环境、身体内部和信号活动本身这三个方面的信息做出反应；而社会情境和事件具有最大的信息量，是给予人的最重要的信息源泉。人们有意识或无意识地对信息作出带有主观意义的评价，这就是激起情绪的条件，反过来，又伴有某些生理、生化的变化，并引起一定的认识和行为活动。所有这一切都和人体健康情况有关，躯体器官的障碍和精神活动的异常往往是紧密联系着的。严重的躯体障碍常常会在精神上留下痕迹，而严重的精神异常也同样会在躯体上留下痕迹。换句话说，身体器官的病变常常会是某种精神异常的表现，这是现代心身医学理论的基本出发点。深入揭露心理-社会因素和躯体因素之间的关系以及这些因素在人体健康和疾病中的作用，则是现代心身医学研究的主要课题。

心身医学的发展引起了医学模式的转变。医生和患者的关系是医疗实践中最重要最基本的人际关系，它不单纯是医务人员与疾病的关系，它涉及医务人员与患者及家属相互认识、理解的水平，行为活动的协调及情绪态度融合的程度等。对于患者的疾病，不但要从生物医学角度去研究它，而且要从心理社会医学角度去研究它。心理与生理、精神与躯体、社会等三大因素在疾病发展过程中起着决定而重要的作用。人在患病后由正常的社会角色转变为一个患者角色，尤其是病情较重的住院患者，由于疾病的痛苦、环境的改变及生活习惯等变化使患者产生一系列特有的心理反应和心理需要，只有当患者各种需要得到最大程度的满足时心理上才会感到喜悦，心理和生理才能保持最佳状态。这种良好的心态可直接作用于中枢神经和自主神经系统，使情志得到改善，进而使生理生化参数最佳化，形成良性循环。为此美国恩格尔教授提出了新的医学模式，即生物-心理-社会医学模式，这种疾病观已逐渐被人们所接受，这也代表了心身医学的高度发展。所以旧的生物医学模式已不能适应当前医学发展的需要，还要补充心理因素和社会、自然环境的影响。

新的医学模式的转换是为了满足人们不断增长的战胜疾病和渴望健康的需求。近年来，随着疾病谱的改变，越来越多的致病因素来自于社会的压力，如糖尿病、高血压、消化系统溃疡等。在患者就医诊疗过程中，疗效不明显的主要原因除了慢性病本身的疾病特点，还有致病的心理环境因素往往被医护工作者忽略，产生治标不治本的现象。

随着医学心理学的诞生，现代医学也形成了坚持"心身一体"的观点。"心身一体"的观点认为：人是自然人，也是社会人，同时有生理活动和心理活动，心、身之间相互联系、相互作用，与生存环境也密不可分，心理因素在人类调节和适应的功能活动中具有一定的能动作用。

人的心理活动是指通过人脑神经生理过程进行的信息识别、编码、存储、提取和运用的过程，又称为人脑高级神经活动产生关于外界事物映象和意义的过程。人的心理活动通常分为认知、情感和意志三个方面。我们通常说的情绪，是指对一系列主观认知经验的通称，是人对客观事物的态度体验以及相应的行为反应，一般认为，情绪是以个体愿望和需要为中介的一种心理活动。

大脑是产生情绪的物质基础，情绪是脑功能正常与否的外在体现。当脑功能正常时，情绪反应与认知一致。也就是说，获得满意时愉快，不满意时痛苦；而脑功能异常时，情绪就会紊乱，比如意识不清时、患精神病时，情绪会失常。我们的大脑从内而外有三重，即本能脑、情绪脑、理智脑。情绪脑与本能脑，又称为原始脑，动物主用；理智脑又称为现代脑，为人类独有。本能脑位于大脑的最底部，脑干和小脑部分脑区。理智脑位于最外层，也即大脑新皮质。情绪脑是大脑边缘系统，是指脑干和大脑新皮质之间的一系列脑组织，由边缘叶（边缘皮质）以及与之联系的皮质下结构（如杏仁核、隔核、下丘脑、背侧丘脑前核等）组成。

一、情绪的结构基础：边缘系统、基底核、下丘脑

大脑的边缘系统包括海马及扣带回、嗅皮层（在脑的底面）等位于胼胝体周围的皮质。研究表明，大脑不同的区域拥有不同的功能。边缘叶当中各个结构的损伤均可导致情绪失调。海马位于颞叶深处，是最重要的记忆脑组织，参与长期记忆的形成、存储和提取，当然也包括情绪记忆。

大脑的基底核是大脑半球髓质内一些核团的总称，它包括尾状核、壳、苍白球（合称纹状体）、屏状核和杏仁核。杏仁核是产生情绪、识别情绪和调节情绪、控制学习和记忆的脑部组织，含有多种神经化学递质。切除杏仁核，动物出现"心理性失明"：通过视觉看到的东西不知是否可以吃，视觉看到的恐惧刺激也不会害怕，但对于二氧化碳的刺激能够感到恐惧。杏仁核在害怕情绪的产生中起着很重要的作用，但并不是导致人害怕与惊慌的大脑区域。

情绪激发后的身体（生理）反应主要通过下丘脑来实现。下丘脑可以通过调节内分泌激素的产生和释放，进而调节自主神经系统。自主神经系统又称为植物神经系统，包括交感神经系统与副交感神经系统，可以在无意识的情况下调节我们的血压、呼吸、心跳、消化、瞳孔反应、性唤醒等等。这些身体的自主反应对于情绪的表达必不可少。

二、情绪的大脑作用机制

人类所有的神经系统的活动都离不开反射，反射是最基本的神经活动。情绪反应的通路也有大量的反射作为基础。

关于情绪反应的产生机制，研究认为存在两条通路（图1-1）。

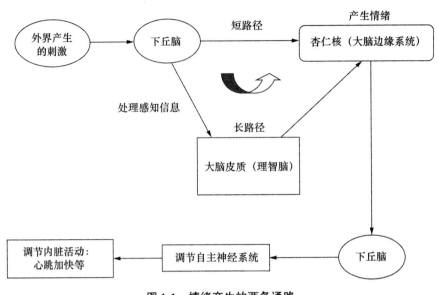

图 1-1　情绪产生的两条通路

1. 长通路　外界刺激→丘脑→大脑皮质（理智脑）→杏仁核（产生恐惧情绪）→下丘脑（调节植物神经、内脏活动）。

2. 短通路　外界刺激→丘脑→杏仁核（产生恐惧情绪）→下丘脑（调节植物神经、内脏活动）；

我们的感官（视、听、味、触、嗅）接收到外界刺激信号后，将信号传递给丘脑处理，丘脑信号分两条路径，短路径迅速将信号传递给杏仁核，杏仁核根据潜意识记忆中的情绪记忆信息，判断应以怎样的情绪反映此事件，并通过神经递质与边缘系统其他结构沟通，产生一系列情绪反应。另一条长路径，丘脑将信号传递给大脑皮质理智脑的前额叶，对信息进行分析判断，"这件事需要生气吗？"判断后进一步告诉杏仁核判断结果，进一步调节情绪反应的程度。杏仁核的情绪信号传递到下丘脑，下丘脑可以通过调节内分泌激素的产生和释放，进而调节自主神经系统。总体来讲，长通路的刺激信息经过大脑皮质（理智脑）的精细加工，利于对情绪的控制和采取适当的应对方式，表现了自主化情绪的选择能力；短通路的刺激信息未经大脑皮质的精细加工，速度更快，保证对恐惧刺激做出迅速反应，体现了大脑情绪自动化系统的设定逻辑。

由此可见，情绪既是基于大脑客观存在的情绪记忆信息由边缘系统自动化反应产生的，也有我们主观意识可以控制与调节的部分。

人之所以为人而不是被设定好的高精度机器人，就是因为我们拥有自由的意志和承担责任的能力。我们拥有的理智脑，帮助我们自省与转念。这也是处理情绪问题的第一步：**觉察与转念**。

比如：我是一个完美主义者，惯性思维是：我有一件事情没有做好——我能力不够，我对不起谁谁谁——自我谴责、仇恨自己的情绪走短路径产生。

上述情绪产生后，作用于思维，诱导大脑回忆起支持此情绪的相关记忆，情绪不断加强，直到在长远的时间里慢慢平复，因为这一情绪并没有被理解与处理，未来再被刺激，还会再次升起。

但是如果你可以转念，在情绪被自动化激发的刹那就能觉知到情绪的产生，然后觉察：

1. 我正在产生怎样的情绪？

2. 我这个情绪是因为我背后有怎样的需要？

3. 这个需要不满足会怎样？伤害我的人，我能不能宽恕？我能不能接纳不完美？

这也就是处理情绪问题的第二步：**理解、宽恕与释放**。

约书亚上师说："情绪是对你不理解的事物的反应。"而当我们对这世上的不平之事、伤害有了更深入的理解之后，我们便可以慢慢宽恕过去。当你看开、看懂、看透很多事的时候，你的情绪线就会发生变化，虽然自动化情绪系统还在工作，但是你可以选择不被它控制，使情绪恢复平稳，在内心的宁静中，针对你困惑的真正正确的答案反而更容易出现。

本能脑、情绪脑，这些原始脑，让我们在面对外界刺激时，能够尽快地做出反应，保护自己；但它们并非没有缺点，它们的"过度反应"会让我们做出很多后悔莫及的事情，所以理智脑诞生，帮助我们做出更加智慧的选择，掌控情绪，而非被情绪掌控。

第二节　认识大脑

何为心智，它又从何而来？何为认知，人类的认知活动如何运作？何为意识，它终将归于哪儿去？作为自然界三大奥秘之一的人脑是生物经过亿万年的进化而出现的复杂产物。围绕人脑探索其紧密联系的心智、认知、意识是数千年亘古不变的议题。无论是过往占主体地位的哲学思辨研究角度，还是如今的新兴学科——认知神经科学，在脑-智关系的研究上均取得可叹的成果，对推动人类社会进步具有重要意义。

一、心智的奥秘——生物学基础

对于心智为何物，又从何而来的问题，作者在《生命中的心智：生物学、现象学和心智科学》（［加拿大］埃文·汤普森著．李恒威等译．浙江大学出版社，2013）一书中找到了可能答案。书中进行了描述，大概意思为，人类的心智和行为可能是世间万物中最复杂和最奇异的现象，人类认识自己只能借助对自身心智和行为的探析。这一说法与美国认知神经科学家达玛西奥（A. Damasio）对意识研究时表达的观点恰好一致："没有什么事情比知道如何知道更为困难，很多时候我们无意识地对意识提出疑问大概是我们有意识的原因。能够认识到这一点着实让人感到惊异和迷乱。"

"知道如何知道"——恰巧也是认知科学的根本任务，同时也是其从哲学认知论中生根发芽并促使其在当代哲学-科学研究中茁壮成长的根本动力。一直以来，认知科学被称为心智科学的一部分，重点关注认知的过程，但其忽略了情绪、情感和动机等因素，这一局限性直到 21 世纪初才被越来越多的研究学者认识到，即心智科学的完整还需要对主体性和意识做出解释。导致这一结果的因素需要结合认知神经科学中心智研究的三大进路进行理解：20世纪 50 年代至 70 年代占据认知科学主导地位的认知主义、20 世纪 80 年代挑战认知主义传统的联结主义，及 20 世纪 90 年代才提出的具身动力论。而这三大进路分别对心智的理解进行不同理论隐喻：认知主义将心智比喻成电子计算机；联结主义将其等同于神经网络；具身动力论则将其理解为具身动力系统。三者并存，既有各自独立的方面，也存在多种交互混合形式。

基于此背景，智利著名的生物学家、认知科学家弗朗西斯科·瓦雷拉（Francisco J. Varela，1946—2001 年）在 20 世纪 90 年代，尝试从生物学角度在自创生物系统中探寻心智等同人主观意识的基础，以此给认知和心智现象在认知科学研究中确定一个具体的落脚点。他从人类经验和觉知的神经基础切入，首次采用脑内记录法对远距离脑区之间 γ 相同步振荡（gamma-phase synchronization）进行了深入探索，提出将不同脑区域中发生的动力性同步振荡神经活动进行整合，并将此看作脑功能更高水平的生物学基础。在此之后，阿沃伊蒂斯（Aboitiz）等 2003 年的实验报道显示：大脑半球间的快速传导纤维是存在物理距离的神经元组之间有效交流的原因。这一结果也证实了瓦雷拉所提出的观点。随后，得益于神经影像学技术的不断革新和发展，源源不断的研究者将影像学先进技术引入实验中，认为前额皮质、后部扣带回皮质和双侧的颞顶联合区这三个脑区是有关心智理论的神经基础集中区域，并结合大脑神经细胞的生理结构和作用机制，得出大脑作为一个整体一定大于其各部分之和，大脑一定能产生心智的结论。广义的心智包括各种心智活动，如感知觉、思维、情绪、意志、学习、记忆、语言、意识等。大脑是心智的重要载体和思想活动的发源地，但心智与大脑之外的身体其他各部分也都具有强烈的相互作用。

如果说想把复杂的心智生物学基础描述地更为形象易懂，引用美国学者巴尔斯（Baars B.J.）等所著的《认知、脑与意识：认知神经科学导论》（原著第 2 版）（科学出版社，2012）中的一段话再为贴切不过：

> "一个完美的心智观察者需要跟踪数百亿个神经元，并能对每个细胞以秒为单位进行上千次的取样，还要完美地跟踪记录那些可能进行万亿种联结的大小神经细胞团，并阐明其间的持续转换与交互作用。就像一颗现代化的侦查卫星能在太空中细致入微地观察每一个人，以及这些个体或群体之间的、从家庭到整个国家的动态关系。我们对大脑的理解就像是一幅由许多谜语碎片构成的粘贴图，合理地粘贴起来以构成一幅完整的图画。"

二、大脑的神奇——神经可塑性

《认知神经科学：关于心智的生物学》（Michael S. Gazzaniga 等著 . 周晓林等译 . 中国轻工业出版社，2011）一书中对大脑的重要性和复杂性认识是这样描述的："**一个人，从一个简单的受精卵开始，一个由数十亿功能特异化的细胞所组成的有机体终将形成。这种复杂性在神经系统达到顶峰。**"无论是从受孕后丰富的细胞活动中，还是利用各种神经科学技术进行的大脑研究，均表明大脑是一个动态发展的过程，整个生命过程中都可以产生新的神经元和新的突触，这些结果使大脑可塑性成为可能。

人类思维和行为活动的产生都离不开大脑的运作，这就是其神奇之处；而大脑创造的奇迹在很大程度上有赖于神经系统的复杂性和可塑性。随着认知神经科学研究的不断深入和发展，对心身和脑智关系的研究也逐步迈入多学科交叉时代，研究因素转变为基因、脑、环境与行为，即大脑认知功能的机制研究重点从分子细胞水平转为系统整体水平。

神经可塑性是指神经系统具备随时改变信息处理进程的能力，而这一过程需通过改变自身通路。主要体现在中枢神经系统（central nervous system，CNS）的可修饰性，具体包括其形态结构和功能活动。近些年来的研究表明，CNS 的形态结构和功能活动均受内外因素的影响。当外界因素发生改变时，神经元功能的恢复主要依赖邻近代偿、失神经过敏、轴突侧枝长芽、潜伏通路和突触的启用等。此外，研究显示整个生命周期都存在大脑和神经的可修饰性活动，且对正常脑发育和脑损伤后的功能恢复有很大影响。

此外，神经可塑性还可理解描述为神经系统的各种适应性反应能力，随内外环境的变化而变化。而个体能够在瞬息万变的内外环境中维持正常功能在很大程度上有赖于这种适应能力，内外环境的改变会将神经组织的基因表达进行改变，从而影响神经可塑性。这一机制与表观遗传学有相通之处。表观遗传学是指不改变基因序列，只改变基因的活性来调控基因的表达，而这一过程是通过改变脱氧核糖核酸（deoxyribo nucleic acid，DNA）-组蛋白之间的相互作用。这一过程体现在神经系统多种类型的适应过程中，包括但不限于学习记忆等脑思维活动、急慢性重大应激事件导致的个体精神障碍及物质成瘾等疾病的形成和治疗。故表观遗传学作为基因、神经可塑性及环境之间的桥梁，近年来被广泛用于医学研究和临床转化应用，尤以神经精神系统领域突出。

值得一提的是：在临床医疗领域中多项研究证明，心理治疗作为一种人为的积极环境输入，可能通过表观遗传机制，影响基因的甲基化状态、转录因子作用或改变染色质结构参与基因调控，从而改变人的认知、思维和行为。在一定程度上可说明表观遗传学驱动的神经可塑性是相关心理治疗干预反应的基础和核心作用机制，可作为治疗干预的预测因子。然而，影响治疗效果的因素有很多，如基因、心理治疗方法的不同、持续时间的长短、患者的人口学因素等。因此，即使较多证据均表明心理治疗影响 DNA 甲基化模式，并与疾病表型存在关联，但我们仍然无法排除其他因素对治疗效果的影响。未来研究应考虑疾病表型的不同是否仅仅因为 DNA 甲基化的改变。从总体研究趋势来看，心理治疗的生物机制研究及临床实施方案的确定可将表观遗传学作为切入点，进行其机制和疗效的相关研究。

基于当前"基因-脑-环境-行为"的多学科交叉的时代研究背景，全面、系统、科学地揭示和解释大脑全方位功能的原理和机制在未来将成为可能。

三、认知中的组合——注意与意识

世间万物纷杂，人类是如何认识和理解世界万物的呢？这是继脑-智关系之外的又一项古老而又充满挑战的科学问题。人的认知过程极其复杂，包括感知觉、注意、记忆、思维及语言等生理和心理活动等。这种脑活动过程通过多种要素之间的相互作用对信息进行加工和处理，由现象到本质地反映客观事物特征与内在联系的心理活动。纵观整个认知过程，人类认识世界是从感知觉开始的，而感知事物需要以注意为前提，所以可以认为注意是人心理的门户和一切智力的开端，作用于人的各种认知活动和行为中。传统的认知心理学中很多观点都将注意和意识二者合并在一起，那二者是否为同一事物的不同叫法？二者又如何理解和区分呢？

"只要看就能看到，只要听就能听到吗？或者想看到就必须去看，想听到就必须去听吗？"表面上这是一个非常简单的问题，但其实质就是意识和注意关系的问题。这一问题在在心理学和认知学中却一直存在争议。

从概念来看，注意是指将觉知集中在一个刺激、思想或行为上的能力，且能够忽略其他不相关的刺激、思想或行为的能力。对信息的选择和目标的集中是其基本功能，这种信息的选择可能是个体内部产生的信息选择，也可以是外部感知觉信息的选择。在如今信息大爆炸

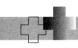
的时代，人类时时刻刻都处在万千信息包围中，显然我们现有的心理和神经资源是有限的，无法同时处理如此多而繁杂的信息，此时注意发挥的作用就是能够在多而繁杂的信息中将高优选性和低优选性信息进行区分，并有选择性地进行处理。所以，注意的机制研究能够成为认知神经科学领域中最受关注的问题之一。注意能够控制外界信息进入大脑进行信息加工，并将心理资源在某些认知加工过程中进行选择性分配，以此对认知过程进行简化。

意识是人对外部信息和自身状态的主观觉知。与物质世界的客观存在性不同，意识是对与生命活动息息相关的精神世界的反应和缩影，即意识就是此时此刻正被人觉知的一种心理现象。简单理解就是，人在清醒状态下，能够意识到各种外界环境，而这些外界环境又会作用于感官，例如声音、图像、花草树木等；能够意识到为了适应环境满足自己的需要，自己的行为目标对行为的控制；能够意识到各种认知活动和认知过程中的心理状态。意识是经验的产物，我们的大脑经过长时间的经验积累，可以认识我们自己的存在，可以回忆已发生的事情，可以与自己之外的事物进行对比，在这些过程中意识又会更加准确和具体，就好比我们从小被进行安全教育，灌输防火、防电的安全意识。经过后天的不断教育和训练，包括社会环境的刺激、言语动作的训练等，以及自我的内省，人脑的意识得到不断的完善。

人类的心智活动，包括感知、学习、记忆等认知过程，均以意识为基础。可以说，意识是揭示生命智能本原的核心，而基于意识层面，注意是信息能够进入意识的门槛。所以，注意和意识二者之间既彼此独立而又联系紧密：注意可以控制哪些信息进入意识，而意识下信息也可以调控注意的分布。虽然至今为止，二者之间的关系和具体作用机制仍没有定论，但二者在神经水平上有很多共性。意识的脑区始终也是一个研究热点，不妨碍现有研究成果对二者关系的理解和特定领域的实际转化和应用。

譬如：《意识的转化》（肯恩·威尔伯等著．李孟浩等译．东方出版中心，2015）一书中谈到了当代热点研究话题正念（冥想、内观禅修），可作为心理治疗或促进心理健康的一种方法，其机制中也涉及注意和意识的作用和转化，在此引用部分观点：

1. 内观禅也是对正念无拣择的觉察或纯粹注意的训练过程。这种训练是"用念念分明的觉察力，照见每一个知觉串流过程中实际发生的身心现象"。纯粹注意，从技术典范角度进行定义，包括注意力的特定形式和处理情绪影响的特定方式。从认知的层面来看，注意力是对意识中瞬间发生的思想或感觉做出的精准反应，而不进行任何的加工，对于禅修者来说就是仅仅记录思想或感觉变化的顺序即可，不需要关注思想或感觉的个别内容，这明显与传统的心理治疗相悖；从情绪影响的层面来看，将所有刺激一视同仁不加以提炼选择，同样也有别于传统的心理治疗。纯粹注意，即对所有觉知到的事物能够不产生任何情绪反应和动心。换句话说，禅修者只是观察刺激情境，而不需给予任何判断、评论或解释。若观察刺激情境过程中产生任何生理、心理反应，禅修者也可把它们记下来，作为纯粹注意的对象。即使在此过程中有诸如走神、分心等差错，禅修者只要察觉也同样把它们作为纯粹注意的对象。所以说，内观禅的本质是认识个人内在的心智过程；逐渐培养调控和矫正心智过程的能力；能够在无法受控的精神制约中得到解脱。

2. 冥想/禅修可解释为对注意力再规范的过程。在这一过程中，我们可以让心念不受其他干扰而持续集中于单一物体（心灵的集中力），同时不分心地持续注意一系列心念变化而观察自身动态变化的念头本质（心灵的正念力）。这种训练会让我们精密而准确地探索时时刻刻变化的自我概念，且将洞悉自我感永久固定下来。

众所周知，人脑是世间万物最复杂的系统。在人类进化的过程中，外界的优胜劣汰始终发挥着不可替代的作用，在众多神经连接中将对自身最有利、最有效的神经连接进行选择，并在世代遗传中被基因固定下来。对于个体而言，在生命周期的整个过程中，大脑、基因与环境又相互作用，最终导致行为的改变。一代又一代专家学者致力于研究脑的认知活动，此活动如何将外界刺激传递至人的意识中，进而影响人的行为。同时，意识一直以来都是哲学研究的重点，人们对意识的研究随着认知神经科学的发展不断深入，不难理解意识的研究与哲学之间的必然关联。终其本质，围绕脑、心智、认知和意识的研究仍是一项充满挑战、争论不休和有待解决的科学问题。

第三节　生活的意义和幸福

存在是一个哲学概念，它是不以人的意志为转移的实在，分为物质的存在和意识的存在，具体包括实体、属性、关系的存在。物质的存在比较容易理解，因为那是客观的东西。那么意识的存在属于什么呢？我们又应该如何理解意识的存在呢？意识是人的大脑对客观物质世界的反应，也是感觉、思维等各种心理过程的总和，即人的任何反应和想法都是环境语言信息、声动、视象对大脑的刺激。无论是正确的思想意识还是错误的思想意识；无论是人的具体感觉还是抽象感觉都是人脑对客观事物的反应。因此我们说物质的存在和意识的存在两者既有区别又密不可分，正如著名的英国哲学家所言，"存在即是被感知"。

现实生活中人们获取存在感的形式主要有两种：生理上的存在和思维上的存在。①**生理上的存在**。我们能获得存在感最基础的就是生理上的感觉，我们知道自己饿了、困了，这些都可以唤起我们的自我感知，让我们意识到自己还活着，还存在于这个世界。还有一种对于自我身份、自我角色的认同，人必须首先要清楚地从物质自我、精神自我和社会自我三个方面入手，对自己的身体、外貌、在团体中的地位，及对心理特征如能力和智慧等有一个全面的了解，才能真正意识到自己的存在。这就是从我们自身获得的存在感。②**思维上的存在**。著名哲学家笛卡尔说过，"我思故我在"，即我们存在是因为我们此时此刻正在思考这个问题。我们生存在这个世界，大多数时候是与外界联结在一起的，个人的存在感更多来自精神，来自周围一切对你的影响、感知，及反馈。因此，人们更多地是寻求一种心理上的存在感。

著名文学家米兰·昆德拉在《不能承受的生命之轻》中写道："人只能活一次，既不能拿它跟前世相比，也不能在来生加以修正。一切都是马上经历，仅此一次，不能准备。"正因如此，我们需要不断思考生命存在的意义，不能让宝贵的生命虚无地存在。存在的意义在于"爱"的交互性、在于与其他个体的共在性、在于个体价值的创造性。①**"爱"的交互性**。每个个体都能在爱与被爱中感受到存在的幸福，就像父母对待子女永远爱得自发、爱得深沉，同时子女因为父母的爱而爱父母，他们彼此都会在爱的氛围里感受到存在的幸福。爱的主体与客体彼此肯定，肯定彼此存在的不可或缺性以及存在个体的不可替代性。②**与其他个体的共在性**。生命不是孤立的存在，每一个个体生命都是建立在与其他个体共存于世界这样一个客观现实性。存在的价值在于不同个体相互交流、相互影响的过程中，并在彼此的肯定中获得存在的现实性，比如：学生和老师。当老师挖掘学生内心深处的价值期望，使学生深刻地认识自己，在学生的精神世界中树立积极向上的人生观、价值观，唤醒学生心中对自己甚至对他人的爱时，老师和学生就在彼此的相互构建中获得了存在的肯定性和价值感。③**个体价值的创造性**。个体创造价值的过程就是用自身的力量帮助其他个体重拾快乐，同时也让自己快乐的过程。个体创造的价值越多，其生命存在的意义越大，越容易感受到存在的幸福。人类参与实践活动不仅是猎奇，也不仅是某种雅兴，更多在于推动人类共同体的未来发展，为他人也为自己创造更多的物质财富和精神财富。正如发明家、科学家们，每当他们发明一种新产品、开发一项新技术，给他人带来更多便利的同时也能找到并深刻理解自身存在的最大意义。他们一定是幸福的，能感受到一种至高无上的存在的幸福。这种幸福不仅是受人尊敬，获得荣誉，更是以他人的幸福为幸福的满足感。

哲学家萨特说："使生命活得有意义、找到存在的幸福感是人的责任。"而个体在寻找幸福、追求生命意义的过程中，又会经历许多痛苦。痛苦是每个生命与外在世界碰撞时必然会出现的东西，关键在于我们选择什么样的态度对待它。

痛苦是每个生命都会面临的问题，例如病痛。病痛，即疾病与痛苦。疾病本质上是身体系统的一种失衡，可以是由外界因素的强行介入引起的（如感染性疾病），也可以是因内部系统无可逃脱的熵增性的损伤变异而形成的（如慢性疾病中的肿瘤疾病）。面对感染性疾病，抗生素的出现帮助了我们，但是我们却没有完全战胜细菌、战胜病毒，它们依然存在着，甚至还留下了一些顽固的种类。面对慢性疾病，比如肿瘤，更加不容乐观。面对疑难杂症，有时候我们很难找到原发病灶，在研制靶向药的过程中也受到很多限制，最终可能面临失败的结局。由此可见不管是面对顽强的"外敌"，还是面对内部的"溃败"，我们都不可能获得一劳永逸的胜利。我们会无奈，甚至会绝望。然而回归理性，我们或许应该发现，这难道不是宿命吗？如果能够完全战胜疾病，生命岂不永生。但"永生"绝不是生命的本质，生命是变化的，是发生、衰落、结束，然后是下一个开始，疾病则相伴生命的历程。或许疾病正是生命的一部分，或者说是自然力的一部分，它使生命系统趋于无序，终而寂灭。因此期望战胜它，消灭它，某种程度上不过是一种"反自然"。

但是，我们在面对疾病时常常本能地、不甘心地反抗。理性地讲，死亡是无法逃避的，而疾病可能只是死亡的加速器。疾病带给我们最可怕的影响不是最终的死亡结局，而是它带来的痛苦。这种痛苦是生理上的，也是心理上的。生理上的痛苦或许可以依赖医药技术得到缓解，但是心理上的痛苦却不易得到慰藉。就像手术台上机器般任人摆弄的患者，被麻痹了躯体，然而麻痹不了恐惧；接受化疗的癌症患者，短暂地控制了癌细胞，却控制不了死神来临的绝望。面对这种心理痛苦，我们或许可以采取较为缓和的对策，控制它而不激怒它，一定程度上与其和平共处。因此无论是生理抑或是心理痛苦，与之共存才是最自然、最智慧的态度。

在心理学领域存在一些心理治疗的方法和流派，如格式塔流派、人本主义流派、森田疗法及正念疗法等。这些心理治疗方法及流派的共同点是强调存在的意义，下面我们来看一下它们是如何进入存在的。

一、格式塔疗法

格式塔疗法是弗瑞德雷克·S.皮尔斯（Frederick S. Perls）所创建的，开始于 20 世纪四五十年代，在西方有几十年的发展历史，在心理咨询及心理治疗领域的影响力不断扩大，如今遍布 20 多个国家和地区，全世界已经有 150 多个格式塔疗法研究所。该疗法建立在格式塔心理学理论基础之上，发源于存在主义心理学，并且统合了精神分析心理学、语义学和西方哲学等理论，从而发展出了一种结合了多种心理学与哲学的理论思想，开辟出了以"空椅子"技术为代表的具有独创性的治疗技术。该疗法鼓励人们关注自己当前，思考此时此刻，而非过分关注过去和未来，激励自己探寻对个人存在具有绝对力量的可能性。

格式塔的治疗理论提出了"此时此刻"与"能量冻结"，它是指不探求过去和未来，而将主要能量用于现在，探寻"此时此刻"。格式塔疗法还认为除了此刻，不存在其他以外的东西，回忆代表过去、展望代表未来。但是，人们往往最容易忽视的就是现在。格式塔治疗理论强调充分感受、体验这一刻，要求来访者把未完成事件当时的情景带到现在的情境中，让其更加直接地体验。对于很多人而言，往往忽视此时此刻，将更多的精力投入到惋惜过去的错误与遗憾中，或者投入精力与未来的抉择与计划中去，当出现这两种情况时，就几乎没有精力投入现在。在心理治疗的过程中，为了促进来访者对此时此刻的察觉，鼓励其用现在的方式对话，治疗师需要问"是什么"和"如何"等问题，而不是去问"为什么"这类问题。有时候，治疗过程中来访者会出现某个部位紧张的感觉，如感觉麻木、心跳加速等，这提示治疗师出现了阻抗现象，即能量冻结，此时治疗师需要帮助来访者关注当下感受，找到能量冻结的焦点，可以采用夸张的方法激发来访者发现自身的不良行为与感受。

格式塔疗法主要通过增强来访者洞察力，体验此时此刻状态，强调自我觉察，帮助来访者觉察自己此时此地的身体和心里的感觉，通过帮助来访者宣泄过去郁积的未完成的情绪，达到统整并找到真正的自我。强调接纳真实的原有的自己，不为自己或他人的合理化、期待、判断、曲解（即价值的条件化）所操纵，而以自己所想、所要、所感为基础表现自我，发现自己崭新的一面。激励人们立足于此时此刻的生活，现实中我们都是处于此时状态，而非过去和未来，过好此时此刻是最重要的；与其他理论相比，格式塔疗法有较少的心理动力、人格结构等难于理解的词汇，故而更贴近现实生活。

格式塔疗法强调整体，认为人是一个完整的个体，生理和心理、内部和外部应当紧密结合。比如强调来访者的说话时某一个不经意的动作也应该得到关注，因为动作和他所说的话构成一个整体，暗含了很多信息，统合于整体。这种思想更新了心理学主导思想，给心理学的研究和发展带来了新的视角和观念，使得我们用一种动态的、全面的观点关注人，能够更好地理解人的本质。

通过格式塔咨询后，来访者在以后生活适应方面的能力得到提高，不会离开了治疗师就找不到出路，减少依赖，有利于未来社会适应和功能的发展。另外，也提供了比较灵活的处理方式，把过去的未完成事件和事件有关的部分带进现在，运用此时此刻为中心的技术处理，个体觉察力不断强化，使得来访者察觉此时此刻的想法，明白自己正在做什么。需要注意的是格式塔疗法不太注重人格的认知，因此格式塔治疗师往往过分强调觉察和表达感觉，会忽视思考的部分。

二、存在人本主义

在心理学上有一种流派称为存在主义心理学，20 世纪 30 年代产生于瑞士，后流传到法国、德国、荷兰等国家，隶属西方心理学第二势力精神分析学派的范畴。20 世纪 40 年代，罗洛-梅（Rollo May）把欧洲存在心理学引入美国，开创了美国本土存在心理学，并成为人本主义心理学的一个新分支；是主要探讨人的现时存在价值、自由选择、实现本真自我的心理学理论和治疗方法。主要特点：以探讨人的存在及人生意义为主题；以存在主义为哲学基础；以存在本体论（存在分析论、焦虑论、爱与意志论）、存在人格论与存在心理学为主要内容；以现象学为主要方法。存在心理学突出心理学的人学性质，强调人的主观能动性与创造性、自我实现与自由选择是有价值的，但并非摆脱西方个人本位主义、自由主义和人道主义的羁绊。

人本主义心理学起源于20世纪五六十年代，以存在主义为哲学基础。人本主义心理学关注人的经验；强调人类独有的特性；强调选择产生出意义；重视人的价值和尊严，关心人的潜能和发展。①**关注人的经验**。人类存在的体验是人本主义概念原理的核心基础。人本主义心理学家所要做的是帮助人们发现自己，澄清自己的思想，并从中体验到存在的真实性。这一观念与存在主义哲学的基本特征完全符合。存在主义突出论述的存在是指作为个体的存在，该理论强调只有从这种单个个人的精神存在出发，才能理解事物的意义、人生的意义。存在主义给人本主义心理学家以重要启发的一个重要思想便是：认识人必须运用非理性的内心体验，内在的直观。人本主义心理学家因此找到了一个重要突破口：探索内部，从经验开始。②**强调人类独有的特性**。法国存在主义哲学家让-保罗·萨特（Jean-Paul Sartre）在其著作《存在与虚无》中表达了这样一种基本思想：人的本质可以自由地选择并创造出来，并在这一过程中显出自身的意义与价值。这里就包含了人区别于物的核心特性——自由。在存在主义者眼中，自由基于个人的选择，"英雄和懦夫都不是天生的，而是人主动选择的结果。"因而关注人的生存与发展，必然强调人自主地选择与创造。人的选择与创造还是一个持续不断的过程。在这个过程中，原来未分化的"自在的存在"不断否定，虚无化，人也就不断地被赋予意义，呈现出"自为的存在"，即人所意识到的自我存在，它永远是对"自在"的否定，也即"虚无"。人只有作为自为的存在才是能动的、积极的、主动的，人的价值是从自为的存在中体现的。"自为"向着未来迈进的过程，也就是人的自我实现过程。人的自我实现过程具有时间性，是持续而绵延不断的。人作为自为的存在总是不断地超越自己，超越他当下的存在，不断创造，不断地自我实现。③**强调选择产生出意义**。人本主义心理学从人的角度出发，关注人的内心生活体验。人本主义心理学强调人的选择是有意义的，心理学对人的研究自然应关心选择产生的意义所在。正如存在主义者高举"人的存在"的旗帜，要将哲学拉回其意义所在中来，人本主义心理学家所要做的，是让心理学重新关注"心理"，而非一味地躲在实验室内，制造大堆的数据以捍卫心理学的"科学性"。④**重视人的价值和尊严，关心人的潜能和发展**。在人本主义心理学协会的小册子上，阐述这条基本原则时这样写道：……其核心在于使个人发现他自己的存在，发现他与其他人以及社会团体的关系。人是价值的创造者，人的价值是在他自由地选择与行动中赋予的，所以人必然要对自己的选择、行动与价值负责任。重视人的价值与尊严，人本主义心理学家有理由相信健康人具备对自己负责的态度，所以他们认为人有"自我成长""自我实现"的倾向。人的价值和尊严理应受到关注，不仅仅在于人对"选择"的负责，还在于人类具有潜在的能力。潜能的发掘无疑是自我实现的强大推动力。马丁·海德格尔（Martin Heidegger）认为人所要关注的是从"现在"到死亡之间的过程，这个过程需要"自我筹划"；而"自我筹划"的意义不单单是选择成为自己想要成为的那个人。人本主义心理学家眼中的"自我筹划"还有另一层意义，就是筹划中还要发挥潜能，由此非但实现自己，更要超越自己。在这一过程中人不仅创造了自己的价值，也推动了整个社会的发展。尊重价值，关注潜能，不仅关系到个人存在，更关系到社会、全人类的发展与进步。

罗杰斯的"来访者中心疗法"被认为是"对现象学、**存在主义**和**人本主义**的一种出神入化的组合，它将观念、信仰、感觉和价值交织在一起，试图建立一个完整意义上的人。美国学者古尔德（Gould）这样评价罗杰斯的以人为中心的疗法："罗杰斯创造了一个耐人寻味的人本主义与存在主义的结合。当他选择那些能够帮助人们克服阻碍其发展的否定因素的经验时，他显然是一个人本主义者；而当他认为情感和感受对理性具有支配作用时，他又变成了一个存在主义心理学家。他坚持认为一个真正的心理治疗关系可以是一个成长经验，这种观念表明了人本主义心理学的一面；而他强调现在重于过去，又明显站在存在主义立场上。这种人本主义与存在主义似是而非的混合，为罗杰斯的工作提供了一种创造性压力，并为他开辟了新的发现和发展空间。"

三、森田疗法

森田疗法，又被西方心理学界称为禅疗法，由日本东京医科大学森田正马教授于1920年创立，取名为神经症的"特殊疗法"。1938年，森田正马教授病逝后，他的弟子将其命名为森田疗法。森田疗法在当今心理学界具有极大的影响力，被誉为心理学三大理念之一，对治疗"神经质"颇有效果。

森田疗法的观念源于道家，它的理论基础为自然观念。森田正马提出了"神经质"这一病名，提出了其本质性的条件是疑病素质，也就是说，神经质并非真正的身体疾病。从哲学上而言，神经质主要源于"心身不一"；从主客观关系角度而言，则是客观上达不到心理预期，进而在行为等方面出现被动、消退、缓慢等不良倾向，甚至出现悲观厌世、自杀等行为。为此，他提出了精神上的治疗方法，回归事实、祛除强迫观念、亲身参与、过度思考，以及顺应当下、顺其自然等。森田正马的一些观点来源于东方的禅宗，其中最为明显的是"无所住心"和"关注当下"。"无所住心"，是指我们的注意力并不集中指向或固着于某一点，而是全部精力不断移动，注意的指向全面分布的状态。"关注当下"，是指不要对过去发牢骚和对未来杞人忧天。它并不主张过分地思维，即执着于对象本身。相反，它以关注当下的方式令人放下执着，以打断那些未知的方式以获得更新、更深刻的认识。当下不是权宜之计，而是放下执着，通达对事物的认知。**森田正马多次强调，应当"顺应自然，为所当为"，这也是森田疗法的核心所在**。这也正是森田疗法承认存在、接纳存在的体现之处。

森田认为神经质症状纯属主观问题，而非客观产物，一些人常常把在某些场合可能产生的感觉如过度用脑时的头昏、紧张时的心悸等，误认为是病而恐惧、紧张，注意力越是集中在这些症状上，感觉越敏锐，症状越严重，形成恶性循环。长期以来，患者陷入内心冲突状态，形成神经衰弱和发作神经症。另外，还有一些人因对外物产生的预期远远超出事物本身，一味地执着于心理预期而产生神经质症状。森田正马认为这时就需要学会顺应外物，顺应自然。他认为人应当顺应自然习性去生活，而不是逃避自然；人还应当正视和面对自然，而不是回避自然。

我们的情绪不是由自己的力量所能左右的，想哭的时候想要变得愉快，也是勉强；反之，极度愉快时，想努力变得悲伤，也不可能。对不能被自己的力量所左右的情绪，并不逃避，顺其自然地接受，以行动去做应该做的事，这就是顺其自然。另一方面，即使想哭，但如果参加朋友的婚礼，则无论如何也要表现出笑脸，这也是顺其自然。森田理论要求人们把烦恼等当作人的一种自然的感情来顺其自然地接受和接纳它，不要当作异物去拼命地想排除它，否则，就会由于"求不可得"而引发思想矛盾和精神交互作用，导致内心世界的激烈冲突。如果能够顺其自然地接纳所有的症状、痛苦以及不安、烦恼等情绪，默默承受和忍受这些带来的痛苦，就可从被束缚的机制中解脱出来，达到"消除或者避免神经质性格的消极面的影响，而充分发挥其正面的'生的欲望'的积极作用"的目的。森田疗法强调不能简单地把消除症状作为治疗的目标，而应该把自己从反复想消除症状的泥潭中解放出来，然后重新调整生活。**不要指望也不可能立即消除自己的症状，而是学会带着症状去生活。**例如一些孕期妈妈在接受森田疗法时，希望自己快点好起来，这种思想恰恰错了，森田疗法的精髓恰恰是：不奢求自己好起来，忍受痛苦，拼命做事，转移对于自己情绪的注意力；康复是自然而然的，不是你希望河水倒流河水就会倒流改向，恰恰相反，你越是希望自己情绪好起来，结果反而更糟糕，你不希望自己好起来，把痛苦当作好事（动物母亲在孕期保持紧张焦虑可以增强对于敌害的发现与防御能力，这个是亿万年生物进化形成的遗传基因本能），情况会好转得更快。因为，你希望自己没有紧张痛苦的情绪，这恰恰是违反了自然界、生物界亿万年进化形成的有益于后代生存的优势基因规律。如果孕期完全不焦虑、不紧张，对于后代其实是不利的。这与动物界母亲在孕期不保持焦虑紧张的情绪，容易忽视潜在的猛兽伤害风险，对后代生存产生不利的影响是一样的。

四、正念疗法

正念这个概念最初源于佛教禅修，是从坐禅、冥想、参悟等发展而来。有目的地、有意识地关注、觉察当下的一切，而对当下的一切又都不作任何判断、任何分析、任何反应，只是单纯地觉察它、注意它。后来，正念被发展成为了一种系统的心理疗法，即正念疗法，就是以"正念"为基础的心理疗法。

（一）正念起源中的几个重要概念

1. 禅 什么是禅？禅即自心。禅是一种领悟，有人也称之为灵感。这种领悟或者灵感，不是思考，而是不经意间的明了。这种不经意间的明了来源于自心，来源于我们的本心。一个人真正安定下来，内心宁静，短暂地从生活的烦扰中抽离。

2. 禅定 什么是禅定？《六祖坛经》中说，外离相即禅，内不乱即定；外禅内定，是为禅定。也可以理解为：安定心神，不为外界所动。禅定突出了面对纷杂的外界环境，个人自我安定的一种状态，也强调"单用一心做万事，莫把一物万心思"。

3. 内观 内观可以分为两部分理解。内，即是向内，把外散的注意力收束向内，转向自己，转向这个身心复合体。观，就是观察，客观地观察。"内观"二字合起来，就是注意力转向内，客观地观察自己的意思。这里的觉察，必须是客观地观察，是不带个人喜恶与偏好的观察，这样的观察才是客观的，观察的领悟才是正确的。

4. 正念/静观 这个概念是英文单词 mindfulness 的中文翻译。著名的卡巴金（Kabat-Zinn）教授对正念的定义是：正念是当我们有意识地、不加评判地把注意力放在当下时所产生的那份觉知，借此来了解自己，培育内在的智慧与爱。通俗地讲：正念就是大脑的一种状态和能力。正念对于人们的心理问题具有很好的疏通作用，"能帮助我们从这种惯性又无知无觉的睡眠状态中醒过来，从而触及生活里自觉与不自觉的所有可能性。"因此，在现代心理学中，正念被发展成为了一种系统的心理疗法，即正念疗法，即以"正念"为基础的心理疗法。正念疗法并不是一种心理疗法的特称，而是一系列心理疗法的合称。当前较成熟的正念疗法包括正念减压疗法、正念认知疗法和辩证行为疗法。

（二）正念减压疗法

正念减压疗法（mindfulness-based stress reduction，MBSR）产生于 1979 年，美国麻省理工学院分子生物学博士、马萨诸塞州医学院的荣誉医学博士卡巴金（Kabat-Zinn）为麻省大学医学院开设减压诊所，并设计了正念减压疗法，协助患者以正念禅修处理压力、疼痛和疾病。课程的核心步骤是正念冥想练习。1995 年，麻省大学再邀请卡巴金博士设立正念医疗健康中心。他开始进行关于身心互动疗愈效能的研究与相关临床应用，希望能藉此有效缓解慢性疼痛与压力引起的种种失调症状。至此，正念减压疗法越来越被人们所熟知，并被广泛地应用。正念疗法的具体方法采取的是团体训练课程的形式。每个进入减压诊所的患者都需要参加一个为期 8 周的团体训练班，每周一次，每次 2.5 ～ 3 小时。

（三）正念认知疗法

正念认知疗法（mindfulness-based cognitive therapy，MBCT）是由泰斯德（J. Teasdale）等融合了认知疗法与正念减压疗法而发展的一种用以主要解决长期抑郁症复发问题的一种心理疗法。泰斯德提出对于消除抑郁复发，首先要使人们认识到消极思维的出现预示着抑郁的可能复发；然后，通过某种方式使人们从易复发的消极思维流中解脱出来。泰斯德和他的同事发展了正念认知疗法来达到上面的目标。在 MBCT 中，正念训练使训练者面对而不是逃避潜在的困难。参与者需要培养一种开放的、接受的态度来应对当前出现的想法与情绪。这都是通过正念练习来完成，其核心技术是集中注意力；觉察自己的身体与情绪状态；顺其自然；不作评判。除此之外，还可以采取认知疗法的技术，加强关于抑郁症的思想与症状的心理教育，能够促使患者更早觉察到这些体验，因而及时采取干预措施，防止抑郁复发。总之，正念认知疗法提供了一种不同的方式，主张带着痛苦与紧张的情绪而生活。

（四）辩证行为疗法

辩证行为疗法（dialectical behavior therapy，DBT）是由马莎·莱恩汉（Marsha Linehan）创立的用来治疗边缘型人格障碍的治疗方法。之所以将正念作为辩证行为疗法的一个重要部分，其原因在于发现了传统认知与行为方法在治疗边缘型人格障碍（borderline personality disorder，BPD）上的缺陷，即非常强调"改变"，而这在边缘型人格障碍患者身上几乎是无效且不可能的。所以，辩证行为疗法尝试改变传统的认知与行为方法，通过强调确认以及接受，而不是改变，来治疗边缘型人格障碍患者。其基本思想是主张通过学习"中道"思想而消除极端行为，并达到一种平衡状态。这就要强调佛教哲学的根本接受性原则，以及任何事情都是因缘和合而成的思想。鼓励患者认识到每一种行为都是可以按照逻辑推论出来的结果。辩证行为疗法所采用的具体技术同样是来源于佛教禅修的正念练习。一般的治疗程序是：一年内，每周上 2 ～ 2.5 小时的课程，课程由 8 个患者和 2 个帮助者组成。另外，除了这种正规的课堂训练之外，也要求患者进行适量的家庭训练。因此，正念疗法与正式的冥想练习不一样，辩证行为疗法常常依赖于非正式的冥想练习，例如日常活动中的正念。这种不同是由于边缘型人格障碍患者不可能进行长时间的静坐的局限性而定的。

（黄薛冰　栗雪琪　王晓丝）

第二章　什么是正念

第一节　正念的起源与发展

一、古典正念

正念，英文为 mindfulness，中文又译为静观、内观、专注，来自古印度巴利语 Sati，早在公元 4 世纪末就在我国古代佛典被翻译。正念在古代佛教经典中有最清楚的描述，据称最早记载于《大念住经》，为佛教中教人减轻痛苦的"八正道"之一。佛教经典认为，正念涉及对一个人的内在和外在世界的清晰认识，包括在任何特定时刻存在的思想、感觉、情绪、行为或环境，揭示正在发生的事情，而不是概念和情感的分类；而修习正念，与修习"八正道"中其他七个因素（分别为正见、正志、正语、正业、正命、正精进、正定）相互影响。巴利语 Sati 还有"记住"的意思，但在现代正念里这一点常被忽略，古典正念认为，一旦正念存在，记忆就会更好地发挥作用。

二、正念进入当代

20 世纪 60—70 年代，传统的佛教禅修课程开始在西方被教授。乔·卡巴金博士（Dr. Jon Kabat-Zinn）在麻省理工学院求学期间，即跟随禅宗老师学习禅修；随后他又继续在普罗维登斯禅宗中心和内观禅修中心向一行禅师学习。作为一名分子生物学博士，卡巴金教授在借鉴传统练习方法的基础上，逐渐形成了自己的正念教授方法，并将正念冥想转化为可以使用科学方法评估效果的临床干预方法。1979 年，卡巴金教授在美国麻省理工学院医学中心设立减压门诊，创立了正念减压课程（mindfulness-based stress reduction，MBSR）。MBSR 最初用于治疗慢性疼痛患者，现已广泛应用于许多其他成人患者群体和一般人群。作为一种非宗教性的现代版本的八周正念课程，MBSR 在将正念引入医学领域过程中发挥了关键作用。卡巴金教授在接受采访时说："人们主要是在痛苦的时候才会到医院。向他们介绍一些可以帮助他们以一种系统的方式去处理他们的痛苦的项目，作为补充性医疗，是一件很自然的事。"卡巴金认为，通过提高专注力，正念冥想帮助患者管理与疾病相关的痛苦，让他们能够接纳他们的经历，从而减轻疼痛、焦虑和抑郁。同时，卡巴金强调，正念并不能替代正规的医疗干预，正念的作用是作为一种补充疗法，减少痛苦，促进康复。

三、正念进入当代精神心理领域

20世纪90年代，多伦多大学辛德尔·西格尔（Zindel Segal）教授、牛津大学的马克·威廉姆斯（Mark Williams）教授、剑桥大学的约翰·蒂斯代尔（John Teasdale）教授受John D. 和 Catherine T. MacArthur 基金会资助，试图共同创建一种帮助康复期的抑郁症患者预防抑郁复发的心理疗法。他们希望这种新的方法相对于已知对预防复发有效的认知疗法，是更高效、代价更低、非一对一的心理治疗。对于如何实现这个目标，开始几位心理学家并没有找到很好的方法。幸运的是，辩证行为疗法（DBT）的创始人马莎·莱恩汉（Marsha Linehan）当时正与 John Teasdale 和 Mark Williams 一起在剑桥的应用心理医疗研究咨询中心工作。莱恩汉开发了辩证行为疗法——目前被广泛接受为治疗边缘型人格障碍患者最有循证依据的治疗方法。她在辩证行为疗法中引入了"正念"方法，以帮助患者摆脱纠缠其的强大思维和情绪，帮助患者习得如何从这些思维和情绪中抽身而出的方法，逐渐减少患者与这些思维和情绪的联系。

Marsha 将其在 DBT 疗法中使用的正念方法，以及卡巴金创立的正念减压（mindfulness-based stress reduction，MBSR）课程介绍给了正念认知疗法（mindfulness-based cognitive therapy，MBCT）的三位联合创始人。他们两次参观拜访卡巴金的正念减压诊所，并亲自学了 MBSR 之后，共同创立了 MBCT。MBCT 的 8 次课程计划基本依照了 MBSR，但设计中结合了认知治疗的相关模型和练习。经过循证研究发现，参加完 MBCT 八周课程的抑郁康复患者未来12 个月复发抑郁的可能性大大降低；而且，慢性患者获益大于病史短的患者。研究发现，既往多次抑郁发作的患者，其复发风险也最大，但这些患者在治疗中的获益大于那些抑郁发作次数少的患者。

第二节　正念的定义

在当代正念的研究及应用中，其定义与佛教中的正念已有不同，不可直接划等号。

正念的第一个，同时也是被最广泛引用的现代描述性定义来自于 MBSR 的创始人 Jon Kabat-Zinn，他指出正念是"刻意的、此时此刻的、非评判的专注觉知"（mindfulness is the awareness that arises through "paying attention in a particular way：on purpose，in the present moment，and nonjudgmentally"）。其后，卡巴金又在原始版本基础上补充道："有时候我还会加上，服务于自我理解、智慧和慈悲（And then I sometimes add，in the service of self-understanding，wisdom and compassion）"。这个补充实际上强调了"正念的质量不是全然中性或空白一片的存在，真正的静观带着温暖、悲悯和兴趣"。关于正念练习的态度，在《正念疗愈力》（乔·卡巴金著．胡君梅译．野人出版社，2022）一书中，卡巴金博士提出了静观练习的七个核心态度，即非评价、耐心、初心、信任、非用力追求、接纳和放下。近年来，卡巴金博士将其扩展为九个核心态度，在原版基础上增加了感恩与慷慨。这些态度并非各自独立，而是相互依存、相互影响，你用功培育其中任何一项，便会带动他项的提升。同时，这些态度既是进行静观练习需秉承的态度，也是我们在练习中努力培育的生活、存在态度。

大多数其他正念专家对正念的描述均与卡巴金版本相似。例如，Baer 将正念定义为"对不断出现的内部和外部刺激流的非判断性观察"（the nonjudgmental observation of the ongoing stream of internal and external stimuli as they arise）。

总结起来，正念的描述性定义通常包括两个部分，其一是做什么，一般被定义为专注觉察、当下注意力的自我调节等；第二是如何做，也就是正念练习时的态度。第二点常被正念练习者，尤其是初学者忽视；其实，练习时保有何种态度，决定了正念练习的质量。Bishop等另外提出了一种两成分的正念操作性定义，将 Kabat-Zinn 的正念定义看作两个具有不同特征的点：第一个是对当下注意力的自我调节（self-regulation of attention），这个成分使注意力保持在即时经验上，从而增加对当前心理事件的识别。第二个组成部分涉及对一个人在当下的经历采取特定的取向，这种取向的特点是好奇、开放和接受。Bishop 及其同事认为，前面一个部分涉及一种心理状态，只有在人有目的地将注意力集中在当前经历上时才会出现；后者涉及正念背后的人格特质，两者之间又存在复杂的相互关系。

在科学研究中，则需要更准确地定义"正念"。比如，在研究中正念（mindfulness）一词可有多重意思，如正念特质、正念状态、正念练习。因此，在研究中，常需要明确区分，以免模糊和混淆。正念特质是指一个人以非反应和非评判的方式保持对当下的意识的特征倾向。而正念状态描述的是在任何特定时刻所经历的非评判性的以当下为中心的意识。参与正念练习可以培养正念状态和提高正念特质。正式练习又分为正念静坐、正念瑜伽、身体扫描等正式练习；及将正念的态度融入日常生活中，在生活中时时处处进行的非正式练习。

另外，不论研究中，还是实践中，冥想都是一个与正念相关又很容易混淆的名词。很多人会问，正念是冥想吗？正念与冥想是相同的吗？在当前的正念相关文献中，也确实有一些正念练习的其他形式被纳入广义的"正念""正念干预"的范畴，有些练习方式与一般的正念练习相当不同，比如超觉冥想。具体来讲，正念冥想是冥想的一种特殊类型，而正念练习中也不止有冥想的形式，还有瑜伽、身体扫描等其他形式。

在正念冥想标题下通常包含三个关键冥想技术。正念冥想（mindfulness meditation）的指导语是："注意每时每刻在觉知中占主导地位的一切。"其目的不是选择单一关注对象，而是探索不断变化的体验。正念技能有助于培养对个人条件作用的本质（如"对否定的恐惧""对权威的愤怒"）和心理现实的本质（如"它在变化""它通常不令人满意""自我是流动的"）的洞察力。这是正念冥想与其他形式冥想（如专注冥想和各种形式的视觉化冥想）的主要区别，也是佛教心理学的独特贡献。正念冥想的巴利语是 vipassana bhavana（内观冥想），意为培养洞察力和内观冥想。研究人员和临床医生通常使用"正念冥想"指代这种实践专注冥想（concentration meditation），这个技术有一个聚焦对象，如呼吸或经文。指导语是："当你注意到你的心智游离时，温柔地把它带回到关注对象上。"练习专注冥想能产生一种平静感，巴利语中与专注冥想最相关的词是 samatha；而冥想的传统词汇是 bhavana，意为"培养"。concentration meditation 是 samatha bhavana 的英译文，即培养集中注意力。另外，慈心冥想（loving kindness meditaion）也是一种常见的正念冥想形式。慈爱是与正念相关的情感品质。慈心禅从巴利语 metta 翻译而来，可以被认为是专注冥想的一种形式。练习者可以一次又一次地把注意力转回到这类句子上，如"愿我与众生都平安、快乐、健康、自在"。这种技术使人温和下来，进入正在出现的体验中，并接受体验原本的样子。这是在培养一种爱和友善的意愿，而不是把温情附加到我们时时刻刻的体验中。慈爱（感觉安全、平静、健康和自在）让正念练习者对正念练习的功能保持清晰的理解。理想的状态是将这种心理品质渗透到其他冥想练习中。因此，练习专注冥想时，我们应努力以开放（而不是严苛）的心态接受心理上的干扰；练习正念或内观冥想时，我们应欢迎所有的心理内容，就像欢迎访客一样。

当我们的正念很强时，即使在同一次冥想练习中，我们也可以根据需要，在慈心禅、专注冥想和正念冥想练习之间自由切换。例如，在处理心理创伤时，如果我们感觉创伤难以承受，此时可把注意力转移到呼吸或外部景象和声音上进行专注冥想。我们可以给我们的体验添加一些慈心禅，以重新建立一种平静感。当我们感觉稳定一些，我们可以再次开放觉察的领域来观察这份记忆是如何在大脑和身体中被体验的。换句话说，我们可以在正念练习和日常生活中有选择地加强这三种技术，即专注、正念和慈悲，以减少痛苦和提升幸福感。

第三节　正念的效果

在过去的 30 年里，人们对正念干预的兴趣呈指数级增长，各种科学研究结果及相应的媒体报道激发了研究者和大众的兴趣。研究发现，正念干预对很多人们希望的结果具有至少是潜在的益处，这些结果体现在身体健康状态、心理健康状态到认知、情感水平。正念干预也越来越多地被运用到各种机构环境中——比如临床治疗中、工作场景、学校场景、军队和监狱场景等等；同样，以上的结果又刺激科学界对正念干预的研究兴趣激增。

一、当代正念干预的类型

Jon Kabat-Zinn 开发的正念减压疗法（MBSR）包括每周 2 ～ 2.5 小时的小组课程，由训练有素的老师授课，每日有 45 分钟跟随音频指导语的家庭练习和为期一天的正念止语。MBSR 通过学习使用身体扫描、正念伸展等正念练习，最终帮助学员将正念的练习和态度应用于日常生活体验（包括应对压力）。MBSR 最初用于治疗慢性疼痛患者，但现已应用于许多其他患者和社区人群。

在过去的 30 年里，MBSR 促进了许多以正念为基础的干预（mindfulness-based interventions）的发展，这些干预具有相同的基本项目结构，经过修改以针对性地干预特定人群，比如用于预防抑郁复发的正念认知疗法（MBCT）和改善物质成瘾的正念防复发疗法（MBRP）等。以上以正念为基础的干预方法的特点是，以正念为起效的核心因子，整个疗法围绕教导正念进行。另外，还有多种心理干预方法将正念练习作为更广泛治疗计划的一个组成部分，例如，接受和承诺疗法（ACT）、辩证行为疗法（DBT），称为正念相关的干预（mindfulness-related interventions）。与正念为基础的干预不同，这些疗法只将正念作为治疗的一个组成部分，对带领者自身的正念练习质量、水平和时间也较前者低一些。

二、正念干预的效果

1. 正念干预改善身体健康　MBSR 项目最早的工作重点是治疗对传统医学治疗反应不佳的慢性疼痛患者正念干预被认为可以提高身体内感受觉察，促进放松，提高压力管理和应对技巧，所有这些都可以促进身体健康并降低疾病风险。越来越多严格设计的随机对照（RCT）研究表明，正念干预会影响与压力相关的躯体表现，从慢性疼痛到免疫系统功能再到特定的疾病。

压力是慢性疼痛的强大触发因素，早期的非随机研究表明，MBSR 可有效减轻慢性疼痛患者的疼痛症状和对止痛药物的依赖。目前，以上结果已被良好设计的研究复制并扩展。

E.L. Garland 及其同事的研究表明，相对于支持小组治疗（一种阳性对照干预），为期 8 周的正念干预降低了慢性疼痛阿片类药物滥用患者治疗后和 3 个月随访时疼痛的严重程度和疼痛对生活的干扰程度。在一项迄今为止最大的正念干预 RCT（$N = 342$）中，与惯常的一般治疗相比，MBSR 治疗组在 4 个月和 10 个月的随访中减少了慢性背痛参与者因疼痛而导致的功能限制。

研究表明，正念干预可能调节这些与慢性压力相关的免疫结果。慢性压力会损害免疫系统的功能性反应，如引发抗体反应和产生淋巴细胞增殖和自然杀伤细胞反应的能力。此外，压力与 C 反应蛋白和白细胞介素 6 的增加有关，白细胞介素 6 是炎症的循环标志物，与循环疾病的发病率和死亡率有关。有研究表明，正念干预可以减少促炎标志物，包括 C 反应蛋白的循环血液标志物、白细胞介素 6 和压力–诱发炎症性皮肤耀斑反应。

有大型 RCT（$N = 154$）表明，相对于未治疗组，MBSR 可能会减少感冒和流感季节自我报告的疾病天数和疾病持续时间。RCT 研究还表明，正念干预（相对于对照组）可减轻患有肠易激综合征（IBS）女性的纤维肌痛患者的身体症状并提高生活质量。最后，有一些初步证据表明，在光疗室光疗期间进行简短的音频引导正念训练练习可以加速银屑病患者的皮肤清洁。

2. 正念改善心理健康　临床心理学家对使用正念干预来治疗广泛的心理健康结果非常感兴趣。事实上，一些临床科学家认为正念和接受干预是继行为和认知行为治疗方法之后的第三波治疗方法。临床医生的这种兴趣部分建立在这样的观点之上：正念干预可以帮助个人注意到和调节心理健康问题背后的不适应思想、情绪反应和自动行为。

MBCT 预防抑郁复发的效果已受到广泛认可。目前，有多项良好设计的 RCT 研究证明，MBCT 可有效减少高危人群在随访期间的抑郁症复发。研究表明，与 TAU 相比，8 周 MBCT 是一种具有成本效益的治疗方法，与 TAU 相比，在其一生中曾有过 3 次或以上重度抑郁发作的个体中，它显著降低了抑郁症复发的风险。这项令人印象深刻的工作在 12 个月至 2 年的长期随访中利用了仔细的临床医生对抑郁症的条件盲评估，研究表明，相对于 TAU，MBCT 可将抑郁症复发减少约 50%。此外，这些 MBCT 益处似乎在复发风险最大的人群中最为明显，例如曾有 4 次或以上重度抑郁发作的个体或在儿童时期遭受虐待的个体。许多高危人群不喜欢使用抗抑郁药物（例如，在怀孕期间或避免副作用症状），两项 RCT 表明，MBCT（在 8 周计划中逐渐减少抗抑郁药物 4 周）已在 18 ～ 24 个月的随访期内，抑郁症复发预防效果与维持性抗抑郁药物治疗相当；然而，最近的一项试验表明，MBCT 与维持性抗抑郁药物的组合可能是最佳的。基于充分的循证依据，英国 NICE 指南推荐 MBCT 作为 3 次及 3 次以上复发的抑郁患者防复发治疗方法，加拿大 CANMAT 指南也推荐 MBCT 与 CBT 一起作为抑郁维持治疗一线心理治疗方法。

正念干预被发现可改善成瘾性疾病。某些情况下，人们会针对一些可以引起自身犒赏环路激活的物质和行为产生强烈的、不可控制的渴求，比如对乙醇等成瘾性物质、赌博，甚至网络。正念干预能培育个体观察自身渴求产生、变化的过程的能力，帮助个人更受控地、有技巧地应对自身的渴求。因此，正念干预被认为有潜力改善成瘾性疾病。Alan Marlatt 及其同事开发了一项针对成瘾性疾病患者的"正念防复发课程"（mindfulness-based relapse prevention，MBRP），该计划将 MBSR 的正念冥想练习与用于预防药物复发的 CBT 技术相结合，包括专注于关注渴望的练习（例如，冲动冲浪）。

目前已有一些初步的研究表明，正念干预可能对改善成瘾性疾病有效。例如，几项控制良好的研究表明，正念干预会影响高危人群的渴望、药物使用和复发率。专注于药物线索可以减少吸烟者的神经和自我报告的渴望，一些初步证据表明，正念干预比 CBT 治疗更能减少渴求。此外，正念干预可以破坏由渴望引起的痛苦和药物滥用的增加。随机对照试验表明，与 TAU 或其他预防复发计划相比，正念干预减少了高危人群的药物滥用。例如，MBRP 已被证明可以减少药物使用天数并减少在对滥用药物的女性刑事犯罪者进行为期 15 周的随访时，与标准的复发预防计划相比的法律问题。与标准的 4 周戒烟治疗相比，为期 4 周的正念训练计划减少了重度吸烟者在治疗后和 3 个月随访时的卷烟使用量。最后，在迄今为止最大的试验之一（ $N = 286$ ）中，Bowen 及其同事将治疗设施中的药物滥用个体随机分配到 MBRP、认知行为复发预防计划或标准治疗组（12-step 计划）并在 12 个月的随访期间监测他们报告的药物滥用情况。与标准的 12 步治疗组相比，MBRP 和认知行为复发预防组的药物复发减少了 54%，重度饮酒的复发减少了 59%。有趣的是，相对于 MBRP 计划，认知行为复发预防计划在延迟首次药物复发时间方面具有早期优势，但在 12 个月的随访时间点，MBRP 计划似乎在减少药物复发方面具有长期优势。

总结起来，强有力的随机对照试验证据表明，正念干预可降低高危人群的抑郁症复发率，并改善对药物成瘾的治疗。具体而言，多项大型 RCT 表明，MBCT 可靠地降低了高危个体在随访期间抑郁症复发的风险，并且 MBRP（相对于标准的复发预防计划）改善了药物滥用结果。还有几项对照良好的研究表明，正念干预可以减少焦虑、抑郁和 PTSD 症状。在正念干预文献中，关于心理健康结果的研究在将正念干预与其他黄金标准临床治疗进行比较方面取得了最大进展，并且有一些初步建议表明正念干预提供了类似或额外的长期益处。

3. 正念改善注意及情绪调节水平 正念干预常被认为通过训练注意力发挥作用。在正念练习中，注意力的多种特征将得到训练，例如留意到走神、反复将注意力重新定位到一个焦点区域（例如，呼吸的感觉）、培养持续的注意力，及学习如何培养一种开放的注意力包含当下发生的多种信息，以避免陷入单一的思想、情绪或某种负面的身体感觉。目前相关的 RCT 研究主要在健康年轻成人样本中进行，研究表明正念干预可以改善持续注意力、工作记忆表现和问题解决相关的测量结果。可以说，正念干预可能有益于所有类型的注意力相关结果（例如，持续注意力、任务转换、工作记忆）。

正念干预不仅可以训练注意力，还可以培养对经验保持开放和接受态度的技能，这可能对情绪调节和情感结果很重要。越来越多的证据表明，正念干预可以减少与负面情绪相关的结果，例如抑郁和焦虑症状或高危人群抑郁症复发的风险。还有一些证据表明，正念干预可以减少自我报告的负面影响措施，并改善健康人群的积极影响措施。例如，Jain 及其同事的研究表明，与期末考试期间的 4 周身体放松计划相比，4 周的 MBSR 计划减少了反刍并增加了积极的心态。然而，与未接受治疗的对照组相比，正念和放松计划在减少干预后自我报告的心理困扰方面具有相当的益处。本书回顾的 RCT 研究提供了一些正念干预对认知和情感结果影响的例子；对此文献的更详细的叙述和元分析评论已在其他地方发表。

近年来，正念在儿童青少年中的应用是研究热点之一。研究表明，许多儿童在童年时都有不良的经历。这种不良的童年经历可能导致压力和创伤，这与成年后发病率和死亡率的增加有关。在普通人群和受创伤影响的成年人中，正念干预已经证明可以减少抑郁和焦虑，减少与创伤有关的症状，提高应对能力，并改善生活质量。对儿童和青少年的研究也表明，正念干预可以改善心理、行为和身体的结果。综上所述，高质量、结构化的正念指导可以减轻与不良童年接触有关的压力和创伤的负面影响，改善短期和长期结果，并可能减少成年后的不良健康结果。未来的工作需要优化基于青少年的正念计划的实施，并研究成年后的长期结果。

第四节　正念在北大六院的科研实践
广泛性焦虑障碍应用团体正念治疗的单盲随机对照研究

一、广泛性焦虑障碍

广泛性焦虑障碍（generalized anxiety disorder，GAD）被认为是最常见的焦虑障碍之一，其症状以慢性而持续的担忧为特征，女性患者是男性的 2 倍，45 ～ 55 岁年龄组患病比例最高。研究发现，GAD 是治疗有效率最低的焦虑症，大约 50% 的患者给予 GAD 的一线治疗方法（例如药物疗法或认知行为疗法）并不起效；只有 30% ～ 50% 的 GAD 患者出现缓解，且许多有缓解的患者不能痊愈，随着时间的推移会出现残留症状。

目前，指南推荐的 GAD 的一线治疗方法为药物治疗或认知行为疗法。药物有起效快、疗效确切的优点，但存在可能的副作用、停药易复发的缺点，很多患者相比药物治疗，更倾向于选择心理治疗。在各种形式的心理治疗中，认知行为疗法（CBT）被认为是 GAD 的一线治疗方法，为国内外多种焦虑障碍相关指南推荐。但 CBT 治疗需要由具有精神病学或心理学背景的治疗师进行，因此不论国内外，训练有素的 CBT 治疗师数量均不能满足需求，且治疗费用相对较高，尤其是一对一的 CBT 心理治疗。

因此，本研究组一直致力于为 GAD 患者寻找同样有效的，但是更高效、更低成本、团体的心理治疗方案。

2015 年，本研究组受北京市科学技术委员会首都市民健康培育项目（Z151100003915104）资助，开始进行"团体认知行为治疗对广泛性焦虑障碍疗效的随机对照研究"项目。2015—2017 年，本研究组自北京大学第六医院门诊入组 GAD 患者 170 例，随机分配至团体认知行为及度洛西汀联合治疗组及度洛西汀药物治疗组。研究显示，团体认知行为疗法（GCBT）加度洛西汀的疗效起效更快，可带来更全面的广泛性焦虑症症状改善。通过该研究，本研究组也形成了一套经循证证明有效的针对焦虑障碍的标准化团体认知行为治疗方案。

二、团体正念认知治疗（group MBCT）

正念认知疗法（MBCT）将正念的实践和原则与 CBT 成分相结合，最初是为了预防抑郁康复患者的抑郁症复发而开发的。MBCT 对抑郁患者防复发的效果已经被多个研究证实，目前英国 NICE 指南推荐 MBCT 作为抑郁症防复发的一线选择。近年来，多项研究表明，除了预防复发外，MBCT 也可以减轻焦虑和抑郁的急性期症状。一项纳入了 39 项研究（1140 名参与者）的荟萃分析表明，MBI 可显著减轻焦虑症患者的焦虑症状。同时，该项荟萃分析指出，目前尚缺乏 MBI 与焦虑症一线治疗，如 CBT 治疗之间的直接比较研究。

以正念为基础的干预，尤其是正念认知疗法引起了本研究组的关注。

本研究组在前期接触学习中发现，针对为 GAD 患者寻找与传统 CBT 同样有效但更高效、更低成本、团体的心理治疗方案的初衷，正念方法有很多独到的优势。第一，团体正念干预每组可纳入较多参与者，针对抑郁症康复者的 MBCT 可纳入最多 12 名学员，而针对慢性病及一般压力人群的正念减压疗法（MBSR）可纳入多达 30 名学员，均超出了一般认知行为团体的每轮纳入来访数目。每个团体一般需要 1 ~ 2 名正念老师，每个团体惠及更多学员，预示着该方法可能有更好的卫生经济学效益；同时，可能在同一时间为更多患者提供服务，这在我国精神科医生及心理治疗师严重供不应求的当下，具有很高的社会价值。第二，正念包含两个基本的心理过程："对此时此刻的非评判性觉察"和"以接纳心态，觉察当下的体验"。通过参加团体，学员在正念老师带领下进行正念练习，提升以上两个核心能力；且既往多项研究发现，学员进行正念练习可帮助调节自主神经系统功能。GAD 患者具有预期焦虑（心不在此时此刻）、过度担忧（评判性，非接纳）、灾难化思维（评判性思维）、自主神经系统调节异常等特征，在机制上，正念有益于改善 GAD 患者焦虑症状。

进一步针对"正念干预改善 GAD 患者焦虑症状"这一主题进行文献检索发现，尽管一些随机对照试验（RCT）已初步评估了正念干预治疗成人 GAD 的效果，但其中大多数样本量较小，纳入被试具有明显异质性（如包括 GAD 以外的焦虑症），或在研究中未设阳性对照组，因此不能很好地说明正念干预成人 GAD 的疗效。检索发现，已发表的文献中，有三项设计严谨、具有阳性对照组的 RCT 比较了 MBI 和 CBT 在 GAD 患者中的疗效。阅读此三篇论文发现，这些研究使用的都只包括使用 CBT 原则的心理教育小组，可以被认为是低强度干预；而被认为是 GAD 一线治疗的传统 CBT 为高强度干预。传统 CBT 被认为是评估 GAD 新的和有希望的干预措施效果的黄金标准。经过多次文献检索，我们发现，目前仍缺乏直接比较 MBI 和高强度传统 CBT 治疗 GAD 疗效的证据。

由于传统 CBT 为已被验证疗效的 GAD 的一线疗法，本研究希望验证 MBCT 改善 GAD 疗效不差于传统 CBT，即为 GAD 治疗的可选方案。因此，我们设计了一项随机、阳性对照、非劣效研究，已验证针对 GAD 治疗需要改良的针对焦虑的正念认知疗法（mindfulness-based cognitive therapy-anxiety，MBCT-A）在改善 GAD 焦虑症状方面非劣于金标准心理治疗针对焦虑的认知行为疗法（cognitive behavioral therapy-anxiety，CBT-A）。另外，我们的研究还探索了 MBCT-A 和 CBT-A 在心理和躯体焦虑症状、状态和特质焦虑症状、抑郁症状、整体疾病严重程度、生活质量和正念方面的影响。

2018 年，在首都卫生发展专项基金（No. 2018-2-4114）资助下，本研究开始进行。

三、研究过程

（一）被试招募

2018 年 11 月至 2019 年 11 月，本研究组在北京大学第六医院门诊患者中进行被试招募。主要通过在门诊张贴研究招募海报和由北大六院门诊非本研究组的其他精神科医生的推荐招募。经过电话初筛，门诊确定诊断及纳入排除标准筛查，签订知情同意书，168 名被试成功入组。部分被试在等待过程中脱落，最终有 138 名被试正式参与了团体治疗。

我们使用的入组标准：①年龄 18 ~ 65 岁；②符合 DSM-IV 广泛性焦虑障碍诊断标准（300.02）；③汉密顿焦虑量表（Hamilton anxiety scale，HAMA）得分 ≥ 14 分；④能够理解、完成治疗的各项内容，无语言交流障碍。

排除标准：①既往或目前经 DSM-IV 诊断为器质性精神障碍、精神分裂症、分裂情感性障碍、抑郁症、双相情感障碍或其他类型焦虑障碍患者；②过去 12 个月内有乙醇和药物滥用的情况；③有严重自杀倾向的患者；④患有严重的或不稳定的躯体疾病；⑤目前已经在进行针对广泛性焦虑障碍的心理治疗；⑥过去两年中已参加 4 次及以上正念或认知行为治疗；⑦怀孕或哺乳；⑧显著的反社会人格障碍。

中止 / 脱落标准：①研究期间出现自杀或自杀企图的患者；②撤消知情同意书，不愿继续参加研究者；③ 8 次团体治疗参加＜ 5 次视为脱落。

研究开始前，获得北京大学第六医院伦理委员会审批（批件号：No.2018-29），完成临床试验注册（试验注册号：ChiCTR 1800019150）。

（二）团体干预过程

1. 实验组：正念认知疗法－焦虑改良版（MBCT-A）

我们的方案在牛津大学正念中心已出版的正念认知疗法手册基础上进行针对 GAD 患者的改良。

经典的 MBCT 方案实际需要 10 周时间完成，包含一个课前课，每周 2 ～ 2.5 小时干预（共 8 周），在第 5 ～ 6 周还会有一个"一日止语"。每日要求跟随课后指导语录音进行 45 分钟的练习。

在 MBCT-A 手册中，我们对 MBCT 进行了一些修改，以使 MBCT 适合治疗 GAD。第一，将整个课程时间压缩到 8 周，增加可行性。将课前课的内容整合到第一周课程中，将一日止语时间缩短到 4 小时并融入第六周课程中。每天的音频作业练习缩短到 30 分钟。第二，MBCT 课程的认知内容由抑郁症相关内容替换为焦虑相关内容，包括第四周课时关于焦虑的心理教育，在第六周课时识别焦虑的预警信号。第三，课程早期（第二节中引入慈心冥想）培养 GAD 患者对自身的善意和对 GAD 相关躯体和精神焦虑症状的同情心。在 MBCT 的原版手册中，作者并没有引入专门的慈心冥想练习。作者认为慈心是正念的主要部分，"正念不能被化约为只是觉察力或注意力的训练。正念觉察是否能根本转变我们看待这一切的方式，取决于我们是否把仁慈和悲悯带入所参与的当下经验。事实上，如果不带着仁慈和悲悯产生的专注，那么这样的专注可以是无益的，甚至会带来伤害。""正念的品质，不是一种中性或空白的存在。真正的正念充满着温暖、悲悯和关注。"但针对有临床症状的复发抑郁患者，MBCT 的作者认为慈心观练习可能会触动他们的脆弱性："对有过度思维反刍倾向的人来说，'喜乐'或'免于伤害'这样的字眼，很可能被狭隘地理解成一种必须拼命达成的状态，进而引发一连串的痛苦情绪，这些情绪是来自过去无法达到这些状态的失败感，或觉得未来根本不可能达成。"另外，他们观察到很多抑郁患者，在正念练习有一定的积累之前，会感到慈心练习难以完成，尤其是向自己送出慈心会非常困难。这时，如果强行要求他们去做，可能会强化他原来的感受，认为自己没有能力去爱与被爱。因此，在 MBCT 原版课程中，并没有明确的慈心观或慈悲练习，而是通过带领者带领时的态度和正念练习的态度，培养慈心。MBCT-A 方案针对焦虑障碍患者制订，相比抑郁症患者，焦虑障碍整体上更加脆弱。通过文献复习及我们的临床实践，均发现慈心练习对缓解焦虑患者的焦虑症状有明显效果，因此本方案纳入慈心冥想为一个正式正念练习。除慈心冥想外，MBCT-A 中的正念练习还包括正念饮食、身体扫描、静坐冥想、慈悲冥想、3 分钟的呼吸空间练习、正念瑜伽和正念步行。

MBCT-A 课程由具有两年以上经验的合格师资带领，并接受有资质的督导师监督。为期

8周的课程，每次持续2小时，每轮有20～25名参与者。心理治疗研究，尤其是既往多项正念相关干预研究，脱落率较高，是困扰这一研究领域的一个问题。为督促参与者练习，降低脱落率，我们为每组来访组建了微信共修群，要求被试每日进行日常正念练习的打卡，并由助教记录和督促。

2. 阳性对照组：团体认知行为治疗

采用本研究组在"团体认知行为治疗对广泛性焦虑障碍疗效的随机对照研究"项目中形成的针对焦虑障碍的标准化团体认知行为方案，共8周，每周1次，每次90 min，每单元可容纳10～12名被试。团体认知行为治疗内容设计旨在通过认知行为治疗技术（主要包括心理教育和自我监测、认知重建、暴露治疗、放松训练等），增进患者对焦虑的了解和识别，提高处理应对的能力。在每次治疗结束时布置相应的家庭作业，下次治疗开始进行作业分享，以提高团员的自我监测能力，并力求把治疗中获得的方法扩展到生活中，巩固和强化疗效。

本研究中治疗方案所运用的所有具体认知行为治疗技术产生的效果：①对焦虑和应对焦虑有了更多的理解；②能够区分和认识焦虑症状、情绪和认知；③对思维和行为，对感觉的影响的认识有所增加；④能够分辨出负性和灾难性认知，能够运用学会的认知技巧去管理；⑤可以很好地应用放松技术；⑥能够更好地决策和解决问题；⑦自我控制能力增强，学会防止复发的策略和技巧。

该研究方案经循证研究验证对GAD患者有效，具体请参阅本课题组已出版书籍及发表的论文。

3. 研究评估的内容

（1）基线评估内容

一般情况调查表：自编一般资料问卷，收集一般社会人口学资料，如年龄、受教育时间、工作、收入、婚姻状态、发病年龄、病程、发作次数、目前药物治疗方案。

艾森克人格问卷（EPQ）：评估被试人格结构，主要包括N（神经质）、E（外向性）、P（精神质）三个因素。EPQ是我国最常用的人格问卷，具有较好的信度和效度，便于操作。用以探索人格特质与正念治疗疗效的相关性。

儿童期创伤问卷（childhood trauma questionnaire，CTQ）：评估被试儿童期创伤情况，该问卷共28项，包括五个分量表：情绪虐待、躯体虐待、性虐待、情绪忽视及躯体忽视。用以探索儿童期创伤情况与正念治疗疗效的相关性。

（2）主要结局指标：以治疗前后焦虑症状的变化为主要观察指标，均为他评。

焦虑症状：汉密尔顿焦虑量表（HAMA）总分前后变化反映整体焦虑症状变化，HAMA总分＜7为完全缓解（临床治愈）标准；HAMA总分相对于基线的减分率≥50%为治疗有效标准。通过因子分析进一步分析躯体性焦虑、精神性焦虑治疗前后的变化。

总体病情变化：使用总体印象量表-严重程度（the clinical global impression of severity，CGI-S）、总体印象量表-改善情况（the clinical global impression of improvement，CGI-I）判断治疗前后评分的变化反应。

（3）次要结局及相关心理特质指标

状态焦虑（state-anxiety）、特质焦虑（trait-anxiety）：使用状态-特质焦虑量表（state-trait anxiety inventory，STAI，FormY）治疗前后评分变化评估。该量表由两个独立的自评问卷组成，状态焦虑量表（问卷Ⅰ）包括20个项目，评估"这一时刻"的感受；特质焦虑量表（问卷Ⅱ）包括20个项目，评估"通常"的感受。该量表广泛应用于科研和临床评估中。

伴随抑郁症状：使用汉密尔顿抑郁量表（HAMD）治疗前后总分变化反应。

健康相关生活质量：使用健康相关生活质量量表（the 12-item short form health survey, SF-12）治疗前后的总分变化反应。SF-12 包含 12 个条目，反映了被试健康相关的生活质量，包括躯体功能、心理功能、及一般健康情况，能够有效评估被试与健康相关的生活质量。

正念特质水平：使用五因素心智觉知量表（five facet mindfulness questionnaire, FFMQ）治疗前后评分变化反应。FFMQ 量表共 39 个题目，包含 5 个维度，对心智觉知水平变化具有较好的区分度，是目前最常用的评估心智觉知水平的量表。

注意力水平：使用电脑操作的持续操作测验相同配对版（continuous performance test—identical pair, CPT-IP）评估被试治疗前后的注意力水平。该测试要求被试持续地注意电脑屏幕中间快速闪现的数字，当连续两个完全相同的数字闪现时，快速按下鼠标左键，其余时间不操作鼠标。通常用于注意力、警觉性的评估。

4. 研究结果

（1）参与研究研究基本特征：最终入组 138 人（其中女性 82 人，男性 56 人），平均年龄 35.94±11.05 岁。最终入组被试团体正念组 69 人，团体认知行为组 69 人，两组的年龄、性别比例、受教育时间、婚姻状态、民族、城乡、宗教信仰、起病年龄、病程、HAMA、HAMD、CGI-S、STAI-T、STAI-S、SF-12、FFMQ 无统计学差异。本研究所有入组被试均继续合并精神科日常治疗，包括精神科用药及一定频率的门诊复诊，两组在使用抗抑郁药种类、苯二氮䓬类药物、抗精神病药方面无统计学差异。

脱落率方面，138 人中，有 114 人完成了 5 次及以上干预，其中团体正念组完成干预 58 人（脱落率 15.9%），团体认知行为组完成干预 56 人（脱落率 18.8%）。我们好奇未能完成 5 次及以上干预的被试，与完成的被试相比，是否存在某些特质的区别？也就是说，是否有某些特质的人更难坚持完成团体心理干预？带着这个疑问，我们将这两组被试（完成干预 vs 入组未完成干预）年龄、性别比例、受教育时间、婚姻状态、民族、城乡、宗教信仰、起病年龄、病程、HAMA、HAMD、CGI-S、STAI-T、STAI-S、SF-12、FFMQ 等各方面进行了比较，发现与完成干预被试相比，脱落被试总病程更短（$P = 0.005$）。提示存在这种可能：病程更长的 GAD 患者入组后更依从干预。

（2）验证对于 GAD 患者，团体正念治疗非劣效于团体认知行为干预：根据意向性分析（intention-to-treat, ITT）原则，首先对全部入组 138 名被试干预 8 周后焦虑改善有效率进行比较。汉密尔顿焦虑量表（HAMA）总分前后变化反映整体焦虑症状变化，取 HAMA 总分相对于基线的减分率 ≥ 50% 为治疗有效标准，计算干预前后有效率率差及 95% 置信区间，取 10% 为非劣界值。结果显示，在 ITT 分析中，团体正念组与团体认知行为组有效率率差为 7.25%（95% CI：- 8.16，22.65），未超过非劣界值 10%。同时，对符合方案（per-protocol, PP），即完整 5 次以上干预被试 114 人进行分析。结果显示，PP 分析中，团体正念组与团体认知行为组有效率率差为 5.85%（95% CI：- 7.83，19.53），未超过非劣界值 10%。因此，可认为对于改善 GAD 患者焦虑症状，团体正念治疗非劣于团体认知行为治疗，是 GAD 患者心理治疗方法的良好选择。

另外，HAMA 总分 ≤ 7 为完全缓解（临床痊愈）标准，采用 X^2 检验，比较给予团体正念治疗及团体认知行为干预前后、3 个月随访时 GAD 患者焦虑症状痊愈率差异。结果显示，8 周干预后，团体正念治疗组痊愈率显著高于团体认知行为组（63.8% vs 44.6%，$P = 0.040$）。3 个月随访时，两组痊愈率较干预前仍明显改善，具有统计学意义，可见疗效具有稳定性。

3个月随访时，两干预组有效率及痊愈率均无显著差异。

（3）团体正念治疗能改善GAD患者生活质量等多个维度指标：采用SF-12、GCI-S、STAI-S、STAI-T、HAMD、FFMQ量表，使用ANOVA分析方法，比较团体正念治疗与团体认知行为治疗对GAD患者健康相关生活质量、总体病情变化、状态焦虑水平、特质焦虑水平、伴随抑郁症状，及正念特质水平改善情况。结果显示，8周干预后，两组生活质量等各项指标均较干预前显著改善。其中团体正念组的总体病情变化、正念特质水平较团体认知行为组改善更明显，具有统计学意义。其他指标两组间无显著差异。结果显示，3个月随访时，两组生活质量等各项指标较干预前仍显著改善，且各项指标两组间未见显著差异。

（4）团体正念干预与团体认知行为治疗均可改善被试注意功能：完成138例被试基线时、干预后、3个月随访时CPT-IP、FFMQ、EPQ、CTQ评估。通过持续操作测验−相同配对版（continuous performance test-identical pair，CPT-IP）评估被试注意力维持水平，探索团体正念治疗与团体认知行为干预对GAD患者注意力的改善。结果显示：重复测量方差分析结果显示：两组被试治疗前后的CPT-IP评分差异均有统计学意义，8周治疗结束时CPT评分均较基线提高。时间×组别处理的交互作用无统计学意义，两组间HAMA评分、CPT评分治疗效果的差异无统计学意义。推断团体正念治疗与团体认知行为干预均可改善GAD患者的注意维持水平。其余数据目前需要进一步分析。

（姜思思）

第三章 正念课程的基本要素

以正念为基础的课程（MBSR、MBCT、MBRP、MBCP 等）大多都以正念减压课程（MBSR）为基本参照。课程的设置基本上是八周时间，包含十次课程。主要分为介绍会、每周一次的主题课程及一整日的密集止语日。不同的课程结合针对的学员群体在心理教育方面有相关改动，但以正念为基础课程的核心要素是一致的。根据正念减压疗法创始人 Kabat-Zinn（2003）的定义，正念是有目的的、此时此刻的、不评判的注意所带来的觉察，因此正念课程通过多种练习方式培育我们对当下的觉察，而觉察的技术必须要带有不评判等态度，缺少相关态度则不能称为正念。本章重点从练习态度和练习方法两个方面介绍以正念为基础课程的核心要素。

第一节 正念的态度

练习正念时，所抱持的态度影响非常大，因此有意识地培育这些正念练习态度是相当有帮助的。事实上，在心中保持某种态度，这本身就是训练的一部分，在成长与疗愈的过程中，可以有效地引导与凝聚你的能量。

有七个态度是正念练习的主要支柱：非评价、耐心、初心、信任、非用力追求、接纳、放下。但随着正念在临床应用的广泛拓展，将智慧和慈悲加入了七大态度，形成了最终的八大态度。这些态度并非各自独立，而是相互依存且相互影响，你用功于任何一项，便会迅速带动他项的提升。建立这些态度可以为你奠定良好的练习根基，因此练习正念时，你必须刻意培育这些态度。我们在讲解练习方法之前先详细说明八大态度，八大态度是正念练习的基石，如果没有态度的任何练习都不能称为正念练习。这些态度其实也是生活的准则。在正念教学中，带领者应把这些态度以身体现的方式在课堂上深入。作为正念的修习也应经常阅读这些态度，以助于对练习体悟。

一、非评价（non-judging）

在练习的态度中非评价应该是最难的。因为我们多年的经验以及人类进化的需求使我们不停地对当下的人、事、物进行评判，以帮助我们趋利避害。只要在生活中抽出几分钟仔细觉察自己，你就会发现心里充斥着各种的喜欢和不喜欢、好与不好、应该与不应该这样的评价。对于所见的·切，我们似乎都以自己的价值和偏好为基准，不断地给予分类并贴上标签。我因为对某些人、事、物感到愉悦，所以就认为他们是好的；我对某些人、事、物感到不快，便抱怨他们是不好的；其余的则归类为中性，因为与我无关，我不会注意到他们的存在，通常也不会引起我的兴趣。各种大大小小的评价盘绕心头，让我们很难感受到平静，很难对内在或外在正发生的事情有敏锐的洞察，于是这颗心就像溜溜球，整天随我们的评价上上下下。临床各类群体由于遭受心理或身体上的疾病而更容易产生评判，他们认为身心痛苦是让人不快的，因此就是不好的、不应该存在的，会尝试用各种方法消除痛苦，这种做法使他们在原始痛苦的基础上又产生新一层的困扰。

如果我们想要找到一种更有效的方式来面对生活中的种种压力，第一要务就是能觉察这种自动评价的习惯。如此我们才能看穿自己的偏见与恐惧，也看到偏见与恐惧如何支配我们，之后才能从中释放自己。

有一点要提醒大家，非评价（non-judging）并不是不评价（no-judgment）。评价本身无法避免，也并不需要刻意消除。重要的是评价之后我们容易毫无觉察地落入惯性反应，而惯性反应似乎都是机械的与缺乏客观基础的。这会限制我们看到当下真实的样貌并做出适宜的反应。比如，你不喜欢一位下属强势的性格，于是在分配工作的时候下意识地不会把重要的工作分配给他，即使这份工作他更擅长。这里对下属的不喜欢是一种评价，其实每个人都有合不来的人，这无可厚非，而受到好恶的支配做出了偏差的工作分配行为，这便是惯性反应带来的后果。只有觉察到心理各种评价的出现，才能终止"评价－惯性反应－不良后果"的恶性链条，更理智和客观地处理生活中的事情。

正念培育的便是觉察每时每刻的经验，尽可能不受自己的好恶、意见、想法所牵制。这让我们能够以一种客观的、不偏不倚的态度行事，而不是带着有色的眼镜或心中的想象来扭曲事实。要能对自身的经验采取这种立场，首先，对于各种内在或外在的经验，你必须能觉察心里川流不息的评价与惯性反应；其次，学习从这些评价与惯性反应中往后退一步。

在正念练习中如何保持非评价的态度？当你发现自己的心已经在评价时，不需要阻止它，只需要尽可能地觉察正在发生的一切，包括你所采取的各种惯性反应。此外，对已发生的评价可别再加以评价，这只会把情况弄得更复杂。举例来说，在练习观察呼吸时，你心中升起"这真无聊""这根本没用"或"我做不来"的想法，这些其实都是评价。当这些想法浮现时，我们可以做的是：首先明白这些都是评价性的想法；其次提醒自己先搁置这些评价，既不追随这些想法，亦不对这些想法起任何惯性反应，只要单纯地观察心中所浮现的一切；然后继续全心全意地觉察呼吸。以此来锻炼我们清晰地觉察评价，且不被评价操控的能力。

二、耐心（patience）

耐心在现代快速生活中尤其重要。我们习惯于即时享乐，拿起手机就可以获得无数资讯和快感；我们工作繁忙，未做完一件便计划着下一件。很多人无法单纯地处在此刻，更无法忍受慢慢探索当下的过程，心里急躁地想要进入下一个时刻，身体却还在当下，这就造成了身心分离。长此以往，会导致诸多的身心问题。

在正念练习中我们也容易失去耐心，可能是因为我们练习了一段时间却没有收获，或者是发现自己总是走神，感到挫败；也可能是我们总想着未完成的其他事，坐在这里便觉得烦躁。

无论如何，我们都需要给自己若干空间来涵容不舒服的经验，因为这些都是我们当下生命的真实呈现。我们都知道拔苗助长的故事，农夫总嫌自己的禾苗长不高，于是一株株地拔高，还高兴地告诉家人，最后儿子跑到地里一看，所有的庄稼都死了。无论是禾苗还是其他事物，都有自己的节奏，我们需要培育耐心，让心有更多的空间，容纳事物本身的规律。我们学习对待自己犹如对待禾苗，既然事情有自身发展的规律，何须为了某些所谓"更好的"未来而急急催促现在呢？毕竟每一个时刻都是自己当下的生命呀。

不过要注意的是，拥有耐心不等于忍耐，忍耐隐含一种抵抗的意味，虽然表面上在体验当下，但内心充满对抗和紧绷，这样的心和身都无法放松，正念练习自然也变成了一件苦差事。如果脑中充满了"怎么还没有到时间""我再忍一会儿"，便也没有余力来探索当下了。

如果觉察到自己出现了急躁的感受，可以这样去培育耐心的态度：首先把觉察带入身体，体会当下身体各个部位的感觉，感受哪些部位是紧绷的，这就是急躁在身体上的体现；还可以去觉察呼吸，此时的呼吸多半是急促的；然后暂停一下，花点时间照顾自己，紧绷的身体可以用正念伸展得到舒展，也可以进行几个有觉察的深呼吸，吸入更多氧气。然后问问自己"真的有必要这么急吗？慢一点会怎么样呢？"看看是否可以用更耐心的态度和自己相处。

总之，耐心是智慧的一种形式，当心动荡不安时，耐心协助我们接纳它，也提醒自己不需要受心的波动所困。练习耐心使我们明白，更多的活动或思考其实无法让我们活得富足，耐下性子来才有可能更充分地感受当下。

三、初心（beginner's mind）

我们经常以自己过往的经验来看待当下发生的事情，你在与熟悉的人相处时，是否容易充满了假设和预判？在面对新事物时是否会拿过往的类似体验提前下定结论说"我不喜欢"？如果母亲常常做饭，你是否会把这件事当作理所当然？我们以为自己已经很熟悉这些人、事、物，但或许我们从未仔细地了解过它们本身的样子，这些熟悉也会影响我们以好奇和感恩之心面对当下的体验。

为了体察当下的丰富性，我们需要培养"初心"的态度。初心，指的是当我们面对每个人、事、物时，都好像是第一次接触一样。一颗僵化固执的心，看到的事物是索然无味和一成不变的；而一颗好奇开放的心面对当下，另一个世界便能展开，那里充满了丰富、变化和趣味。

在正式开始正念练习时，这种态度尤其重要，不少学员会抱怨，正念练习的形式过于单一，总是做身体扫描、正念瑜伽或静坐，觉得无聊和烦躁，然而他未能意识到，即使是相同的练习，我们每一次、每一时刻的体验都是全新的，练习只是一种形式，我们借由不同的操作，都是为了通往每一个崭新的当下。不仅练习如此，生活也是如此，即使是相似的日常，也没有哪一次的经验和以前是完全一样的。唯有保持初心的态度，我们才能涵容人、事、物的各种可能。

初心在日常生活也可以培育。下次在你看到熟人时，试着问自己，你是用一种鲜活的眼光看到真实的他，还是只看到你心里所认定的他？或者只看到了自己对他的评价？试着用初心的态度来面对你的孩子、配偶、朋友与工作伙伴，或是你养的宠物，当你在户外时，看看你是否可以清明平静的心，真正地看到天空、白云、树林、石头本来呈现的样子？抑或是你只是透过自身想法、观点、情绪的有色面纱来看这一切？对于临床群体来说，你也可以试着用初心的视角来看待自身的问题和困扰，它们是否像你以为的那样糟糕难熬？带着好奇和善意去探索此时的体验，放下固有的评价和情绪，或许痛苦也会得到转化。

生命中没有任何一分一秒是一模一样的，每一秒都是独特的，蕴含无限可能。初心，便是在提醒着我们这个简单的道理。

四、信任（trust）

在正念练习中，信任自己的体验十分重要。有许多练习者过于依赖老师的权威，反而忽视了自己的感受，然而在正念练习中，我们自身才是自己的第一老师。当你觉得不舒服或不对劲儿时，第一反应不是寻求他人的建议，而是先试着将觉察转向自身，探索一下此时的真实感受，然后信任身体能够做出智慧的选择。在练习正念瑜伽时，信任身体尤为重要，当身体告诉你需要慢一点或暂停一下，则无须强迫自己跟着带领老师完成练习，听从身体的声音，保证自己的安全。

即使你有时候觉得老师更有经验、有智慧，我也建议你先选择信任自己，这个过程中也许会犯错，但总比你一味追求外来指导好得多。当一个人毫不质疑地模仿老师，认为这样更正念时，就已经背离正念了。正念练习强调做你自己，并明白做自己的意义，任何人只要还在模仿另一个人，不论被模仿者是谁，在正念的路上已经走错了方向。

信任自己也意味着跳出舒适圈，勇于尝试新的东西。我们有自己这一位智慧的老师相伴，试着放下担忧，与自己同在，适度地挑战自己，才会获得新的体验、扩展生命的广度。比如在课堂之外尝试自行练习时，即使没有人表扬、没有人给予反馈，我们也可以学着根据当下真实的体验做出反应，在混乱和不安中贴近自己，获得稳固和安定。

我们无法变成另一个更好的他人，我们只能更好地成为自己。信任自己，就是担负起做自己的责任，学习倾听和跟随自己。更有趣的是，你越培养对自己的信任，你就越能信任别人，世界也会用善良和信任回馈你。

五、非用力追求（non-striving）

一般来讲，几乎我们所做的每一件事情都有目的，比如为了获取某些东西或达到某个地方。尤其对于临床群体来说，练习正念多是为了缓解身心痛苦，变得平静和放松。

然而，在正念练习中，这样有所为而为的态度可能会导致不小的阻碍，因为当我们过于用力地盯着目标时，眼里便只有远处的目的地，全然错失了当下每一时刻的风景；更重要的是，当心变得紧绷，我们可能会离目标越来越远，尤其是那些与内心活动相关的事情上，比如睡眠方式。或许我们都体会过失眠，越想努力入睡的时候，心就越着急，放松不下来便更难入睡，最后辗转反侧，彻夜难眠。

这其中的原因是，当你用力追寻另一种状态时，便暗含了对当下的否定和抵抗。在正念练习中也是一样，比如你坐下来练习正念时，你想着"等一下我就可以放松了"或是"我会变得更有智慧，我将可以控制疼痛，我会成为一个更棒的人"，此时你心里已经为自己设定了一个应该达到的境界，这也正暗示其实你现在是不好的。

这种态度会侵蚀正念的培育，正念是纯然体会当下所发生的一切。如果你是紧张的，就专注于体会这紧张，如果你是痛苦的，就尽所能地和痛苦呆在一起；如果你正在批判自己，就观察你的心正在进行评价活动，就只是观察。我们允许分分秒秒所经历的一切存在于当下，因为它已经在这里了，这就是此刻我们所拥有的。只要单纯地在觉察中拥抱它、涵容它，不需要对它做任何事情。

但要提醒大家的是，非用力追求不等于没有目标或者不去追求目标。我们可以拥有目标，只是在追逐目标的过程中，别被功利心冲昏了头脑，要对当下的感受和想法保持觉知，先做当下能做的事情。如果面对临床群体，虽然会在第一次见面会探询患者的学习目标，但我们最好鼓励他们先放下此目标。只是单纯地与当下同在，做正念练习。

你很快就会发现，在正念的领域中，达成目标最好的方式，就是别用力追求你所渴望的结果。取而代之的是，分分秒秒如其所是地仔细观察所有的人、事、物（当然也包括自己），进而接纳当下所呈现的一切。

六、接纳（acceptance）

接纳也是一个不容易理解的概念，许多人以为接纳就是被动地接受所有情况，甚至认为接纳是消极的，与安于现状、不思进取划等号，这些都是对接纳的误解。接纳，意味着看到事情当下的本来样貌，允许此时此刻的一切样子。当我们能确实看清所发生的状况，不受自己的评价、欲望、恐惧或偏见所蒙蔽，才更能采取切合时宜的行动。

我们在生活中常常用不接纳来督促自己改变，殊不知这样反而离幸福越来越远。比如一个超重的人，因为讨厌自己的现状，逼迫自己节食、大量运动，反而会发现很难坚持下来，情绪也会越来越差。因为这其中含有对自己的厌恶、憎恨，心中也是紧绷的，即使暂时达成了目标，我们和自己的关系也会越来越糟糕，这样的生活也充满了痛苦。对于临床群体来说，因为身心疾病的痛苦，他们容易消耗很多能量来否认或抗拒已经发生的事实，我们总希望事情能依照自己想要的方式进行。但这只会造成更多的紧张和压力。我们急于否认、强迫与挣扎，只剩下少许的力气留给成长与自我疗愈；更糟的是，这少许的机会在缺乏觉察下又常被我们自己挥霍殆尽。

我们要明白，无论自己当下是什么状态，我们都可以爱自己，并且在此基础上疗愈自己。如果头疼就接受自己头疼，如果超重，就接受这就是此刻自己身体的样子。其实早晚我们都得面对并接受事情的本来样貌，不论得知癌症诊断或得知某人离世了，通常我们都得经过情绪化的否认或愤怒后才懂得接纳，这是自然的发展，也是疗愈的过程。疗愈就是如其所是地与所有人、事、物达成和平协议。

正念练习培育接纳的方法，就是好好体会每分每秒的真实样貌，允许一切如其所是地存在。我们不强迫或勉强自己应该如何，只是提醒自己对于所感受到、所想到与所看到的一切，都保持涵容与开放的态度。每分每秒都是练习接纳的良机，而学习接纳本身即已富含智慧。

七、放下（letting go）

据说，在印度有一种抓猴子的好方法，猎人在掏空的椰子挖个洞，大小刚好可以让猴子的手钻入洞里，然后在洞的另一头扎两个小孔，穿线将椰子固定在树上，猎人将香蕉放入椰子后便躲起来。不久，猴子过来，伸手去拿椰子里的香蕉。这洞口做得巧妙，松开的手可以自由出入，但握起拳头的手就出不来了。此时，猴子唯一该做的就是松手并放下香蕉，而这却是猴子最不想做的事。

我们常常像猴子一样，希望尽可能地抓取多的东西，希望掌控某些想法、感觉或状态，我们试图延长愉悦的感受，努力回避不愉悦的感受。这时，我们就会像抓香蕉的猴子一样被困住。学会放下，才能安住在当下。

放下，是一种顺其自然并接纳事物本来样貌的态度，这来源于对生命周期的洞察。我们知道，人、事、物都会经历"形成、维持、衰退和消逝"的阶段，在这些周期里，没有绝对的好坏和对错，苦乐交融、黑白相映。我们无法控制某一个阶段长久地存在，只能放下执着，用平常心看待每一个阶段的变化，并且学习单纯地感受当下，毕竟只有当下才是我们唯一拥有的。

正念练习中，对于所经验到的一切，我们刻意学习放下心中排斥和抓取的倾向，仅让各种经验如其所是地呈现，保持时时刻刻的观察。当观察到自己的心正在抓取或推开某些东西时，我们有意识地提醒自己放下这些行动，再去体会内心会发生什么。当发现这颗心正在评价时，我们依然保持觉察，不跟随任何评价的内容，允许评价升起、停留与消逝，以此学习放下评价。当心跑到过去或未来时，我们可以直接观察这些想法并安歇于觉察本身，便能够放下它们。

若某些事情特别盘踞心头实在难以放下，可以将注意力引导去感受这些抓紧不放的感觉像什么，以及产生何种影响。仔细观察那紧抓不放的想法，会让我们对放下有许多学习与领悟。所以，不论是否能成功地放下，只要持续观察，正念就会不断地引领并教导我们。

八、智慧和慈悲

智慧和慈悲是"鸟之双翼"。智慧的修习需要伴随着关怀和慈悲练习，从自身开始。不然，没有任何实际的方式来培育智慧，因为智慧和慈悲并非隔离的，她们是相互依存的。正如我们即将看到的那样，由于万物休戚相关，因而，我们自己和他人并无绝对的差别，如果缺少友善和慈悲，就没有真正的智慧，缺少智慧则无真正的友善和慈悲。

对于临床患者而言，如何更加慈悲地对待自己是尤为重要的，比如许多抑郁患者，常常体验着孤独、不被爱、不被需要、没有联结，好像有一种障碍存在于自己和他人之间。我们需要关照自己，如同那部分受苦的我们就是自己的孩子。试着向自己显示慈悲、善意和同情，全然地向自己的痛苦敞开，带着尽量多的善意来对待我们自己，就如同对待另一个在疼痛中的人那样对待自己，我们便能够逐渐获得安抚的体验，发展出对自己的理解和善意，身心痛苦逐渐被认识和转化。

慈悲和智慧有助于我们接纳痛苦并获得成长。慈悲强调要带着善意调节痛苦，智慧帮助我们从不同的角度看问题，认识到经验是不断变化的，帮助我们理解如何与体验连结会影响幸福感，这种影响甚至超过客观情况的影响。当我们能认识到，许多人都陷入生命的河流中，并且拥有痛苦的身体或心理困扰，这不是我的错，这也不是我所独有的；通过正念练习认识到这些，便会卸下挣扎和抱怨，用更好的方式拥抱现在的生活。有慈悲和智慧，就会有希望。

智慧和慈悲是可以有意识培养的技能，在正念练习中，通过安静地凝视内心世界，可以发现关于心是如何工作的智慧和我们的惯性反应，带着善意和友好的态度主动迎接每一时刻的经验。我们也可以通过一些特定的练习发展慈悲，比如练习慈心禅，学习友善地对待自己和他人。研究表明，慈心禅具有许多益处，比如增强积极情绪，减轻负面情绪，调动迷走神经，提升积极情绪和社会连接感，减缓偏头痛症状，减缓慢性疼痛症状，减缓由创伤引起的应激障碍症状等。

第二节　正念练习的实践方法

一、身体扫描

　　身体扫描是所有以正念为基础课程的基础练习，此练习的主要目的是将细致的觉察带到身体的每一个部位，协助学员发展专注、平静、注意力以及念念分明的能力，此项练习也是带有温柔和好奇心的觉察。

　　它可以让我们感受身体各区域的紧绷和疼痛，渐渐地学会允许所有不舒服的感觉出现和存在，这是一个净化内心宁静的过程。此外，身体扫描可以练习对自己身体感受的觉知能力，越好的身体觉知能力，越能帮助学员学习如何与情绪共处以及如何处理情绪。更重要的是，身体扫描通过将注意力转移到身体，可以提供一个思考问题的崭新角度。

　　1. 身体扫描的具体操作流程（图 3-1）

　　姿势：可以选择坐在垫子或椅子上，也可以躺在垫子上。坐在垫子上时，注意盘腿而坐，双手叠放，双肩放平、放松，胯部微微高于膝盖，眼睛微闭或全闭，头颈部保持直立；坐在椅子上时，双脚要踩实地面，身体保持直立和稳妥；躺在地面上或垫子上时，双手平放于身体两侧并感觉身体贴近地面的感觉，全身放轻松。

- 身体扫描开始时，带领人首先要学员创造一个安全的空间，引导大家放松和放下期待，只是呈现练习当下的本来样貌，不要分析想象。
- 找个舒服的地方躺下来，领受此时身体里的所有感觉。通常第一个浮现出的感觉是放松的舒畅感。觉察此时呼吸的状态，刚躺下来时呼吸的速度也许会比较急促，随着躺下来时间的延续，呼吸的速度会逐渐缓和。领受气息的进出所带来的躯干的起伏。

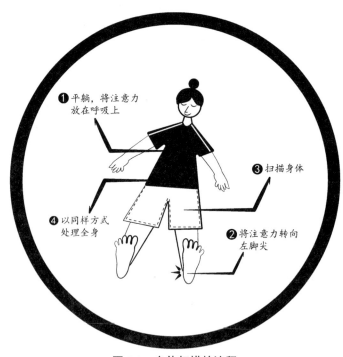

图 3-1　身体扫描的流程

- 一段时间后，温和地把注意力转移到左脚的脚部，领受脚部此时的感觉。在这个过程中，单纯地领受身体各部位当下所呈现出来的感觉即可，不用寻找什么特别的感觉，也不去创造任何感觉，有感觉就领受，没感觉也无妨，不需要刻意地做什么来让自己有感觉。若感觉不到身体的某些部位，只是频道还没对上而已，慢慢持续练习，身体的感觉自然会日渐清晰。

- 慢慢地逐一领受脚趾头的感觉……趾缝的感觉……脚底板的感觉……脚跟的感觉……脚面的感觉。

- 从左脚的脚部慢慢一路往上，觉察脚踝、小腿、膝盖、大腿、骨盆。不赶时间，完全不需要赶，慢慢领受每个部位的样貌，不论是舒服的或不舒服的感觉。仿佛身体旅行般，一个部位接着一个部位地与身体同在。不追逐舒服的感觉，也不被不舒服的感觉绑架，温柔平等地觉察身体的每个部位，是身体扫描练习的要领。

- 到了骨盆后，往右脚过去，直达右脚的脚部，领受脚部的感觉，包括每一根脚趾头、趾缝、脚底板、脚跟或脚面。逐步缓慢地到脚踝、小腿、膝盖、大腿，再到整个骨盆。温柔地引导注意力往上，逐一缓慢领受腹腔、胸腔、肩膀、两条手臂、脖子、头部、脸上的每个器官，在每个部位停留一下，觉察当下所浮现的感觉。

- 练习中如果有任何不舒服的感觉，试着觉察这不舒服的现象，不对抗、不急着分析不舒服的由来或赶快要恢复，试着温柔地领受不舒服的变化，试着与不舒服同在。

- 最后把觉察扩展到全身，以一个全面的视角领受整个身体。虽然同样是躺着，但是此时的身体和刚躺下来时已经很不一样了。温和地再把觉察回到呼吸，领受气息的进出所带来的躯体的起伏。

- 练习结束时带领人引导大家带着觉察搓搓手、按摩脸部、拍打身体，因为这些由小到大的声音可以温柔地唤醒身心已进入暂歇状态而睡着的学员。

2. 身体扫描的注意事项

- 完成练习时，不要急着起身，让自己将注意力清醒地保持一段时间的静默与平和，发展聚焦、平静的注意力与正念。

- 身体扫描练习过程中放下所有的期待和想法，也放下自己前一天的练习状况。如果练习过程中出现"很难觉察到身体某部位的感觉""身体某部位出现疼痛""不能忍受长时间的身体扫描"情况，试着如其所是地接纳当时的感觉或想法，并依次有序地将注意力重新带回身体，或者选择直接将注意力专注于最不舒服的身体部位。

- 带领人注意及时检查学员是如何练习身体扫描，而不单单是给予指导语。

二、正念静坐

1. 正念观呼吸 在简单而古老的观呼吸练习中蕴含了完整的却被忽视的生命转化力量——呼吸。呼吸是生命的基础律动，直接关乎我们的生命，与我们的生命同在；它会随着内心与身体感受不同而不断变化，因此在练习中更容易使学员捕捉和觉察身体所浮现的各种感觉，可以立即把自己带回当下，帮助我们带来平静，能够将注意力锚定在身体有节奏、充满流动性的生命历程当中。正念观呼吸是正念练习最基础和简单的方式，也是进入正念静观练习的第一步。

（1）正念观呼吸的具体操作步骤

姿势：可以选择舒适地坐着或站着，如果坐着或者站着的话尽可能保持腰背自然挺拔而不僵硬，身体放松。如果躺着的话尽量让自己的身体放松地躺着（图3-2）。

- 首先保持面部、肩膀和手臂放松，把注意力带回到自己的身体，用心体会身体与垫子或椅子或地面接触的感觉，静静地坐好或站好，真切地意识到这个身体正在坐着的这个事实，体验此时的坐姿、站姿带来的任何感觉。
- 慢慢地邀请更多的注意来到呼吸上，觉知呼吸的气息正在进入身体。
- 选择一个比较清楚、明显且愿意去探索的一个部位，持续地观察。如果自己不知道如何选择，就轻轻地将觉察停留在腹部，去体会腹部的一起一落、扩张与收缩。不是想象中的呼吸，也不是你认为应该有的呼吸。如果呼吸很长，那就体验它的长；如果呼吸是短，那就体验它的短；如果是深，那就体验深；如果浅，那就体验浅。
- 准备好时，用鼻吸、鼻吐，自然呼吸，过程中完全不需要憋气，也不用刻意把气息拉长。在心里数呼吸的次数（俗称数息法），是传统教导观呼吸静坐很好的方法，一般都是从一数到十，再从一开始。但在这里我们不做数息的练习，也不需要告诉自己"吸、吐"，就单纯"觉察"气息的进与出即可。
- 在此过程中如果发现到念头的访客，稍微知道一下那访客是什么就好，不要跟着它跑掉了，更不要期待放空，没有念头或想法。
- 只需要深深地吸一口气，温柔且不带评价地，再把自己带回对呼吸的觉察即可。通过这样的练习，发展一种随处可得的专注力。
- 觉察气息单点的进出。选定一处，温柔地专注其一段时间，例如"鼻腔内侧"气息的进出，或者"胸腔"或"上腹部"气息进出时所带来的起伏。单纯领受气息进来、气息离开，持续循环。
- 觉察气息在体内的流动历程。觉察气息从鼻腔内侧进来，身体随之微微鼓胀的感觉；当气息要离开时，身体会自然放松下沉，气息从鼻腔内侧往外送出。持续循环。

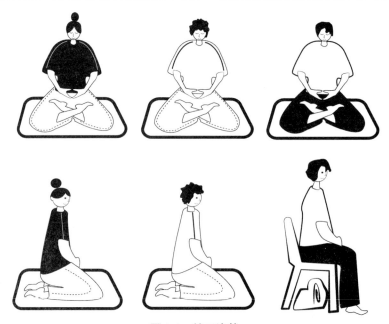

图3-2　练习姿势

- 觉察气息进出给全身带来的感觉变化。觉察气息从鼻腔内侧进来，观想与领受身体的每个细胞都受此气息的滋养，身体多一点能量的感觉。气息离开，观想与领受身体每个细胞把不需要的送出来，身体多一点松沉的感觉。
- 练习结束。在分享练习体验时，多数人感到呼吸觉察很容易，练习的时候心里很平静。专注在气息的进出，比较不会东想西想。练习后感觉很舒服，有种平静愉悦的感受。

（2）正念观呼吸的注意事项

- 坐在垫子上时，膝盖低于臀部可以帮助我们更好地保持放松状态。保持大脑清醒有助于提高觉察身体锚点处浮现的各种感觉。
- 在觉察呼吸的过程中不要去改变呼吸，也不要试图去控制呼吸，只是单纯地觉察每次气息进与出时身体的感受。
- 观呼吸可以在鼻孔、胸部和腹部，但是正念练习的初期阶段，我们可以选择专注于腹部呼吸，以更好地带来放松与平静。
- 无论注意力游移到了哪里，也无论对错好坏，及时地把它轻轻邀请回到对呼吸的觉察上就可以了。

2. 正念观呼吸和身体　此部分练习是在观呼吸的基础上增加了观身体，时间在 30 分钟左右，比正念观呼吸（10 分钟左右）在时间上稍有延长，重点是对整个身体的觉察。在练习过程中，带领人会多次重复"允许注意力在位于腹部的呼吸上停留，去感受每一次呼吸的一进一出，如果你的心在游离，稍微注意一下是什么带走了你的思绪，不要刻意地去寻找发生的任何事，然后温和地将注意力带回到你的呼吸上来，不要去批评自己"这句指导语，以便确定自己的注意力是否集中在呼吸上。在练习的后期，会逐渐把意识扩展到对整个身体的觉察。

（1）正念观呼吸和身体的具体操作步骤

姿势：找到一个舒服、平静、有尊严和稳定的姿势，你可以选择坐或跪在瑜伽垫上，也可以选择坐在椅子上。选择坐在瑜伽垫上时用垫子把臀部稍微高于膝盖效果会更好。除此之外，注意把后背挺直、脖子伸直而不僵硬，两肩膀放松，下颌可以微微抬起（具体姿势见正念观呼吸部分图片所示）。

- 与正念观呼吸描述的一样，先练习正念呼吸 10 分钟。
- 当自己感觉到可以觉知到呼吸时，有目的地将对呼吸的觉知扩展到对整个身体的觉知。注意要在觉知下腹部呼吸的同时开始觉知整个身体的感觉以及身体感觉随着呼吸变化的模式。
- 依次觉知放在大腿上的双手、盘坐的双腿、接触地板或垫子或椅子的脚趾、背部及肩膀和双手的感觉。
- 持续关注全身，觉察体内的变化，不论这个变化是细微的还是显著的。保持就是观察，不断地观察、放下、观察、放下……放不下，就无法观察。不需要分析、解释、说明身体为什么会产生这些变化，减少内在的碎碎念。
- 练习过程中可以选择有目的地转换位置或者保持不动，把意识带到身体感觉最强烈的区域；若选择转换注意的位置，尽自己所能以温和的注意力探索感觉的变化。一旦发现自己心在游离，那么就再次温和地把注意力带回到呼吸上，当注意力能够重新集中在呼吸上时，再尝试将觉知扩展到整个身体。
- 练习的最后，重新把注意力集中在下腹部的呼吸，关注呼吸一进一出的感觉。

（2）正念观呼吸和身体的注意事项：

- 在练习后期观身体时，根据自己个人情况选择转移注意力的位置或保持注意力在原位置。
- 及时发现游离的内心，然后温和地把注意力带回到呼吸上，不要去评判好坏，待注意力集中时再试着将觉知扩展到全身。
- 其他注意事项见正念观呼吸。

3. 正念观声音和想法　此部分练习是在正念观呼吸、身体基础上进行的扩展，时间也是30分钟左右，刚开始练习观呼吸是一个容易将注意力集中在呼吸上的有效方法，同时也可以体验到稳定感。当发现自己的注意力集中时，可以试着将觉知带到整个身体、周围的声音以及内在想法上。同样，当自己心智游离时，只需要尽可能注意自己的想法到了什么地方，意识到自己的内心游离的事实，然后温和地将注意力带回到呼吸上。

（1）正念观声音和想法的具体操作步骤

姿势：见前面正念观呼吸或正念观呼吸与身体

- 以练习正念观呼吸为开始，将注意力集中在一呼一吸上，当自己感觉注意力稳定了，试着将注意力转移到对整个身体的觉知。
- 慢慢地把注意力带入声音的聆听，允许将注意力集中于耳朵，允许注意力扩展到周围的声音，但是不要刻意地去寻找某一种特定的声音，也不排斥任何已经浮现的声音。当听到周围的声音时，尽你所能去觉察它的声调、音色、响度以及持续时间，当内心游离时，及时带回到声音上。
- 不分辨是否好听、是否悦耳、是否喜欢，就只是单纯地聆听。不抗拒任何声音，允许声音来，允许声音停留，也允许声音消失。聆听声音与声音之间的宁静。开始不抗拒任何声音，允许声音来，允许声音停留，也允许声音消失。聆听声音与声音之间的宁静。聆听左边耳朵方向的声音，聆听右边耳朵方向的声音。不用给声音添加任何情节，让声音就只是声音。
- 当你准备好后，重新集中注意力，把对声音的觉知进一步扩展到对心理事件想法的觉知。注意想法从头脑中的出现和消失。无论这些想法是紧张的、不愉快的，还是轻松的、愉悦的，允许它们待在那里。如果身体有任何的不适感，先去观察这个感觉，然后将注意力重新拉回到对呼吸的觉知；当注意力稳定时，再试着去觉知周围的声音或者内心的想法。
- 最后，在静坐练习的结尾，将注意力返回到对呼吸的正念觉知，进行几分钟的简短练习。

（2）正念观声音和想法的注意事项：

- 在静坐练习过程中，尽自己所能只是保持静坐，不要去试图抓住任何东西，也不要去寻找特定的声音或者特定的某一个想法，不要做任何安排，注意保持清醒。
- 静坐练习的厌恶时间越长，越容易发现自己对于厌恶或依恋体验的反应，但是，如果这种体验出现了，要注意不要试图去改变这个体验，只是觉知自己此时的想法是怎样的，自己的想法所引发的行为是怎样的，然后将注意力集中在呼吸上，慢慢地，自己会学会对出现在心理或者身体上的任何东西保持开放与接纳。
- 其他注意事项见正念观呼吸或正念观呼吸与身体。

4. 正念观想法和情感　此部分的练习通过探索身体对痛苦或厌恶的反应，练习探索自己对这种体验觉知以及允许这些感觉引发的情绪或想法存在。通过这种方式，我们可以更清楚地看到抑制、保留、紧张或兴奋的身体信号，然后觉知到它们，最后通过一呼一吸练习开放、接纳以及放下的态度。久而久之，当这些感受再次出现时，我们将会从自动化地逃避痛苦转向一种新的处理方式。

（1）正念观想法和情感的具体操作步骤

姿势：见正念观呼吸或正念观呼吸与身体

● 在练习正式开始前，首先静坐几分钟，将注意力集中到呼吸上，然后扩展到对身体的觉知。

● 慢慢地把注意力带入观察大脑里浮现的任何想法，对每个想法都表示"欢迎光临"。可以试着以吸气时将空气注入身体的某部位，呼气时将空气从该部位移出的这种欢迎的姿态接纳它，或者也可以探索这些想法和情绪，观察它们从一刻到另一刻的强弱变化。允许自己花一些时间去注意此时你的想法是什么、内在情绪是什么，温柔地观察念头或想法的变化历程：升起、停留、消失或转换成下一个想法。

● 慢慢地让想法和念头成为可观察的对象，这样能够稍微区分"你中有我、我中有你"和"我是我，想法只是想法"。

● 如果发现自己已经越想越远了，好像不是在观察想法而是在演绎想法，就先暂停一下，用几个深呼吸帮助自己回到当下，稳定后再重新开始。

● 如果自己没有困扰自己的想法或情绪出现，但是自己又希望去探索这种新方法时，你可以选择一些自己不介意和它共处而且又容易觉知到的不愉快或没有解决的问题并将其带到此刻，如果自己实在是想不起来，你可以选择从过去发生的并且让自己感到不愉快的事情中练习。

● 当自己准备好时，试着去探索这些身体感觉、这些想法和情绪与自己的关系，同时带着呼吸去接纳与放下它们，允许它们本来的样子存在着。因为想法和情绪经常是孪生兄弟，所以我们可以觉察想法是如何带动情绪或者情绪如何带动想法。大脑里浮现出的想法，尤其是不愉悦的想法一定会带动身体的感觉，试着当想法出现时，觉察当下联动出的感觉是什么样子的。

● 此外，我们可以经常且特意地检视自己的各种想法、信念和价值观，甚至特意地找一些不同的观点或想法来体验。不需要太严肃，抱着好奇与开放的态度，让自己试着从截然不同的角度看待熟悉的人、事、物。

● 在最后几分钟，如果没有强烈的躯体感觉出现，可以带着任何自己觉察到的身体感觉进行自由练习。在练习的尾声，再重新将注意力带回到呼吸上。

（2）正念观想法和情绪的注意事项：

● 当强烈的身体感觉引发不愉快的想法或情绪时，先注意留意它们是什么，允许它们以本来的样子存在。当情绪过于强烈时试着将注意力带回到呼吸上，通过一呼一吸练习接纳与放下的姿态。

● 当一些想法或情绪出现时不要去评判它们出现的好与坏，只是单纯地允许它们本来的样子存在，试着与它们共处，培养接纳、开放与包容的态度。

● 其他注意事项见正念观呼吸或正念观呼吸与身体。

5. 正念观呼吸、身体、声音、想法和情感 此部分练习是前面练习的进一步深化，练习过程中通过故意将注意力转移到身体上去看看想法是如何展现在身体感觉上的，用这种方法来处理强烈的反刍想法。慢慢地，我们转变对待想法的方式，不再自动地将想法与自己联系在一起，而是将它们当作自己觉知到的客体。由于想法总是很强烈和顽固，因此能够做到这一点有一定困难，需要个人坚持及耐心地练习。

（1）正念观呼吸、身体、声音、想法和情感的具体操作步骤

姿势：见正念观呼吸或正念观呼吸与身体

- 在正式开始练习前，还是一样地先进行几分钟的静坐练习，当注意力集中在呼吸上时，可以试着将觉察扩展到整个身体。
- 在对身体的觉察之后，可以试着将注意力扩展到对周围声音的觉知，仍然要注意不要去刻意地寻找某种特定的声音，只要是周围能让你觉知到的声音即可。
- 紧接着对声音的觉知之后，将注意力再次集中到身体，关注随着身体感觉出现的想法和情感。有意识地把某些顾虑、困难或不愉快的记忆引入内心，慢慢地关注它们。一旦有一个困难的情景出现在脑海中，试着观察伴随它出现的任何想法，允许它存在与停留，接纳它的存在。如果一个想法过于强烈与痛苦，可以将注意力转回到对呼吸的觉察，通过一呼一吸和它共处，待注意力稳定时再试着去探索身体感觉、想法和情感。
- 在练习的最后，将注意力再次带回到呼吸上，以几分钟的静坐结束此次练习。

（2）正念观呼吸、身体、声音、想法和情感的注意事项：

- 观想法和情感时特别要注意自己是如何对待这些想法的。
- 当某些想法或情感或身体某部位的感觉过于强烈时，将注意力带回到呼吸上，以呼吸为锚点使自己安静下来。
- 其他注意事项见正念观呼吸或正念观呼吸与身体。

6. 无拣择觉察　无拣择觉察练习是正念观呼吸的最后一步，前面通过观呼吸、身体、声音、想法和情感，已经让自己感受到了过去的自己是如何对待和处理这些感觉与想法的，以及学会未来当它们再次出现时该如何接纳和面对。在无拣择觉察中，将注意力从某一个特定事物的觉知转移到更具有感官性的觉知上，在这种觉知中此时此刻体验到的任何东西都可以成为焦点。

（1）无拣择觉察的具体操作步骤

姿势：见正念观呼吸或正念观呼吸与身体。

- 仍然是以几分钟的静坐练习为起点，当注意力稳定在呼吸上时，试着将注意力一次扩展到整个身体感觉、周围的声音、伴随着身体感觉或者过去出现的想法和情感（具体操作步骤见前面的练习步骤）。
- 练习的过程中可以将此刻出现的任何能觉知或体验的东西作为焦点，可以是身体的感觉，可以是周围的声音，也可以是自己大脑中浮现的想法以及由想法带动的情绪或者由情绪带动的想法。然后只是单纯地坐着，不停留也不寻觅任何事物，练习全然的开放并接纳进入觉察领域的一切，允许它们来也允许它们走。
- 练习的尾声，同样将注意力再次带回到呼吸上，以几分钟的静坐结束此次的练习。

（2）无拣择觉察的注意事项：

- 此部分可以将觉知到的任何体验作为焦点，但要注意不要去评判，只是单纯地允许它们出现和消失。
- 其他注意事项见正念静坐的其他练习。

三、运动中的正念

运动中的正念练习，通常选 MBSR/MBCT 中躺式瑜伽、站式瑜伽或八段锦作为此课程的正念运动练习。通过正念运动可以训练学员们觉察身心变化的能力。正念运动不单单是一种运动，重要的是可以让注意力及时回到当下，体验和觉察身心现象。

正念运动是课程中很重要的练习，是正念动态练习的核心的一部分。正念运动中的觉察从八周课程的第三周开始逐渐引入，通过前期的静态练习过渡到动态练习，更能将觉察带到日常生活中。学习在运动中活在当下，学习如何把觉察带到身体体验，并"安住"在那里。培养对待不适体验和困难的开放接纳态度，缓解焦虑抑郁情绪以及改善睡眠质量，学习好好照顾自己。在正念运动练习中觉察到我们自己旧有的思维模式——过度拉伸、奋力而为的努力的惯性模式。

此外，该课程在正念标准练习基础上结合了"哈达瑜伽"，形成了正念瑜伽练习，有卧式练习也有站式练习。此外，正念练习也与中国传统文化相结合，八段锦或太极拳纳入此次课当中。在正念运动中，运动并不重要，重要的是在运动中保持觉察，不强求自己，学会善待自己。接下来依次介绍卧式瑜伽、站式瑜伽以及八段锦。

1. 正念躺式与站式瑜伽及八段锦　正念瑜伽是在以正念为基础的正念练习上引入"哈达瑜伽"而形成的躺式瑜伽和站式瑜伽两种形式。正念瑜伽也是静观，是正念减压课程采用的第三种正式静观练习（前两个分别是身体扫描和正念静坐）。正念瑜伽包含了温和的伸展与平衡练习，规律练习瑜伽可以带来轻松感，培育力量、平衡和弹性。之前身体扫描和正念练习态度——不用力追求也不强迫、一秒接着一秒地接纳身体当下所有的展现也引入了正念瑜伽运动当中。每一个伸展、抬举、平衡的动作都是在学习与自己的限制共处，维持时时刻刻的觉察并保持耐心。

在以正念为基础的课程中，更具有中国文化特色的一项正念运动是八段锦。八段锦运动是我们中国传统上非常古老的文化，它与易筋经、五禽戏并称为中国的武林三绝。八段锦又分为南派和北派：南派以"柔"为主，北派以"刚"为主。通过与中国传统医学理论相结合，具有调息、调心、疏通气血、改善肌肉关节、提高关节活动灵活性、改善体质、提高抗病能力的作用。该课程所学的正念八段锦以国家体育总局版本为基础的同时又加入了正念的态度——练习过程中始终保持身体的觉知和觉察，同时怀着不评判、慈爱、友善的态度来关照自己。八段锦之所以称为"八段"是因为它包含了八个动作，分别为两手托天理三焦、左右开弓似射雕、调理脾胃须单举、五劳七伤往后瞧、摇头摆尾去心火、两手攀足固肾腰、攒拳怒目增气力，及背后七颠百病消；八段锦之所以称为"锦"，是因为其不仅动作内容丰富，而且非常优美，和"锦缎"一样。我们在练习时要注意调息，带动气血、气机，从而更好地完成这一套练习。

（1）躺式瑜伽的操作步骤

姿势：身体躺在瑜伽垫或者平坦的东西上，注意保护背部，不要直接躺在地板上。双腿自然分开，手臂放松到身体两侧，体会一下身体完全放松地平躺。观察自己身体的感觉，是否还有一些紧绷。如果有紧绷的地方有意识地放松，如果不能放松也没有关系（具体姿势及操作步骤见图 3-3）。

具体操作步骤：

- 身体伸展：慢慢平躺在瑜伽垫上，双腿打开，双手放在身体两侧，感受整个身体接触

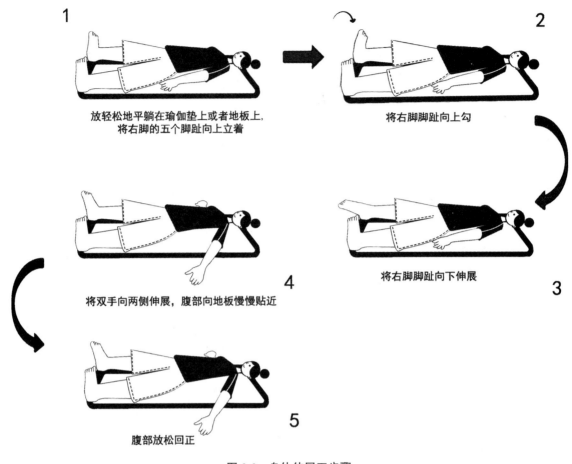

图 3-3　身体伸展五步骤

瑜伽垫或地板的感觉。觉察身体跟瑜伽垫有接触部位的触感，例如脚跟、小腿肚、大腿、臀部、上背部、后脑勺、手臂、手掌。领受每个部位的触感与温度的不一样的感觉，领受身体里的呼吸，觉察身体平躺的感觉。慢慢地让脚部的十根脚趾头往头的方向拉紧。领受脚跟往下蹬，小腿紧绷的感觉。观察是否憋气。脚部缓缓地放松回正，再让脚部慢慢往前往下压。领受过程中身体感觉的变化。脚部慢慢回正，领受简单伸展脚踝后的身体感觉。慢慢将双手打开成一直线，觉察腰部跟瑜伽垫之间的空隙。慢慢地腹部往下压，此空隙被填满，觉察腹部的用力。领受臀部与肩膀跟着内缩的感觉。观察是否憋气。腹部放松回正，后腰的空隙再度出现，领受过程中身体的变化。可以的话再做一次。双手回到身体两侧，领受此时身体的感觉与呼吸。

- 左右扭转身体伸展（图 3-4）：双手往左右两边打开，成一直线，领受前胸与后背整个开阔的感觉。双腿弯曲，脚部贴地。觉察后腰更贴近瑜伽垫。双腿缓缓往左边倒下，到自己身体当下可以的程度。头慢慢地转向右边，视线朝着右手的指尖。领受头在转动的过程中，身体的感觉与声音。觉察身体大幅扭转的感觉。慢慢地带着觉察让双腿与头部回正。同样的流程，反方向练习，重复上述步骤。回正后双腿伸直，双手回到身体两侧，暂歇一下，领受做完此伸展后的感觉与呼吸。
- 滚压脊椎伸展（图 3-5）：缓缓地让双腿弯曲，脚部离地，让腿靠近身体。双手抱住小

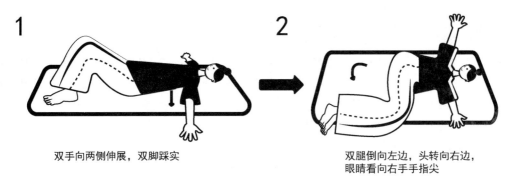

双手向两侧伸展，双脚踩实

双腿倒向左边，头转向右边，
眼睛看向右手手指尖

图 3-4　身体伸展左右扭转身体伸展

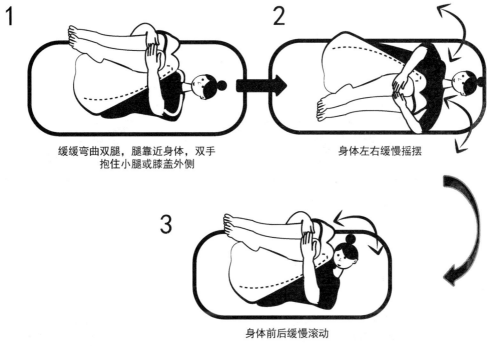

缓缓弯曲双腿，腿靠近身体，双手
抱住小腿或膝盖外侧

身体左右缓慢摇摆

身体前后缓慢滚动

图 3-5　滚压脊椎伸展

腿或膝盖的外侧。领受整个身体蜷缩在一块儿的感觉。小腿与大腿紧贴着，大腿与躯干紧贴着，背部和瑜伽垫接触的触感等。让全身左右摇摆。领受脊椎以及两侧肌肉被自己重量按压的感觉。慢慢停下来。试试前后滚动。觉察滚动过程中，身体的力道以及脊椎被按压的部位与感觉。自然呼吸，不憋气。慢慢地让双手松开来到身体两侧。双腿缓缓往前伸直，慢慢放到地板上。领受下放过程的感觉。稍微停留一下，觉察做完伸展后的身体感觉与呼吸。

- 抬腿转脚踝伸展（图 3-6）：弯曲左腿，脚部贴地，缓缓地把右腿抬起来，抬多高由当下的身体决定，不是由意志力决定，也不是基于过去的经验。觉察右腿上抬的感受。慢慢地旋转右脚脚踝，速度慢，幅度深。领受脚踝转到每个角度时所带来的身体感觉。稍微停一下，反向旋转脚踝。左腿伸直，右腿慢慢放下，领受腿下放的过程，不憋气。觉察腿降落到地板时的舒畅感。觉察此时身体的感觉，尤其是左右腿的差异。

相同的流程，换腿练习，重复上述步骤。做完后，不急着做下一个动作，稍微停留一下，觉察当下身体的感觉与呼吸。

- 脊椎拉长伸展（图 3-7）：慢慢地让双手往上举，再往后伸展，直到放至头上方的地板。领受此时整个身体伸直拉长的感觉。膝盖弯曲，脚部贴地，尽量让脚跟靠近臀部。觉察大腿与小腿紧贴着。领受背部整个贴在瑜伽垫上的感觉。借由腹部的力量，让腰往上抬，离开瑜伽垫。可以的话持续向上，到身体当下可以做到的程度。觉察脊椎大幅伸展的感觉。领受臀部与腿部的紧绷，领受脚部紧紧地踩在垫子上。自然呼吸，不憋气。在此过程中，肩膀与手臂放松不需要绷紧。让脊椎从上往下慢慢一节一节地贴回瑜伽垫上。清楚地领受脊椎逐步下放的过程。双腿慢慢向前伸直，双手缓缓回到身体两侧。稍微停一下，领受完成此动作后的身体感觉与呼吸。

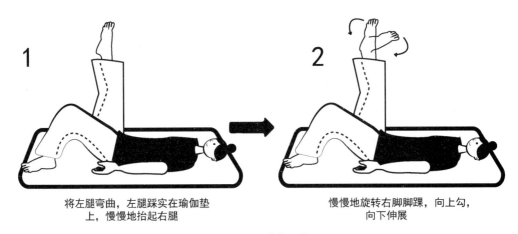

将左腿弯曲，左腿踩实在瑜伽垫上，慢慢地抬起右腿

慢慢地旋转右脚脚踝，向上勾，向下伸展

图 3-6　抬腿转脚踝伸展

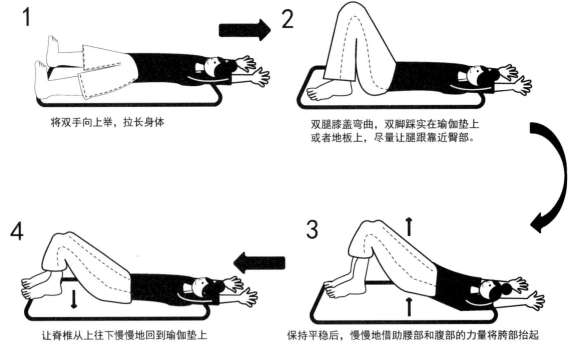

将双手向上举，拉长身体

双腿膝盖弯曲，双脚踩实在瑜伽垫上或者地板上，尽量让腿跟靠近臀部。

让脊椎从上往下慢慢地回到瑜伽垫上

保持平稳后，慢慢地借助腰部和腹部的力量将胯部抬起

图 3-7　脊椎拉长伸展

- 左右屈腿伸展（图3-8）：慢慢地弯曲左腿，左手轻轻抱住左小腿外侧。领受这时左半边身体的紧缩，右半边身体的放松。借由腰部的力量，把上半身带离瑜伽垫，头往膝盖的方向靠近。不需要勉强自己的头要碰到膝盖，能做到多少算多少。觉察这时身体的感觉。自然呼吸不憋气。观察右腿会不会很紧绷，如果会，说明右腿太用力了，需要慢慢放轻松。接着头慢慢地下来，双手松开来到身体两侧。左腿往前伸直，放到瑜伽垫上。领受此时身体的感觉。相同的流程，带着觉察换腿练习，依次重复上述步骤。完成后，稍微歇息一下，领受当下身体的感觉与呼吸。

- 侧身左右抬腿伸展（图3-9）：带着觉察慢慢地让身体往左边侧躺，左手臂弯曲，左手掌撑着头，左胳膊与身体成一直线，不向前倾。身体成一直线，膝盖不弯曲。领受左半边身体和瑜伽垫接触的触感，以及整个身体的重量压在左侧身的感觉。平常我们不太会觉察侧边身体的感觉。右手不费力地放在身体前方的地面，协助维持平衡。慢慢地把右腿笔直地抬到当下身体可以做到的高度。领受这时的身体感觉：也许右腿开始酸，也许不需要使力的左腿不知不觉地紧绷了，也许呼吸变得急促。观察是否有任何想法或情绪升起。稍微停留一下。缓缓地降落右腿，叠放在左腿上，觉察身体的感受与呼吸。带着觉察让身体回正，往右边侧躺。相同的流程，换腿练习，重复上述步骤。

- 大幅度脊椎伸展（图3-10）：带着觉察让身体趴下，一边的脸颊贴地，领受趴着时身体的感觉。也许成人后我们就很少趴着了。觉察身体跟瑜伽垫接触的部位：脸颊、胸部、腹部、手臂、大腿、膝盖、脚部的脚面，这些都是平躺时不会有的感觉。领受趴着时身体的呼吸，气息的起伏会相当明显。慢慢地让头回正，下巴贴地。领受牙齿紧咬的感觉，觉察头的重量沉甸甸地压着下巴的感觉。缓缓地让头抬起来，离开瑜伽垫。觉察此时身体的感觉，自然呼吸。慢慢地让头放下，换另一边的脸颊贴地。头慢慢回正，下巴贴地。慢慢地让双腿笔直地上抬，离开瑜伽垫，膝盖不弯曲。再让头也

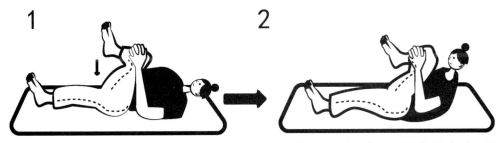

慢慢地将左腿弯曲，双手轻轻地抱住左小腿外侧　　　　　慢慢地将上半身离开垫子，尽量使头部靠近左膝盖

图3-8　左右屈腿伸展

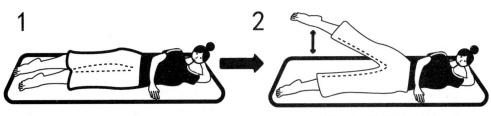

将身体向左边侧躺，左手臂弯曲，同时用左手撑　　　　　慢慢地把右腿笔直地向上抬起
着头部，右手可以自然放在垫子上

图3-9　侧身左右抬腿伸展

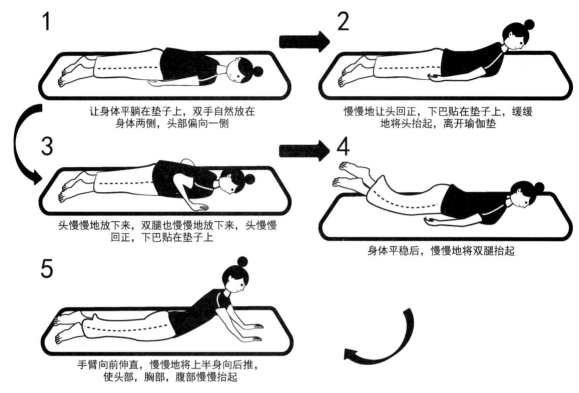

图 3-10　大幅度脊椎伸展

跟着抬起来，离开瑜伽垫。领受此时身体的感觉，以及身体里的呼吸。头慢慢地放下来，另一边的脸颊贴地。腿也缓缓地降落地面。觉察此时身体的感觉与呼吸。头慢慢回正，下巴贴地。慢慢地让双手的手掌心紧紧贴在肩膀两侧的瑜伽垫上，借由双手往下压的力道，让上半身从头部、胸部、腹部缓缓升起。可以的话，手臂渐渐伸直，不耸肩。如果觉得太吃力，千万不要勉强，带着觉察温柔渐进地探索，才能适度挑战又不让自己陷入危险。可以的话，头慢慢往上抬。感受脊椎大幅伸展的感觉以及手臂的支撑。观察有没有憋气，是否过于勉强。慢慢地让手肘弯曲，领受上半身从腹部、胸部、头缓缓触地的感觉。另一边脸颊贴地。双手放回身体两侧，掌心朝上。觉察做完大幅伸展后身体的感觉与呼吸。

- 拱背沉腰伸展（图 3-11）：慢慢地让双手手掌心贴在肩膀两侧。缓缓地让上半身以及大腿离开瑜伽垫，膝盖贴地。身体呈现如桌子般的姿势。头不往下坠，头的高度跟身躯差不多一致。双手与肩膀同宽，手臂与地板成 90°，手臂与身躯也大约成 90°。贴地的膝盖与肩膀等宽。大腿与小腿成 90°，大腿与身躯成 90°。觉察重心，让重心均匀地放在两手掌与两膝盖这四个点上，既不太靠前也不太靠后，太靠前的话手腕很吃力，太靠后的话膝盖受力多。觉察一下，如果手腕很不舒服的话，手可以改握拳支撑。现在许多人每天使用电脑太久，手腕的支撑力需要多加入觉察，以免受伤。慢慢地让背部往上拱，头与臀部内缩下沉。领受脊椎大幅弯曲的感觉。背缓缓地放平，腰下沉，头与臀部上提，视线朝向前上方的天花板。觉察脊椎相反方向大幅伸展的感觉。一样要留心身体当下可以做到的程度，负起照顾自己身体的责任。如果可以的话，多做几次。

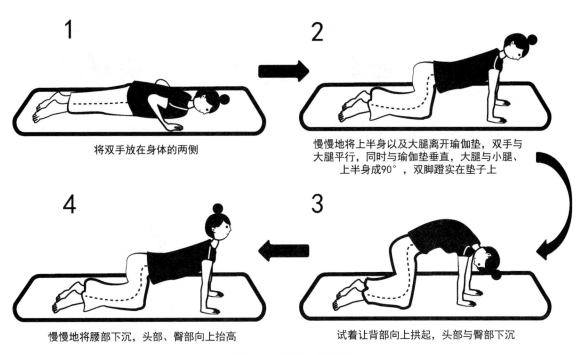

1

将双手放在身体的两侧

2

慢慢地将上半身以及大腿离开瑜伽垫，双手与
大腿平行，同时与瑜伽垫垂直，大腿与小腿、
上半身成90°，双脚蹬实在垫子上

4

慢慢地将腰部下沉，头部、臀部向上抬高

3

试着让背部向上拱起，头部与臀部下沉

图 3-11　拱背沉腰伸展

- 左右平衡伸展（图 3-12）：承接上一个动作，如果前一个姿势的手是握拳的话，现在必须改由手掌心紧紧贴地。若前个姿势即是手掌紧贴瑜伽垫，就无须调整。再度检视身体的重心，让重心均匀地放在四个点上：双手手掌与两脚膝盖。慢慢地重心往左移，让右脚膝盖离地，右腿往后伸直，抬高到跟身体差不多的高度即可。重心再缓缓向右移，左手松开，慢慢向前、向上伸直，视线看着左手指尖。觉察这时身体的感觉，可能为了维持平衡会有点晃动，可能在不知不觉中憋气了。左手慢慢收回，掌心着地，重心移转到三个点。右腿缓缓收回，膝盖着地，重心均匀回到四个点上。领受此时身体的感觉与呼吸。相同的流程，带着觉察，慢慢换边练习，重复上述步骤。承接上一个动作，让臀部缓缓坐下，坐到后脚跟。整个上半身放松下沉，双手在身体前侧伸展，停留一下下。双手慢慢回到身体两侧，掌心朝上。觉察整个身体像婴儿般蜷曲下沉的感觉。最后，带着觉察，仔细领受身体每个部位的变化，慢慢地让身体整个展开，平躺在瑜伽垫上，双脚打开，手放在身体两侧。领受做完躺式正念瑜伽伸展后的感觉、身体的感觉、心里的感觉或想法，觉察身体里的呼吸。稍微休息一下，请留心别受寒。慢慢地再带着觉察侧躺，起身。

（2）站式瑜伽的操作步骤

姿势：双脚微微分开踩实在垫子上，双手自然垂直放在身体两侧，保持身体处于平衡状态。

具体操作步骤：

- 站立：双脚打开与肩同宽，脚部尽量平行，勿呈大幅外八字或内八字。重心均匀地放在两个脚部上，不前倾也不后仰，不左斜亦不右靠。领受大腿是否会不知不觉地紧绷，这是很多人都有的惯性。觉察腰直肩松，领受稳稳站着的感觉。感受吸气时身体的鼓胀感，呼气时身体的松沉感。

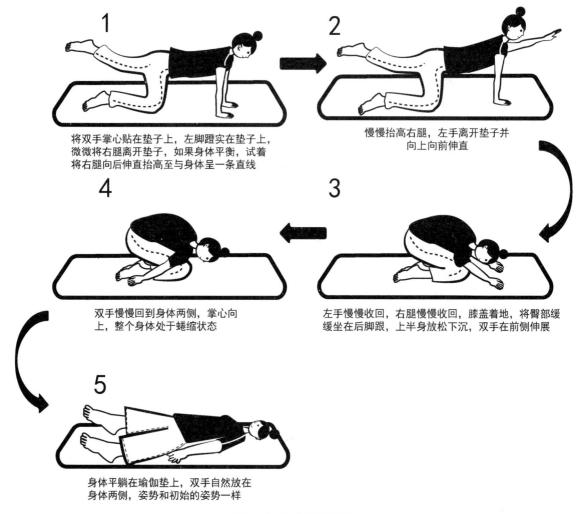

将双手掌心贴在垫子上，左脚蹬实在垫子上，微微将右腿离开垫子，如果身体平衡，试着将右腿向后伸直抬高至与身体呈一条直线

慢慢抬高右腿，左手离开垫子并向上向前伸直

左手慢慢收回，右腿慢慢收回，膝盖着地，将臀部缓缓坐在后脚跟，上半身放松下沉，双手在前侧伸展

双手慢慢回到身体两侧，掌心向上，整个身体处于蜷缩状态

身体平躺在瑜伽垫上，双手自然放在身体两侧，姿势和初始的姿势一样

图 3-12　左右平衡伸展

- 转头（图 3-13）：慢慢地把头往下低，领受脖子后侧的紧绷感。头缓缓地按顺时针方向往右转，右边的耳朵靠近右肩，觉察此时脖子与头的感觉，尤其是脖子左侧的紧绷感。持续缓慢地转为仰头，领受在此动作下的感觉，例如脖子前侧紧绷而后侧挤压的感觉。再继续让头往左转，左耳靠近左肩，领受脖子右侧紧绷而左侧挤压的感觉。依此顺时针方向，带着觉察缓慢地转头数圈，不需要以转动的次数来决定转多久，而是把觉察带入正在转动的头，领受一瞬间接着一瞬间的变化。当要换方向练习时，先带着觉察停下来，再进行反方向旋转，重复以上步骤。完成后，身体恢复到一般站姿，稍微停歇一下，觉察做完这个动作后身体的感觉与呼吸。

- 转肩（图 3-14）：慢慢地让双肩往上耸，尽可能耸到最高，领受肩膀高耸的感觉。在此过程中观察是否憋气，如果发现憋气了，就自然地呼吸。缓缓地让肩膀全面往前，可以清楚地领受前胸挤缩而后背全然扩张的感觉。顺势让肩膀往下，觉察前胸再度扩张而肩膀有力下沉的感觉。在每一个动作完成后，我们会稍微暂停一下，觉察当下身体的感觉，让心安住在身体里，领受并享受伸展后身体的舒畅感，以提升对自己动态身体的觉察能力。接着顺着这个方向让肩膀向后，领受整个胸腔开阔而后背肩胛紧缩

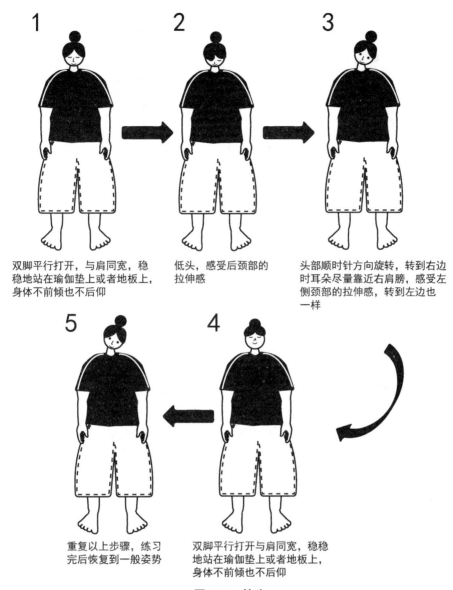

1

双脚平行打开，与肩同宽，稳稳地站在瑜伽垫上或者地板上，身体不前倾也不后仰

2

低头，感受后颈部的拉伸感

3

头部顺时针方向旋转，转到右边时耳朵尽量靠近右肩膀，感受左侧颈部的拉伸感，转到左边也一样

5

重复以上步骤，练习完后恢复到一般姿势

4

双脚平行打开与肩同宽，稳稳地站在瑜伽垫上或者地板上，身体不前倾也不后仰

图 3-13　转头

的感觉。再慢慢地让肩膀向上，依照这个方向，缓慢地、带着觉察地旋转肩膀。膝盖可以微微弯曲，保持身体的弹性。当要换方向时，先带着觉察停下来，再进行反方向旋转，依次重复以上步骤。完成后，身体恢复到一般站姿，稍微停歇一下，觉察做完这个动作后身体的感觉与呼吸。

- 转腰（图 3-15）：慢慢地弯曲手肘，让双手的手掌心贴在后腰，觉察手掌心与后腰温度的差异，观察肩膀、手臂是否过于紧绷。缓缓地让腹部向前，领受腹部肌肉皮肤的紧绷，以及后腰脊椎强力支撑的感觉。观察是否憋气。慢慢地让身体回正，头差不多维持在原来的位置，让臀部往后伸展。带着觉察让身体缓缓回正，慢慢地让腰部移向左侧，领受左半边身体整个舒展开来，而右半边身体放松的感觉。慢慢地领受身体回正的过程，让腰部移向右侧，领受右半边身体整个舒展开来，而左半边身体放松的

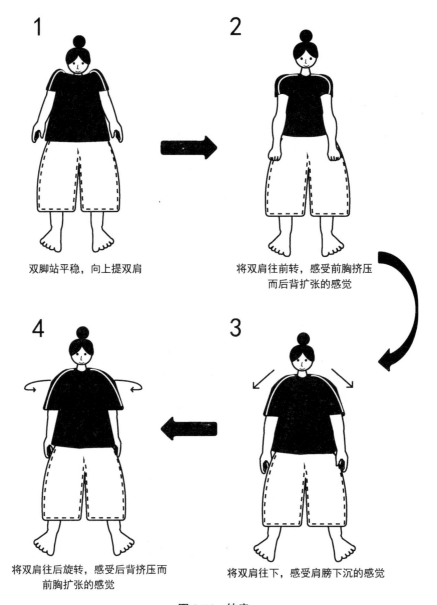

1

双脚站平稳，向上提双肩

2

将双肩往前转，感受前胸挤压
而后背扩张的感觉

4

将双肩往后旋转，感受后背挤压而
前胸扩张的感觉

3

将双肩往下，感受肩膀下沉的感觉

图 3-14 转肩

感觉。身体缓缓回正。慢慢地让腹部向前、向后、向左，带着觉察顺时针方向缓慢地旋转，充分领受身体在每一个角度时截然不同的感受。当想要停止时，带着觉察停下来，再反方向地旋转，重复以上步骤。完成后，身体恢复到一般站姿，稍微停歇一下，觉察做完这个动作后身体的感觉与呼吸。在练习的过程中速度要慢，不仅觉察除了正在伸展部位的感觉变化，也觉察相关联部位的感觉，温柔地对待身体。

● 转膝盖（图 3-16）：慢慢地让头往下低，领受颈后侧紧绷而前侧挤压的感觉。头再持续往下低，带动肩膀跟着向下，双手、头、颈自然放松下垂。脊椎缓慢向下，直到手掌离膝盖很近，掌心贴在膝盖上，领受掌心与膝盖温度的差异，觉察掌心放在膝盖上的触感。观察是否憋气。缓缓地微屈膝盖，让两个膝盖顺时针方向旋转。觉察在此过程中掌心下膝盖的变化、膝盖可能发出来的声音、大腿与小腿的感觉、呼吸速度的变

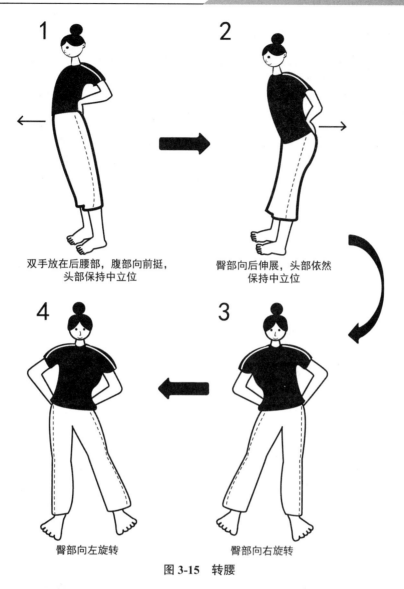

双手放在后腰部，腹部向前挺，
头部保持中立位

臀部向后伸展，头部依然
保持中立位

臀部向左旋转

臀部向右旋转

图 3-15 转腰

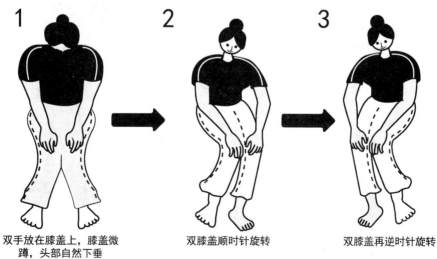

双手放在膝盖上，膝盖微
蹲，头部自然下垂

双膝盖顺时针旋转

双膝盖再逆时针旋转

图 3-16 转膝盖

化、身体温度的变化等。当想要停止时，带着觉察停下来，再反方向旋转，依次重复以上步骤。完成后，身体慢慢恢复到一般站姿，稍微停歇一下，觉察做完这个动作后身体的感觉与呼吸。

- 转脚踝（图3-17）：站稳后，重心慢慢地移向左脚，领受左脚的肌肉与骨骼正在承接身体大部分重量的感觉。慢慢地右脚跟离地，带着觉察缓慢地顺时针方向旋转右脚踝，不要着急，领受脚踝在每一个角度所呈现的样貌。当想要停止时，带着觉察停下来，再反方向地旋转。右脚缓缓地踩稳。重心慢慢地移到右脚，觉察右脚的肌肉与骨骼正在承接身体大部分重量的感觉。慢慢地左脚跟离地，带着觉察缓慢地顺时针方向旋转左脚踝，觉察脚踝在每一个角度时身体的感觉。当想要停止时，带着觉察停下来，左脚缓缓地踩稳。重心慢慢地移到两脚。完成后，身体恢复到一般站姿，稍微停歇一下，觉察做完这个动作后脚踝与身体的感觉。

- 上半身伸展（图3-18）：维持腰直肩松的站姿，腿部、腹部、臀部的肌肉都不需要紧绷。双手放在身体两侧，自然呼吸，双手从两侧缓慢开展，领受此过程中肩膀带动上手臂、下手臂、手掌，舒展开来的感觉。双手持续慢慢向上，来到耳朵两侧，两个拇指轻轻互扣。觉察上半身往上伸展，而下半身往下踩稳的感觉。观察是否憋气。慢慢地，让腰部带动着上半身向左倾斜，斜到当下可以做到的程度就好，不需要挑战自己的极限。觉察右半侧身躯大幅伸展，左半侧身躯自然承接身体比较多重量的感觉。观察是否憋气。带着觉察缓慢地让身体回正，稍微停一下，再让腰部带动着上半身往右倾斜。自然呼吸，领受此时身体的各种感觉：可能手臂感觉到酸麻，可能身体两侧感觉到伸展后的舒畅。慢慢有觉察地让身体回正，双手缓缓放下，领受放下的过程，直到双手来到身体两侧。身体恢复到一般站姿，稍微停歇一下，领受做完这个动作后身体的感觉与呼吸。然后右手慢慢地上举，头缓缓向上，看着右手的指尖，让右手手臂继续往上伸。观察是否憋气。领受此时整个右半边身躯大幅舒展的感觉，左半边身躯

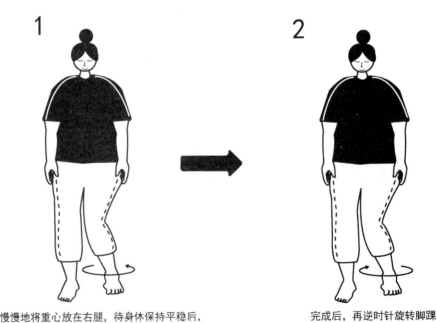

慢慢地将重心放在右腿，待身体保持平稳后，
将左脚脚尖踮起，顺时针方向旋转脚踝

完成后，再逆时针旋转脚踝

图3-17　转脚踝

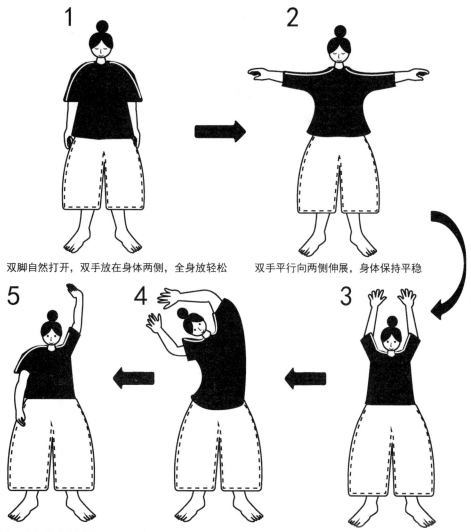

1

双脚自然打开，双手放在身体两侧，全身放轻松

2

双手平行向两侧伸展，身体保持平稳

3

双手向上伸直，两拇指轻扣

4

上半身向上伸展，下半身踩实并保持平稳，待平稳后让腰部带动着身体向左倾斜，接着使上半身再向右倾斜

5

左手上举，头部也跟着缓缓向上，眼睛注视着手指尖，继续缓慢地让左臂向上伸，相同的流程向上伸展右臂

图 3-18　上半身伸展

则是整个放松。右手稍微松掉，右手臂带着觉察缓缓地往下放，领受手臂下放过程的感觉：也许是手掌心血液的脉动，也许是整个手臂从紧到松的过程。最后右手回到身体旁边。相同的流程伸展左手臂，左手重复上述右手上举的步骤。完成后，身体恢复到一般站姿，稍微停歇一下，领受做完动作后身体的感觉与呼吸。

- 左右扭转伸展（图 3-19）：慢慢地弯曲手肘，手掌心贴在腰部，肩膀、手臂放松下沉。缓缓地让腰部带动上半身向左转，让胸腔与肩膀向左转，让脖子与头向左转，让眼珠子向左转，不憋气。领受整个上半身大幅向左转的感觉。慢慢地让眼珠子回正→头与脖子回正→肩膀与胸腔回正→腹部与腰回正。全部回正后领受此时左、右侧身躯是否有不同的感觉。相同的流程上半身转向右边：腰→胸→肩→头→眼，逐一转向右侧。再逐一回正：眼→头→肩→胸→腰，逐一回正。完成后，身体恢复到一般站姿，停歇

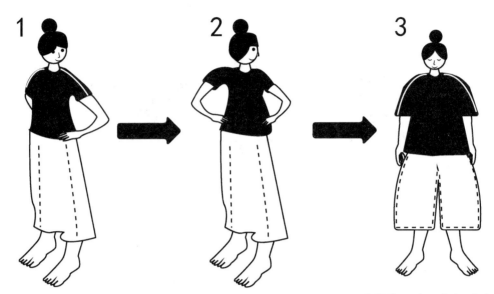

双手掐腰，肩膀、手臂放松下沉，　　　胸腔、肩膀、头、眼睛依次也向左转　　　慢慢地，腰部、胸腔、肩膀、头部、
缓缓地向左侧转动腰部　　　　　　　　　　　　　　　　　　　　　　　　　　　　眼睛依次回正身体

图 3-19　左右扭转伸展

一下，领受做完这个动作后身体的感觉与呼吸。这个动作的练习与上个动作完全一样，唯一的差别是这次从脚踝启动，向左转，转到不能转时，膝盖也许可向左转一点点，转到不能转了，腰接着向左转，转到不能再转了，肩膀接棒向左转→头向左转→眼珠子向左转。领受整个身体像扭毛巾般大幅向左旋转的感觉。观察是否憋气。相同的流程，慢慢逐步回正：眼→头→肩→胸→腰→膝盖→脚踝。稍停片刻，觉察当下身体感觉。从脚踝启动身体向右转：脚踝→膝盖→腰→胸→肩→头→眼。觉察扭转过程中，身体感觉的变化。逐一回正：眼→头→肩→胸→腰→膝盖→脚踝，身体恢复到一般站姿，稍微停歇一下，领受做完这个动作后身体的感觉与呼吸。

● 脊椎伸展（图 3-20）：慢慢地让头往下低，觉察颈椎舒展开来的感觉，缓缓地让颈椎再继续往下，胸椎跟着往下。整个上半身的脊椎缓慢且带着觉察地一节一节地向下弯。在此过程中，头、脖子、手臂都不需要用力，顺势下沉。整个上半身放松下弯，完全不需要在意手指头是否碰到地面。领受在这个动作中，身体的感觉：也许是血液冲到头部的感觉，也许是头发与脸部肌肉或眼镜下坠的感觉，也许是双腿后脚筋紧绷微疼的感觉，也许是内在对此有点对抗的感觉，也许是心里很想弯得更下去的感觉……过程中别忘了呼吸。慢慢地，让腰部带动上半身往左转。头、脖子、手臂于是也跟着向左转。在这个姿势停歇一下，觉察左腿后脚筋很紧，而右腿相对较松的感觉。缓缓地让腰回正，领受左脚筋从紧绷到逐渐舒缓的过程。让腰带动上半身向右转。领受整个身体动作的变化历程与所引发的各种感觉。缓缓地让腰回正，领受右脚筋从紧绷到逐渐舒缓的过程。膝盖微微弯曲，带着高度觉察，从腰部开始，慢慢地让脊椎从下往上、一节一节地送上来。过程中，头、脖子、手臂依然放松下沉。注意力大量地放在脊椎回正历程的变化上。脊椎慢慢回正，最后才是颈椎回正，整个身体回正。领受此时身体的感觉与呼吸。

● 上半身和脊椎伸展（图 3-21）：缓缓地让手臂往左右两边打开，双手成一直线。领受

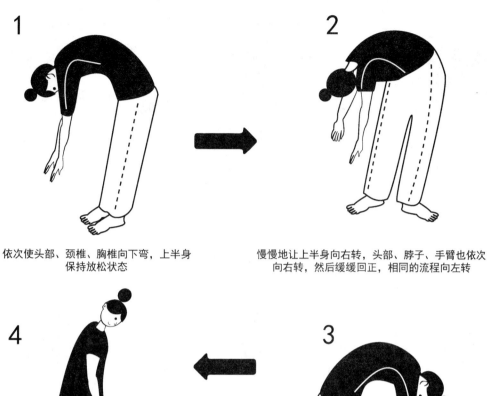

1　依次使头部、颈椎、胸椎向下弯，上半身保持放松状态

2　慢慢地让上半身向右转，头部、脖子、手臂也依次向右转，然后缓缓回正，相同的流程向左转

4　将膝盖微微弯曲，慢慢地让脊椎依次一节一节送上来

3　将身体回到正前方，上半身保持放松

图 3-20　脊椎伸展

整条手臂左右延伸的感觉，观察是否憋气。慢慢地让肩膀耸高，觉察此时身体的感觉。肩膀缓缓放下，但手臂没有放下来。清楚地领受肩膀与手臂的差别。双手手掌指尖缓缓朝上，指向天花板。手臂伸直但肌肉不需要紧绷。领受这个动作下手臂的酸、麻，也觉察肩膀可能动不动就要紧绷起来，并观察是否憋气。手掌慢慢放平，觉察此过程中身体感觉的变化。手臂缓缓放到身体两侧，领受缓慢放下的历程。双手慢慢往前平抬，再慢慢往上直举，直到指尖朝向天花板。领受胳肢窝舒展开来的感觉，或者手臂可能有点酸或麻的感觉。可以的话背部打直，从腰部的脊椎开始缓慢地让上半身往下对折。无法再折时，手、脖子、头，放松下沉。领受此时身体的感觉与呼吸。慢慢地让左手轻轻握住左脚的任何一处，脚踝、小腿、膝盖、大腿都可以。右手缓缓往前伸，再慢慢往上，到身体允许的程度。慢慢地让右手放下来，左手松开，双手再度放松下垂。觉察此时身体的感觉。相同的流程，左右手交换，重复以上步骤。慢慢地，

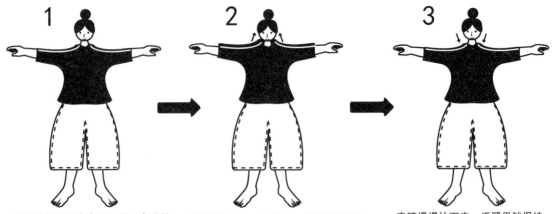

1 双手向两侧平行打开，呈一条直线，尽量让手臂向左右延伸

2 慢慢地让双肩向上抬高，尽量贴近耳朵

3 肩膀慢慢放下来，手臂仍然保持向两侧平行伸展

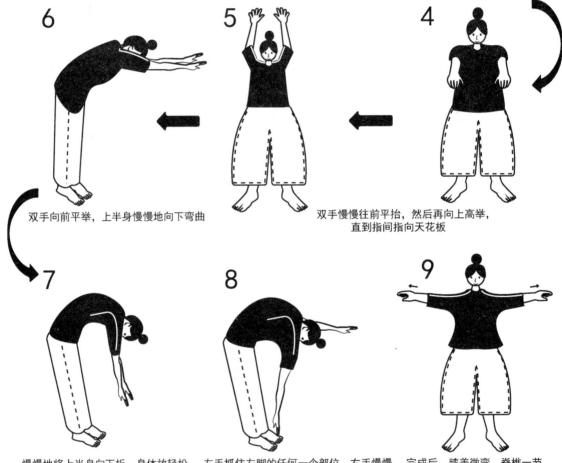

6 双手向前平举，上半身慢慢地向下弯曲

5 双手慢慢往前平抬，然后再向上高举，直到指间指向天花板

4

7 慢慢地将上半身向下折，身体放轻松，双手、双肩、头部也向下沉

8 左手抓住左脚的任何一个部位，右手慢慢地向前伸，可以的话向上举，慢慢放下右手，左手重复上述步骤

9 完成后，膝盖微弯，脊椎一节一节地迭上来，回到原来的姿势

图 3-21　上半身和脊椎伸展

　　膝盖微弯，从腰部开始让脊椎一节一节地迭上来，最后才是颈椎回正。领受身体缓慢起来的感觉。回正后，身体恢复到一般站姿，觉察一下做完后的身体感觉与呼吸。

　●　全身平衡伸展（图 3-22）：双手慢慢地往左右两边打开成一直线，不耸肩。领受前胸、

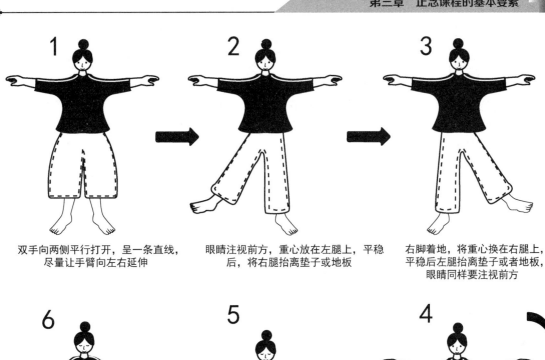

1 双手向两侧平行打开，呈一条直线，尽量让手臂向左右延伸

2 眼睛注视前方，重心放在左腿上，平稳后，将右腿抬离垫子或地板

3 右脚着地，将重心换在右腿上，平稳后左腿抬离垫子或者地板，眼睛同样要注视前方

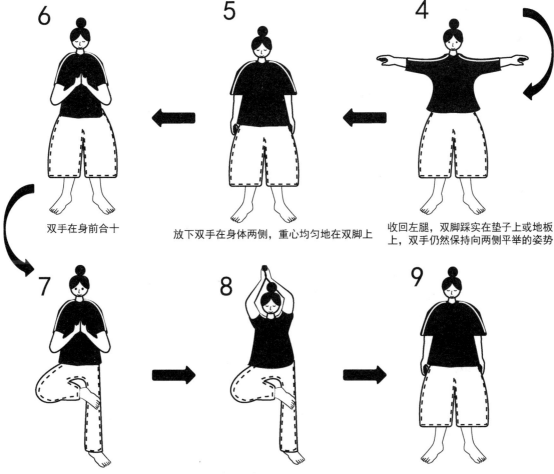

6 双手在身前合十

5 放下双手在身体两侧，重心均匀地在双脚上

4 收回左腿，双脚踩实在垫子上或地板上，双手仍然保持向两侧平举的姿势

7 重心缓缓地放在左腿上，身体平稳后，将右脚放在左腿内侧的任何一个舒服的位置

8 双手缓缓向上合十高举

9 双手慢慢放在身体两侧，右腿踩实在垫子或地板上，重心均匀放在双脚上

图 3-22 全身平衡伸展

后背与手臂舒展开来的感觉。眼睛注视着前方地板一个不会动的点。慢慢地让重心移转到左边，持续移动，直到右脚的脚部可以离开地板。领受单脚站立的感觉：身体可能会有些晃动，肩膀如果不知不觉地紧绷起来，让它松掉，自然呼吸。右脚着地，重心慢慢向右移转，直到整个重心都在右脚，左脚脚部才轻轻离地。觉察重心整个由右腿承接的感觉。肩膀手臂不倾斜。左脚着地，重心慢慢向左移转。直到整个重心均匀地放在两脚上。双手慢慢放下，来到身体两侧。觉察此时身体的感觉与呼吸。双手慢慢地在胸前合十，重心缓缓移到左脚，直到右脚可以松开，全身的重量交给左脚。右脚的脚部放在左脚内侧任何一个觉得舒服的位置，脚踝、小腿、膝盖、大腿都可以，眼睛注视着前方地板一个不会动的点，有助于维持平衡与稳定，不憋气，自然呼吸。让双手缓缓向上伸展，领受身体为了保持平衡所做的努力。在这个姿势中休息一下，领受身体与心里的感觉。双手慢慢放下来，回到身体两侧，右脚松开，右脚着地，重心慢慢移转到双腿。相同的流程，换脚练习，重复双手胸前合十之后的练习步骤。身体回到一般站姿，领受做完这个动作后的身体感觉与呼吸。

- 下半身和髋关节伸展（图 3-23）：带着觉察让身体缓缓坐下，双脚脚部相碰，双手轻握脚部。领受臀部与地板的接触。可以的话上半身挺直。双腿上下摇晃。觉察腿部摇动所带来的感觉，例如大腿髋关节的舒展、脚部的相互碰触、全身的晃动。腿慢慢停下来，左腿向前伸直。右脚的脚部贴在左腿任何觉得舒服的位置，大腿、膝盖、小腿、脚踝都可以。双手缓慢直直向上抬，直到指尖朝向天花板，腰挺直。从腰部的脊椎开始，慢慢让身体往下对折。到无法再折时，双手轻轻握住左脚任何部位，脚踝、小腿、膝盖、大腿都可以。头、脖子放松下垂。觉察这个姿势时身体的感觉。也许是

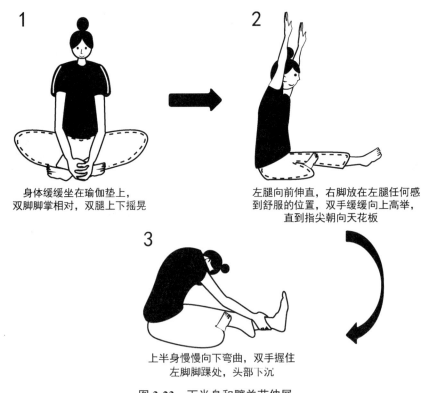

身体缓缓坐在瑜伽垫上，
双脚脚掌相对，双腿上下摇晃

左腿向前伸直，右脚放在左腿任何感
到舒服的位置，双手缓缓向上高举，
直到指尖朝向天花板

上半身慢慢向下弯曲，双手握住
左脚脚踝处，头部下沉

图 3-23　下半身和髋关节伸展

左脚筋的紧绷，也许是背部的舒展，也可能是呼吸的起伏。从腰部开始，让脊椎慢慢由下往上回正。双手自然下沉，不需用力。相同的流程，换脚练习，依次重复步骤。带着觉察缓慢地躺下来，双手放到身体两侧，双腿打开，领受躺着的身体感觉。

（3）八段锦的具体操作步骤（图3-24）

【姿势】两脚分开与肩同宽，手臂下垂，两眼目视前方，用鼻子呼吸，意守丹田。

【具体操作步骤及其功效】

- 两手托天理三焦：自然站立，两足平开，与肩同宽，含胸收腹，腰脊放松。正头平视，口齿轻闭，宁神调息，气沉丹田。双手自体侧缓缓举至头顶，转掌心向上，用力向上托举，足跟亦随双手的托举而起落。随后，双手转掌心朝下，沿体前缓缓按至小腹，还原。撑动上焦心肺、中焦脾胃、下焦肝肾，掌心向上托，小指和无名指有麻的感觉。这段四肢和躯干的伸展动作可影响胸腹腔血流的再分配，有利于肺部的扩张，使呼吸加深，吸进更多的氧气，消除疲劳，对内脏各部有调理作用。同时，对腰背肌肉骨骼也有良好作用，有助于矫正肩内收和圆背等不良姿势。

- 左右开弓似射雕：自然站立，左脚向左侧横开一步，身体下蹲成骑马步，双手虚握于

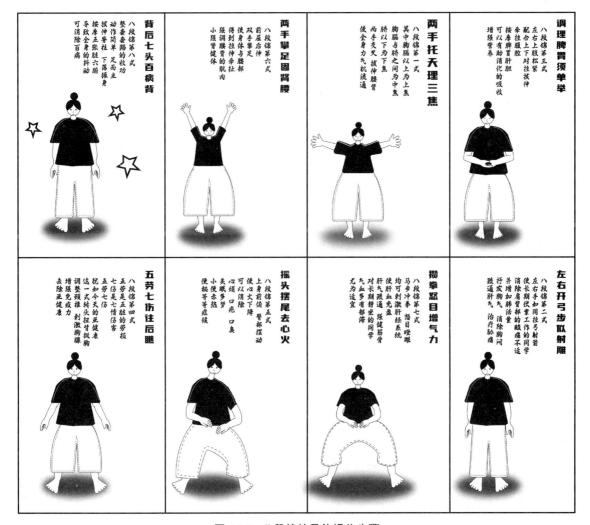

图 3-24　八段锦的具体操作步骤

两髋之外侧，随后自胸前向上划弧提于与乳平高处。右手向右拉至与右乳平高，与乳距约两拳许，意如拉紧弓弦，开弓如满月；左手捏箭诀，向左侧伸出，顺势转头向左，视线通过左手示指凝视远方，意如弓箭在手，等机而射。稍作停顿后，随即将身体上起，顺势将两手向下划弧收回胸前，并同时收回左腿，还原成自然站立。此为左式，右式反之。这节动作影响所及包括两手、两臂和胸腔内的心肺，通过扩胸伸臂可以增强胸肋部和肩臂部肌肉，加强血液循环，有助于进一步纠正姿势不正确所造成的病态。

- 调理脾胃须单举：自然站立，左手缓缓自体侧上举至头，翻转掌心向上，并向左外方用力举托，同时右手下按附应。举按数次后，左手沿体前缓缓下落，还原至体侧。右手举按动作同左手，惟方向相反。这段动作使两侧内脏器官和肌肉进一步受到牵引，特别是使肝、胆、脾、胃受到牵拉，使胃肠蠕动和消化功能得到增强，久练有助于防治胃肠病。

- 五劳七伤往后瞧：自然站立，双脚与肩同宽，双手自然下垂，宁神调息，气沉丹田。头部微微向左转动，两眼目视左后方，稍停顿后，缓缓转正，再缓缓转向右侧，目视右后方稍停顿，转正。头部运动对活跃头部血液循环、增强颈部肌肉活动有较明显的作用，而且对消除大脑和中枢神经系统的疲劳和一些生理功能障碍等也有促进作用。

- 摇头摆尾去心火：两足横开，双膝下蹲，成"骑马步"。上体正下，稍向前探，两目平视，双手反按在膝盖上，双肘外撑。以腰为轴，头脊要正，将躯干划弧摇转至左前方，左臂弯曲，右臂绷直，肘臂外撑，臀部向右下方撑劲，目视右足尖；稍停顿后，随即向相反方向，划弧摇至右前方。这个动作使大脑皮质和自主神经激发兴奋，加强气血的运行；长期如此锻炼，会促进肌肉发达，体力、耐力逐渐加大。

- 两手攀足固肾腰：松静站立，两足平开，与肩同宽。两臂平举自体侧缓缓抬起至头顶上方，转掌心朝上，向上作托举劲。稍停顿，两腿绷直，以腰为轴，身体前俯，双手顺势攀足，稍作停顿，将身体缓缓直起，双手右势起于头顶之上，两臂伸直，掌心向前，再自身体两侧缓缓下落于体侧。这段动作对增强腰部及下腹有良好作用。

- 攒拳怒目增力气：两足横开，两膝下蹲，呈"骑马步"。双手握拳，拳眼向下。顺势头稍向左转，两眼通过左拳凝视远方，右拳同时后拉。与左拳出击形成一种"争力"。随后，收回左拳，击出右拳，要领同前。这一段有加大眼球活动范围和瞪眼怒目的动作，可以增强眼肌，防治近视。

- 背后七颠百病消：两足并拢，两腿直立，身体放松，两手臂自然下垂，手指并拢，掌指向前。随后双手平掌下按，顺势将两脚跟向上提起，稍作停顿，将两脚跟下落着地。这段动作可以放松身体，疏通经络，按摩五脏六腑，十分舒服。

- 每个部分反复练习六次即可。

2. 正念运动的注意事项

- 听从身体的声音，不要追求极限，缓慢、渐进地练习，学会善待自己。

- 运动姿势可以自动调整，选择适宜自己的速度进行练习，不强调身体姿势的优美和标准，重点强调自己内心的觉察。

- 运动中注意保持觉察，充分地去连接自己的感受与身体，信任自己身体的感觉，并观察与探索身体的界限。

四、正念行走

行走静观是将觉察带入日常生活中最简单的方式之一，比如去超市买东西的路途中、上班时的路途中或下班时走路回家的过程中等等。练习正念行走一段时间后会悄然发现自己每走一步都会刻意觉察呼吸与身体的感觉，更享受行走本身，甚至会将行走练习养成每天一练的习惯。它与我们平常行走的不同之处是，行走静观需要我们刻意地提醒自己"现在没有要去哪里"，只是单纯地邀请自己，好好练习与自己同在，把心安住下来。

1. 正念行走的操作步骤

【姿势】选择一条空旷的小路，双脚稳稳地站着，领受全身站立的感觉以及呼吸。

【具体操作步骤】

- 请找一个合适的地方，你可以来回走动，这个地方可以是室内或室外，行走的长度可以是 5 ～ 10 步。站在行走场所的一端，双脚平行，两脚间隔 10 ～ 15 cm，双臂置于身体两侧，或双手在身体前方轻松地握住。双目轻轻地直视前方。将觉察带入脚底，直接去感受双脚与地面接触时的身体感受，以及身体重量对双腿、双脚以及地面的作用力。可以让膝盖微微地弯曲几次，以便清晰地感受双脚和双腿。

- 准备好后，将身体重量转移到右腿，觉察一下，当左腿放松而右腿承重时腿部和脚部感觉的变化。左腿放松，将左脚脚跟缓慢地从地板抬起，去体会小腿肌肉的感觉，然后继续，将整个左脚柔和地抬起，只剩下脚趾和地板相接触。继续体会腿部和脚步的感觉，继续缓慢地抬起左脚，小心地向前移动，去感受腿部和脚步在空中移动时的感觉，以及脚跟在地板落下的感觉。待左脚其他部位与地板全部接触后，将身体的中心调整到左腿和左脚，然后去体会左腿和左脚由于体重增加而带来的感觉变化，以及右腿和右脚"放空"后的感觉，接着右脚跟离开地板。

- 待身体中心全部转移到左腿后，将右脚抬起，缓慢地向前移动，细心体会此时腿部和脚部的身体感觉。当右脚跟与地板接触时，注意力集中于右脚，当右脚轻柔地接触到地板时，再将身体重量转移到右腿，同样要觉察双腿、双脚的身体知觉变化。用这样的方式，从行走场所的一端走到另一端，尤其要关注的是脚底与地板接触时的感觉，以及膝盖向前摆动时腿部的感觉。

- 行走结束后，停留几分钟，然后缓慢地转身，要对转身时的复杂移动模式保持觉察，然后继续行走。

- 这样来回走动，尽力在脚接触到地面时，对脚部和腿部的身体知觉保持觉察，目光轻柔地直视前方。如果发现自己的心智已经从正念行走的意识中游离，请温和地将意识送回到脚步与腿部的身体感受上来，就像你在正念静坐中使用呼吸作为锚一样。在正念行走中，你可以将脚与地板的接触感作为"锚"，重新与当下时刻连接。如果心智游离，可以站在那里静止片刻，重新整合注意力，然后再继续行走。

- 继续步行，时间总共为 10 ～ 15 min，愿意的话可以更长些。开始练习时，行走的节奏要比平时慢一点，这样会让自己有机会充分地觉察行走的身体知觉。一旦你习惯了缓慢地带着觉知行走，那么你就可以试着加快速度，直到接近或超过日常行走的速度。如果你感到异常焦虑，也许在开始快速步行是有用的，但注意要保持觉察，然后慢慢地把速度降到自然频率。尽可能地把正念行走时培养的同样的觉察带到日常生活的行走体验中。

2. 正念行走的注意事项

● 行走的速度根据自己情况而定，找出一个最能使自己专注的行走速度。

● 行走过程中不要过分在意姿势和细节，重要的是保持觉察以及发现心游离时及时地将其带回。

● 若在行走过程中有任何不适，可以试着与这种不适相处或者稍停片刻再行走练习。不要强求自己，学会好好对待自己。

五、正念在临床实践中其他常用练习

正念常用练习是除了以正念为基础课程的正式练习之外的其他练习方式。对于大多数学员来说，将练习与日常生活相结合是非常困难的，因此安排一些"常用练习"，把在练习中学到的东西扩展到不同情景中去是很有帮助的。关于正念拓展练习有很多种方式，该课程主要介绍三步呼吸空间、正念沟通、大山的静观练习以及慈心禅。

1. 三步呼吸空间　三步呼吸空间又叫作三分钟呼吸空间，它分为三大步骤，步骤一是走出自动运行状态，自我提问"我在哪里"或者"此刻发生了什么事情"，这有助于在此时此刻意识到个体体验并承认它。步骤二是将注意力集中在呼吸上，当自我内心游离时，及时将它带回到呼吸这个锚点，并安住在那里。步骤三是当注意力安稳时，试着将注意力扩展至整个身体。这个练习主要集中于如何将正念带到日常生活中去，并且当自我有压力时可以直接使用这个简短的练习去处理一些问题。

（1）三步呼吸空间的具体操作步骤

姿势：保持一种放松的姿势，腰背挺直，双肩自然下垂，保持放松，同时尽你所能地保持清醒。

第一步：觉知

无论是坐着还是站着，通过适应挺直的、高雅的姿态，可以让我们对此刻感知的事情是怎么样的更加有觉知。如果可能，闭上眼睛。然后将觉知带到你内心的体验，承认它，并询问自己："我现在的体验是什么？"

● 我心里的想法是什么？尽可能地承认这些想法，将其作为心理事件，或者将它们转化成语言。

● 我此刻的体验是什么？转向任何让你感到不舒服或不愉快的感觉，承认它们。

● 此时此刻我的躯体感觉是什么？也许可以快速进行躯体扫描。记录下任何紧张或温暖的感觉，并承认这些感觉。

第二步：聚焦

重新将注意力直接聚焦于呼吸带来的躯体感觉。密切关注呼吸运动在腹部的感觉……当吸气时腹壁扩张的感觉……当呼气时腹壁回落的感觉一路跟随着呼吸，将它作为帮助你觉知现在的锚定点。

第三步：扩展

现在，围绕着呼吸扩展你觉知的范围，以便于将你的身体作为一个整体，包括你的姿势、你的表情。如果你觉知到任何不舒服、紧张或者抗拒，那么就通过呼吸将你的觉知带到那里。然后从这些感觉中呼气，用轻柔的、开放的方式将它们呼出。尽你所能，将这种扩展的觉知带到你生活中的下一刻。

（2）三步呼吸空间的注意事项：

● 仅仅关注当下、此刻、面前的体验，不要想过去与将来。

● 注意觉知自己有无对不适体验进行评判。

2. 正念沟通　沟通在日常生活中随处可见、随时都有，并且在以正念为基础的课程中，正念沟通也贯穿在课程的始终。然而有效的沟通是一件复杂的人际互动，它受"高度觉察"与"同在"两个关键因素影响。高度觉察是指专注且真心地聆听；同在是指当对方讲话时自己投入了多少的专注力。因此，两者的程度越高，沟通品质也就越好，换句话说，当双方在交流时能够达到"在当下此刻，我的眼里只有你"时，说明此刻的同在与觉察达到了很高的程度，沟通的效果也更好。为了帮助大家提高有效沟通的能力，此课程将从课堂上的正念沟通练习和日常生活中的正念沟通练习两部分进行分别讲述。无论进行哪一种正念沟通练习都必须要经历三个阶段：分享与聆听—映照—交流。具体练习见如下所示。

（1）课堂上的正念沟通练习具体操作步骤：首先两个人互相邀请（为了方便讲解此处先称为甲方与乙方），并设一个交流主题，双方可以选择个人适合分享的内容，内容的详细程度自行决定。

● 阶段一　分享与聆听

由甲先开始，这一段时间百分之百属于甲的时间，甲可以自由分享，如果甲讲完了时间还没到，两人可维持安静，使甲有随时可以补充分享的时间。

乙完全不讲话，专心聆听，同时观察自己的注意力是否游离，觉察内心好想分享、给建议或提问的冲动。尽可能保持高度同在。此时乙实际同在的程度将会在下一个阶段揭晓。

时间一到，带领人以敲响钟铃结束此阶段的练习，双方均短暂安静片刻。

● 阶段二　映照

此阶段完全是乙的时间，乙用自己的话映照刚刚听到的内容。不需要死记硬背甲所说的话，只是像镜子般忠实并尽量不掺杂自己的主观意见、想法、经验、建议，或者即使掺杂了自己的意见，也要能够清楚明白地分辨与呈现。如果可以，尽量采用甲的表述，在这个过程中可以采用第一人称或第二人称式地映照。

● 阶段三　阶段交流

甲先分享练习过程中聆听乙映照自己经验时的感受与发现。乙再分享自己的历程，之后双方自由交流。

● 一轮结束后，进行角色互换，将上述三个阶段重复练习即可。

（2）日常生活中的正念沟通练习具体操作步骤

● 阶段一　专心、真心、全心地聆听

不论是和伴侣、孩子，还是父母、同事，如果希望沟通品质好的话，专心、真心以及全心地聆听是最基本的动作。做到专心，就要做到当下自己只做这件事情，而不是边滑手机边讲话，或者边看手机边回应。做到真心，就要做到表里一致，不是表面上专注、微笑、点头，实际上一直在想怎么回答对方，或者只想快点敷衍了事。其实，当我们专心聆听时，会更容易懂得如何准确地回应，反而不会担心等一下应该怎么回应。

● 阶段二　简单映照和核对

不需要像课堂上的映照练习那般完整，但是需要至少简单确认自己所听到的内容是否就是对方所表达的。或许我们可以这么说："让我确认一下我是否听清楚了，刚刚听到你提到关于……的事情，是吗？"这里的"……"就是映照。映照传递的信息是：我跟你同在，我在听，我在尊重你，如果错了，欢迎纠正我。当然当自己被纠正时要海涵接受，而不是希望别人纠正但是别人真正纠正时自己又不接受，这样效果就不好了。

- 阶段三　最后才分享自己的想法，如果有忠告也是这个阶段开始的。

（3）正念沟通练习的具体操作步骤

- 选择合适的沟通时机，邀请前记得关照对方是否处于适合沟通的状态。只要任何一方身体很疲惫、手边事情又多又急、心情极度恶劣，则都不是沟通的好时机。
- 在沟通中一定要带入正念觉察，好好照顾自己。让自我身心处于平衡稳定的状态也同样至关重要。因为一旦身心失衡，自己就不能够专注且真心地聆听，只会想反驳或者只会想如何才能胜过对方。在火药味极其浓厚的氛围中沟通，只会越来越乱、越来越疲惫，沟通效果大打折扣。
- 在练习时要全然地专心聆听。尽量不要边看手机边回应或者边工作边回应。
- 注意团体保密原则。为了保护每一位伙伴，在课堂上的正念沟通练习要求大家决不能够将伙伴分享的内容传递给第三方。此外，下次课程再见面时也不用再关心伙伴的最新发展状况。让练习结束就真的结束，不要让练习成为负担，也不要让关心成为压力。

3. 大山的静观　大山的静观练习通过想象自己是一座山，手臂是山坡，头是山顶，可以开发内在的平静和沉着，勇敢地面对身心的痛苦和不适。当你感觉累的时候，运用山的意象有助于唤醒我们自身的力量，我们身体或心理的种种变化就像内在的"气候"，山会提醒我们即便身心疲惫或痛苦，内在仍有一股力量可以稳定而平衡地坐着。

（1）大山的静观具体操作步骤

姿势：保持身体放松地坐在垫子上，双腿盘起，胯部稍微高于膝盖，慢慢闭着眼睛，让内心保持安稳。

- 首先请自己进行一次深呼吸，深吸气然后缓缓地呼出，帮助自己回到当下。
- 接着想象自己是一座山，稳固、厚实、静止地坐着。这座山是你喜欢的山，可以是家乡附近的山，也可以是非常遥远的山。这座山可以很高大，也可以很矮小，只要你喜欢就好。春有百花秋有月，夏有凉风冬有雪，四季更迭，星月变幻，山稳稳地坐着。白云来了又走了，乌云来了又走了，山依然稳稳地坐着。飞鸟来了又走了，游人来了又走了，风雨来了又走了，山稳稳地坐着。现在你就是这座山，这座山就是你，你的手臂是山坡，头是高耸的山顶，身体是一座雄伟的大山，呼吸是山间潺潺的溪水，寂静中像山一般所在即是，任凭日出日落、四季变化地坐着。不论有人欣赏或没人观看，也不论白雪覆盖或绿草如茵、阴雨连绵或乌云密布，大山永远扎根在大地，永远宁静而美丽。万物静观皆自得，一切如此自在与自然。

（2）大山的静观注意事项

- 在静坐的过程中留意自己出现的不同身体感觉及反应。
- 过程中若出现任何强烈的不适可以选择及时停止。

4. 慈心禅　正念与真心的疗愈能量可以导入自己的身体，也可以传递给他人。当自己对他人心怀慈悲、同理、怜悯与慈爱，当你寻求对方的原谅也原谅对方之后，心中长久压着的负面情绪将获得大大的释放，这将是你与过往伤痛和解并放下的深远历程，这一历程本身就能净化心灵。不带强迫地真心迎接这些情感，先送给自己然后送给其他人，这样的做法可以带来相当大的利益，而自己会是第一个受益者。

（1）慈心禅的具体操作步骤：现在我们来做一个慈心禅的练习，这是一个关于友好或慈悲的练习，用来培养对我们自己和他人的一种友善温和的态度。你可以坐着或躺着进行慈心练习，甚至在走路的时候也可以练习。最重要的不是你采用什么样的练习姿势，而是你在练习中投入的慈爱和友善的意识。透过慈心练习，我们可以敞开心胸去接纳和祝福自己、他人和一切生命。

现在，请以舒服的姿势坐下来或躺下来，让自己放轻松，尽可能释放身体里所有的压力，让面部放松，肩膀、手臂和腹部也完全放松，花点时间，感受一下身体完全放松的感觉。如果可以的话，试试看是否可以带上半个微笑来做这个练习，试着让自己的嘴角轻轻上扬，也许这个微笑可以慢慢向上拓展，来到我们的眼角眉梢，还可以向下拓展，来到我们的胸腔，来到我们的心田；试着去感受自己的整个身体，被这样一个微笑所充满着。

首先我们要将慈心的祝福送给我们的一位恩人，在我们过往的岁月当中，或者是现在，有这样的一个人，他曾经深深地看见过我们的需求，在我们需要帮助的时候，曾经毫无条件地给我们所需要的帮助；曾经提携过我们，也许在我们最困难的时候毫无保留地、毫无条件地送来了我们最需要的支持、理解、接纳和鼓励。当我们想到这些人的时候，也许我们的身心都会很自然地感到温暖。让我们想象这样一个人的面容，然后在心里对他说：

> 愿你平安
> 远离伤害和危险
> 愿你身心健康
> 远离疾病和痛苦
> 愿你喜乐自在
> 愿你的心一直感到友善、宁静和安详

感受一下，在对自己的恩人发送出这些慈心的祝福之后，自己的身体情绪感受如何？

然后让我们试着对自己说出这些慈心祝福的话语，让我们在心中对自己说：

> 愿我平安，远离伤害和危险
> 愿我身心健康，远离疾病和痛苦
> 愿我喜悦自在
> 愿我的心一直感到友善、宁静和安详

慢慢地在心里重复这些话，让它们沉入自己的心底，让这些话激发一种对自己仁爱的情绪，如果你感觉做不到也没关系，你对自己仁慈的意图更加重要；你只需要轻柔地重复这些话，引起共鸣：

> 愿我平安，远离伤害和危险
> 愿我身心健康，远离疾病和痛苦
> 愿我喜悦自在
> 愿我的心一直感到友善、宁静和安详

让我们再次感受一下自己此刻的身心感受如何？情绪有没有任何的变化？

现在，请在心中想到一个你亲近的人，可能是你的家人、朋友或帮助过你的人。在脑海中想起他微笑的样子，在心中如实地感受这个人带给你的温暖，然后在心里对他说：

愿我平安，远离伤害和危险

愿我身心健康，远离疾病和痛苦

愿我喜悦自在

愿我的心一直感到友善、宁静和安详

感受一下再发送出，

还有接收到这些慈心的祝福之后

自己此刻的身心感受如何？脑海当中有没有任何的念头想法出现？此刻的情绪如何？

接下来我们要将慈心的祝福送给一位中性情感的人，我们平时跟他没有很多的交集，对他也不是很熟悉，没有过多的喜爱或者厌恶。他可能是送快递的快递员、加油站的工作人员，或者是小区门口保安室的值班人员。我们选择这样一位平时跟我们没有很多交集的人，然后在心中对他说：

愿我平安，远离伤害和危险

愿我身心健康，远离疾病和痛苦

愿我喜悦自在

愿我的心一直感到友善、宁静和安详

想象一下，如果他知道你对他发送出这样的慈心祝福，他会有什么感受呢？下一次当你再见到他的话，你对他的感受会有什么不同呢？

接下来我们要选择一位跟我们曾经有过一些不太愉快的交集的人，对他发送慈心的祝福。我们不需要去选择一位会让我们情绪有太大波动的人，就选择一位也许前几天在工作中或者学习中跟你有过一些争执、不和的人，体会一下，想象到他的面容的时候，自己的心里是否有任何的情绪产生？然后我们可以试着对他说：

愿我平安，远离伤害和危险

愿我身心健康，远离疾病和痛苦

愿我喜悦自在

愿我的心一直感到友善、宁静和安详

体会一下，在做出这样的练习之后，自己此刻的身体、情绪又有怎样的变化？

然后让我们试着向今天所有参加这个练习的伙伴们发送一份慈心的祝福，可以想象我们每一个人都像一个灯塔矗立在这里，当我们在发送慈心祝福的时候，我们就像灯塔，在发散出光芒，发出的光芒在照亮着彼此，也许还照亮了身边的很多人，让我们在心里对彼此说：

愿我平安，远离伤害和危险

愿我身心健康，远离疾病和痛苦

愿我喜悦自在

愿我的心一直感到友善、宁静和安详

想象一下我们这一群灯塔，在向彼此发送慈心的祝福，发送出友善的光芒，照亮着彼此；同时，我们也在接收着光芒，接收着祝福。

最后，让我们试着将慈心祝福的对象做进一步的扩展，包含我们身边所有的人，包含我们所在的小区、所在的城市、所在的乡村、所在的省份、所在的国家，甚至跨越国界，在世界的各个角落，不同的肤色，不同的年龄，所有的有生命的有感知的众生，让我们对所有人说：

愿我平安，远离伤害和危险

愿我身心健康，远离疾病和痛苦

愿我喜悦自在

愿我的心一直感到友善、宁静和安详

体会一下，在向所有人发送出这样一份磁性的祝福之后，自己此刻的身体、情绪感受如何？

在这个练习的最后，让我们再一次感谢一下今天所有参加这个练习的伙伴们，因为有每一个人的参与，所以我们有了这样一个独一无二的练习，我们一起培育友善，培育爱，一起重新连接我们的心本来就有的这个美好的品质。让我们在心里再一次对大家说，对彼此说

愿我平安，远离伤害和危险

愿我身心健康，远离疾病和痛苦

愿我喜悦自在

愿我的心一直感到友善、宁静和安详

感受一下在发送还有接收到这些慈心的祝福之后，自己此刻的身心感受如何？脑海当中有没有任何的念头想法出现？此刻的情绪如何？

让我们将这一份觉知的对象扩展，扩展到我们整个的身体，我们所处的这个空间，感受我们的身体生命正在经过我们，在我们的身体中流过，整个身体在呼吸着，留意一下有没有听到除了电脑或者手机以外的声音？或者闻到任何的味道？在听到铃声之后，在你准备好的时候再慢慢地睁开眼睛。

（2）慈心禅的注意事项

● 在向自己与他人传递祝福语时，你未必需要说一样的话。可以有自己的祝福语。

● 在祝福自己时，内心要真正导向于给自己的祝福语上，而不是假装要有什么样的感觉、到什么境界或者思索自己应该要有什么感觉。

● 慈心祝福的对象可以是亲人、身边的人，也可以是一位陌生人，同样可以是活着的人，也可以是已经去世的人。

（柳学华　巨睿琳　谢静静）

第四章 如何成为正念助人者

第一节 正念老师个人的修习

一、带领人正念修习的重要性

带领人自己的正念修习是非常重要的，作为正念课程带领人也是非常难能可贵的。正念课程带领人所做的已经超越了处理负面情绪的层次，这是一般团体治疗师无法做到的。带领人能够以如此不同的方式来处理负面情绪，均来自带领人不间断的正念练习，因此，他们是基于自己对正念禅修的体验来教授正念技巧。

成员在正念课程中通过两种方式学习正念，一是通过自己的实际练习，二是带领人在课堂中处理相关议题时所具体展现的正念。带领人将自身对正念不懈的修习带入教室里、课堂上、和学员的关系中。学员可以借助这种方式，在课堂上实际体会正念的修习。如果教学空间中的正念体现非常明显，学员或许可以直接掌握正念，而不是系统性地被教导正念。如果带领人教学的时候自己没有修习正念，那么课堂成员的学习是有限的。就像攀岩一样，学员需要感受到带领人具体的技术和经验足以应付可能出现的困难。因此，在正念训练中，带领人也要跟着学员一起参与，而不只是站在岩壁底下给出指导语而已。

二、带领人自身的正念修习

作为一名以正念为基础课程的带领人，自身需要满足以下几个基本要求：
- 曾经做过正念练习或者现在仍然在做正念练习至少一年。
- 接受过正念带领的系统培训。

这是因为"正念"实际上是指在自己的正念练习基础上去带领其他人练习正念。在练习过程中，学员可能会遇到一些不能单单使用"理性知识"去解决的困难，此时，带领人自身的"内心体验"就显得尤为重要，可以帮助学员们培养运用和亲身体验的态度。

三、以带领人自身的正念练习为基础：教导看待经验的新方法

回想过去，带领人将正念视为可以直接放入认知治疗架构的一项技术，带领人被教导的是遇到困难的临床问题时，应该跟患者一同合作，观察可能导致的任何问题或让问题恶化的任何想法、解释和假设，借此找出最佳解决之道。然而，在正念团体中，其角色将从治疗者转变为带领者。差别为何？因循认知行为的传统，作为带领人感到有责任帮助患者解决他们

的问题，为患者的想法和感觉"解开纠结"，减少他们的痛苦，而且要一直追踪问题直到解决。相比之下，正念临床团体的带领人将这个责任交回给患者，带领人的主要任务是启发患者的内在力量，以正念觉察一刻接着一刻的经验。

正念临床团体带领人鼓励学员放下"只要够努力，问题就会解决"的想法。如果能够解决，当然很好，但正念修习明确指出了这种想法具有危险：用力去解决问题可能强化人们将问题视为"敌人"的心态，认为一旦问题消除，天下就太平了。问题就在于，这样的做法可能会助长反复思索如何解决问题，而这样的努力，经常会让他们一再陷入原本尝试要逃脱的处境。这也是自我失效这一概念的核心，这一概念已经获得相当多的实证支持。

许多人误以为静修是为了净化心灵或逃避隔绝不想要的想法和感受，正念正好是这种错误观念的对立面，修习正念并不是为了切断或去除负面经验。相反，带领人鼓励学员从自己的经验中看到，原来跟不想要的想法、感觉、行动和身体感受相互交战，有时候会制造出更大的张力和内在骚动。慢慢地，张力会减低，与其搅和在想法和感觉中去持续"喂养"这样的张力，不如在内心找到一个平静的地方，好好地贴近观察、探索自己的心理交战，即使是面对最强烈的负面经验。正念团体带领人仍然贯彻着抽离的态度。卡巴金将他的书称为《多舛的生命》（童慧琦，高旭滨译.北京：机械工业出版社，2018），他的目的不是帮助人们避开生活中的灾难，而是要教大家如何拥抱灾难并且安居其中，这个新角度提供了我们向前挺进所需的跳板。

四、在正念课程中，带领人怎么做？

在练习开始时，带领人请学员觉察自己的姿势，并建议学员背部挺直，脊柱的底部轻微地向内弯但不僵硬。如果学员坐在椅子上，建议学员最好稍微往座位的前方坐；如果使用坐垫，建议学员让髋骨高于膝盖；如果学员背有问题或背痛，可以建议学员使用一些方式来支撑背部。在引导练习期间，带领人注意使用平常踏实的方式说出练习的指导语，不要逐字念读，也不要完全放声念出。此外，在你的指导语之间，你不需要用话语将所有的空间填满，要允许空白和一段一段沉默的时间，以便学员有空间自己"做"练习。特别是在短的练习时，你可能会发现"话语消耗时间，而沉默送上时间"。

在分享课堂感想期间，要欢迎学员提出的一切，并保持细心留意，这样做能够鼓舞其他的团体成员，也能够让每个人感到他们所经验到的一切都是合理的。带领人如果对学员的经验感到好奇，这也能引发学员对自己的经验产生探究的好奇心。因此，在整个对话过程中，重要的是去贴近或是将焦点拉回学员的实际经验中。

当学员表达难过或害怕出现自我批评或无望感来袭时，带领人所教的是另一种完全不同的方法，鼓励成员容许困顿的想法和感觉留在那里，和善地觉察着这些想法和感觉，欢迎它们，并非急于解决他们。

所有正念课程的带领人，同时也都是正念的修习者，当我们鼓励患者面对困境时，我们本身也正在体现同样的温和态度。除此之外，正念课程带领人应该在面对学员最为强烈的苦恼和情绪时，总能呈现出一种截然不同的关系，此时带领人应该在与成员的互动中呈现正念；这超越了处理负向情绪的层次。带领人的挑战就是实际进入正念修习，从自己的内在去体验正念。

第二节 正念临床教师必备的技能

一、课程内容构架、团体组织及课程进度掌控技能

此技能是关于教师对每节课的课程内容、课程进度、课程时间和团体组织的整体掌控能力。考察教师能否足够充分地在教学中提供和涵盖每节课程的内容，这也包括有技巧地平衡个别学员和团体的需要及课程教学要求。此外，教师能够有条理地安排课程相关的材料、教学辅助用具，并妥善地为团体教学预备好教室空间。每节课既对课程纲要有良好的"时间管理"，同时教学进度又蕴含着一种空间感、稳定感，无时间压力感。学习中的跑题能够被有技巧地、流畅自然地带回到课程教学中来。

以下是五个需要注意的关键特征：

1. 忠于课程形式，涵盖教学主题和内容。

2. 灵活和适应性地忠于课程纲要。

3. 每节课的主题和内容相对应（兼顾课程的进展阶段和学员的状况）。

4. 组织场地、时间和教学材料。

5. 教学进度和授课节奏合适。

二、关系技能

正念为本的教学是高度"关系性"的，因为正念修习本身就在帮助人们发展出一种对自己和体验的新关系。教师带给学员和教学历程中的特质，正反映学员正在学习的、将要带给自己的特质。静观是通过某种特定方式把注意力投向体验而产生的觉察：有意地（教师在课堂中与学员联系时，是有意识和专注的）；在当下的（教师心中有此意向：全心全意地与学员同在）；不加评判的（教师对学员带着感兴趣的、充分尊重的和接纳的态度）。

以下是五个需要留意的关键特征：

1. 真诚与有力——以真实、坦诚、有信心的方式建立联系。

2. 联系与接纳——对学员及其当下体验积极关注和联接，对此有准确和具有同理心的理解并以此回应。

3. 慈悲和温暖——对学员的体验传达出深入的觉察、敏感、欣赏和开放。

4. 好奇和尊重——对每一位学员和其体验传达出真诚的兴趣，同时尊重其脆弱性、界限和隐私。

5. 相互关系——和学员投入一种相互协作的工作关系。

三、正念修习的技能

正念修习是正念带领人的安身之处。这一点特别通过教师的身体传达出来，比如他／她的身体和非语言表达。正念的具身体现包括教师对一刻接一刻所出现的体验（包含教师内在、个体学员内在和团体之中）的持续联接和回应，并且把正念修习的核心基础态度带到这些体验中。这些态度包括不加评判、耐心、初心、信任、不强求、接纳与放下。

以下是五个需要注意的关键特征：

1. 聚焦于当下——通过行为、语言和非语言沟通表达出来。
2. 回应此刻——与正在呈现的此刻共事。
3. 平静与活力——展现出稳定、自在、非反应性和机敏。
4. 容许——教师的行为是不加评判的、耐心的、信任的、接纳的和不强求的。
5. 教师的自然临在——教师的行为忠于其内在的运作模式。

四、带领修习的技能

教师的引导能精准地描述出学员在修习中正被邀请所做的，并且应包含该修习的所有要点。引导语帮助学员有技巧地看待分心（把它看成一种自然的心理过程，温柔而坚定地与之共事：留意到分心，再把注意力带回来）。此外，引导语在修习的过程中带入相应的对自己和对体验的态度。修习引导能在宽敞和精准之间取得平衡。对语言的善巧运用是传达这一切的关键。

第三节　正念老师培训路径推荐

以下师资培训路径仅供参考，具体情况请访问相关网站

有关正念带领者的培训路径分为两部分，一部分是在国外机构开班的培训路径，另一部分是国内相关机构开班培训路径。虽然每个机构培训路径各有不同，但基本要素是基本相同的。本节主要提供国际上相关机构的网站信息和国内北大六院的培训路径。北京大学第六医院临床心理中心在国内已经将以正念为基础的课程举办了七期的培训并获得广泛的临床应用，其中既有针对心理咨询师和医护人员的培训，也有广泛应用于日常生活的培训，已经积累了丰富的培训经验。目前也正在对正念助人者、心理咨询师、教师等带领师资进行培训。

一、正念减压（mindfulness-based stress reduction，MBSR）

美国布朗大学正念中心和英国班戈大学正念研究与实践中心均提供 MBSR 师资培训项目。

美国布朗大学正念中心官网：https：//professional.brown.edu/executive/mindfulness

班戈大学正念研究与实践中心官网：https：//www.bangor.ac.uk/centre-for-mindfulness/train-to-teach

二、正念认知疗法（mindfulness-based cognitive therapy，MBCT）

英国牛津正念基金会、加拿大多伦多正念研究中心、美国布朗大学正念中心、英国班戈大学正念研究与实践中心均提供 MBCT 师资培训项目。

牛津正念基金会官网：https：//www.oxfordmindfulness.org/

多伦多正念研究中心官网：mindfulnessstudies.com/

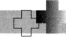

三、北大六院正念助人者培训

第一阶段：

1. 助人者人员资质：临床医护人员、心理咨询师、教师等临床助人工作者。

2. 完成 MBSR 或 MBCT 八周课程。

3. 完成至少一次 3 日以上深化练习或 5 次单日深化练习。

第二阶段：完成北京大学第六医院正念助人者进阶培训

第三阶段：完成团体及个人督导

完成以上课程可带领临床正念课程，并承诺持续自我修习正念。

（柳学华　巨睿琳）

第五章　正念临床团体的基本课程设置

第一节　概　述

以正念为基础的课程体系（如 MBSR、MBCT 以及 MSC）所涉及的课程构架大多都是以 MBSR（正念减压）中八周课的形式进行，另外还包括课前介绍会以及一日深化练习共 10 周的课程。虽然课程周数大致相同，但是在主题方面仍有各自的特点，本章介绍的正念临床应用课程在设置上仍然以正念练习为本，教师带领练习，并一起探寻练习中的障碍，尤其结合了临床患者特点进行心理教育。对于临床的正念团体来说，参加者都有不同程度的各种疾病，根据临床实践经验，课程设置为课前介绍会（介绍会针对不同临床对象有针对性地介绍正念的概念及正念如何帮助到他们的，以便参加课程的学员自由选择）、6 周正式课程及半日止语练习。每节课时长根据团体人数设定为 1.5 ～ 2 小时，便于有不同临床症状的患者参与。

正念临床课程的设计基础是正念减压（MBSR）和正念认知疗法（MBCT）。课程中介绍了两个课程中的核心正式练习，例如身体扫描、静坐（对呼吸、身体、声音、想法及情绪觉察）练习，无拣择觉察，正念行走、运动中的正念（躺式瑜伽、站式瑜伽），这与正念减压和正念认知疗法中的部分大致相似，只是练习时间的设置上根据临床患者的不同特点，在练习时长上给予更多的选择。本课程的特色体现在正念运动和慈心禅中，在正念运动环节结合中国文化的特点，在正念练习中将八段锦加入动态练习中，供学员选择。由于慈心练习对于临床患者学习与痛苦友善共处有较好的作用，因此本课程相比 MBCT 和 MBSR 加入了更多慈心元素，从第二次课引入慈心禅的练习，一直到第五课，每次课逐渐扩大祝福对象。此课程设计也建立在相关研究的基础上，北京大学第六医院 2022 年发表在 *BMC Psychiatry* 上的一篇研究发现，从 MBCT 第二课开始加入慈心禅能够产生较好的效果，增加了团体凝聚力和学员友善的态度。

第二节　课程框架

第一课：识别自动化的心智运作模式

1. 目标　通过正念觉察进食的过程、身体感受和每天生活经验的不同，觉察到心智自动化的运作模式，并练习跨出自动导航模式。

2. 内容

（1）团体设置

（2）动机探询

（3）自我介绍

（4）非正式练习

● 葡萄干练习

（5）心理教育

● 鸭子还是兔子

（6）正式练习

● 身体扫描

（7）家庭练习

● 身体扫描，每天一次

● 正念生活，每天一则

第二课：情绪、想法、身体感受的交互作用

1. 目标

（1）学员理解事件发生时，情绪、感受、想法之间的交互作用，不是事件本身影响情绪，想法和身体感受都会影响情绪。

（2）学会区分想法、情绪、身体感受。

2. 内容

（1）正式练习

● 身体扫描

● 呼吸静坐

（2）非正式练习

● 课堂讨论，正念沟通

● 慈心禅

（3）心理教育

● 街头偶遇——想法影响情绪

● 办公室事件——情绪影响想法

（4）家庭练习

● 身体扫描，每天一次

● 愉悦事件记录表，每天一则

● 正念生活，每天一次

第三课：有觉察地回应压力

1. 目标

（1）觉察对压力的自动化惯性反应。

（2）理解问题不在于压力本身，在于如何应对压力。

2. 内容

（1）正式练习

- 呼吸静坐
- 立式瑜伽伸展

（2）非正式练习

- 课堂讨论，正念沟通
- 三步呼吸空间（常规版）
- 慈心禅

（3）心理教育

- 压力-反应循环和压力应对图
- 躯体感觉地图

（4）家庭练习

- 身体扫描与立式瑜伽交互练习，每天一次
- 不愉悦事件记录表，每天一则
- 三步呼吸空间（常规版），每天三次

第四课：对自己的关爱与慈悲

1. 目标

（1）培育对自己的关爱和慈悲，形成新的友善的关系。

（2）学习自我关怀的技巧和方法。

2. 内容

（1）正式练习

- 静坐

（2）非正式练习

- 课堂讨论，正念沟通
- 慈心禅
- 安抚地触碰

（3）心理教育

- 压力反应和自我关怀的关系（自我批评和自我关怀的生理机制）

（4）家庭练习

- 交替练习静坐、立式瑜伽、躺式瑜伽、身体扫描，每天一次
- 慈心禅修或安抚地触碰，每日一次

第五课：与困难和平共处

1. 目标　面对身心痛苦，放下抵抗的惯性反应，学习友善探索并与其共处。

2. 内容

（1）正式练习

- 与困难共处的静坐练习
- 躺式瑜伽

（2）非正式练习

- 课堂讨论，正念沟通
- 三步呼吸空间（回应版）
- 着陆练习

（3）心理教育

- 耗竭漏斗

（4）家庭练习

- 交替练习静坐、立式瑜伽、躺式瑜伽、身体扫描，每天一次
- 三步呼吸空间（回应版），每天三次
- 完成行动计划

半日止语

1. 目标

（1）培育时时刻刻与当下同在的能力。

（2）增强并巩固正念在日常生活中的运用。

2. 内容

（1）正式练习

- 静坐
- 正念伸展
- 身体扫描
- 正念行走
- 山的冥想

（2）非正式练习

- 课堂讨论，正念沟通
- 保持一瞬间接着一瞬间的觉察

第六课：开启智慧的生活

1. 目标

（1）培育无为的态度，借由正念通往更智慧的生活

（2）回顾和总结六周的学习过程和收获

（3）制订未来的正念练习计划

2. 内容

（1）正式练习

- 静坐：无拣择觉察

（2）非正式练习

- 课堂讨论，正念沟通
- 慈心禅

第三节　正念体验式课程的特点

一、全程参与课程与练习

因为体验式学习不能通过他人来感受，只有通过直接的体验才能获得正念所要求的知识和技能。课堂上讲述的理论知识可能有用，但是远远不够。如果想要获得这些技能就需要全程参与进行体验。

二、家庭练习的重要性

发展正念其中一个主要方法就是把上课期间所做的练习移动到日常生活中，对于以正念为基础的课程来说家庭练习是非常重要的。家庭练习内容包括每周课程结束时所指定的功课，以及其他的练习；练习时间大约为每天 1 个小时。客观上家庭练习对于学员来说也是非常困难的，不止是对于临床患者，就是对于一般人来说，每天抽出时间来什么也不做，单纯地和自己在一起，也需要作出一些生活习惯的调整。带领人必须要知道，足够的正念练习才可以帮助学员在整个课程结束之后，决定采取哪种最佳的自我照顾方式。同样，学员也应该了解，想要从正念课程中收获多少，完全仰赖于自己在家练习的意愿。

在课程一开始，成员就应该考虑如何在 6 周的课程中每天花 1 小时练习，以及每天练习的内容是如何安排的。为了让参加课程的学员更加理解家庭练习的重要性，并提前解决在家练习中会遇到的问题，每节课的最后也会抽出时间一起布置家庭练习，在每周课程的探询部分也会讨论家庭练习，以确保每位学员都能充分理解这些练习。带领老师可以鼓励学员将每次练习的经验记录在一个固定的笔记本上，下次上课时将笔记本带来，以帮助学员回忆相应的体验；通常在讨论中学员会分享如何想方设法地找时间练习，因此对这一点进行探索非常重要，通常在这里会向学员讲清楚练习包括正式练习和非正式短的日常生活中的练习。无论学员有什么样的表现，我们都予以接纳。同时我们也为学员提供不同时长（10 分钟、20 分钟、45 分钟）的正式练习指导语，鼓励学员逐步根据时间及情况尽可能完成正式练习。学员可以通知家庭成员或其他同住者配合。在课程转向尾声时，带领人可以鼓励学员罗列出所学课程，以及说出课程结束后他们认为自己会继续做哪几个练习，学员做这些是为回家练习做准备，以便让练习进行得更加顺利。

三、将练习与日常生活相结合

体验式学习方式可以使学员将正念练习融入日常生活当中，如吃饭、穿衣、开车、赏花等。将正念练习与日常生活相结合，可以让自己更清醒地觉察生活中的幸福。如果在生活中的某一天感到疲劳、烦躁，正念也会帮助你以一个全新的态度来接纳它，避免陷入困扰的深渊。

第四节　以正念为基础课程的常用心理教育

正念疗法其本质是一种自我调节方法。只有当我们持有正确的正念态度去做正念练习时，才能获得心身的双重改变。通过心理教育可以让学员更好地理解正念练习对个体身心健康的作用路径。首先，成员须知正念练习是一种工具，其所传递更深层次的内涵是如何通过练习去觉察当下。认知行为疗法的主要观点认为认知、思维和行为是相互影响的，正念练习可使学员在有意识的觉察中明确三者的关系，同时在感知、思考和行动时脱离自动导航模式，改变其固有惯性思维，清楚地认识到事物的多面性，从而转变负性思维。其次，当我们感应到压力的威胁时脑海里会出现惯性与自动化的反应方式，身体也会随之发生内在变化，激起一连串负性生理与心理反应。正念练习通过单纯的觉察、仁慈的接纳，包容压力带来的不适，允许压力如其所是来替代以往的惯性反应。同时，通过练习有觉察地回应压力源，可以慢慢激活个体自我滋养系统，进而以更积极的态度应对压力事件。以下就是以正念为基础课程中的常用心理教育内容以及在正念临床团体中的安排，第六章中会有详细介绍。

（一）觉察惯性思维

"鸭子 or 兔子"图通过展现不同视角呈现的不同图像，告诉学员面对压力或挑战时，换一种角度看问题可能会有很大的改变；要多觉察自己面对一件事时的惯性思维方式，有意识地从中跳出来，看到其他可能性。

（二）情绪受想法影响，而非事件本身

第二课会进行街头偶遇练习，通过不同学员分享对同一个场景的不同想法、情绪及感受，可以让学员看到不同的想法会引发对同一问题的不同的情绪，以便学员更清楚地明白自我情绪受个人内心想法影响，并不是事件本身。

（三）情景影响想法和情绪

第二课也安排了办公室情景练习，它分为两个情景，情景一与积极解释有关，情景二与消极解释有关。在办公室情景练习后学员会发现虽然他们碰到的是完全相同的客观情景，但是由于不同的思维框架会造成完全不同的解释和一系列不同的情绪，从而帮助学员真正透彻地认识想法和事实之间的区别。

（四）日常生活中的愉悦、不愉悦事件觉知想法对情绪、感受的影响

愉悦和不愉悦事件记录在第二课和第三课中分别布置下去，学员可以记录生活中发生的愉悦和不愉悦事件、当时的想法、情绪感受以及躯体感觉，这可以练习学员有意识地觉知生活当中已经存在的愉快事件，开始学习用不同方式看待生活中的压力和挑战，注意到自己曾经大喊大叫的旧有生活方式可以被一种温和的生活方式取代，久而久之这将会是一个启发性的体验。

（五）压力惯性反应的循环

第三课会引入压力反应图，通过展示压力反应和另一种替代反应觉察身体的内在变化，帮助学员认识到，是对压力的反应而不是压力本身决定了我们的心身健康。培育学员单纯地观察压力，允许它们如其所是，而不对它们起惯性反应。

（六）躯体感觉地图

第三课也会介绍躯体感觉地图。不同的情绪下，人体的活跃部位并不相同，说明人在身体不同部位都能感受到情绪的来袭，比如压力会集中在颈部，焦虑会袭击胃部，快乐常常充满在胸部。通过此图让学员了解情绪并不只是大脑内的一种感受，身体感受也和情绪密切相连，进一步引导学员关注各种时刻的身体感受，在压力下增加对身体的觉察。

（七）压力反应和自我慈悲的关系

第四课会讲解压力反应和自我慈悲。当我们的自我概念受到威胁时，就会触发压力反应（战斗-逃跑-僵住），我们容易陷入与自己的斗争（自我批评）、远离人群（孤立），或者进入僵住状态（反刍思维）。当我们能够自我慈悲时，会关闭威胁-防御系统，激活养育行为系统。自我慈悲三要素（善待自我、共通人性、静观当下）刚好是压力反应的良药。

（八）滋养和耗竭的活动

第五课会引入"耗竭漏斗"的概念，帮助学员理解我们日常进行的活动类型和心情有密切关系。当我们停止进行带来滋养的活动，越来越进入耗竭状态，此时我们会发现生活中只剩下了工作或其他压力源，以至于会损耗我们的内在资源。然后请学员列出自己的活动清单，觉察自己当下生活的样子。学员会认识到通常放弃的活动都是那些滋养自己的活动。借此练习帮助学员明白，行动可以直接影响情绪，在遭遇心身痛苦的时候，也需要多做滋养自己的活动。

第五节　课程使用过程中的按部就班与灵活变动

使用正念临床课程手册一个好处是可以比较标准化、结构化；但是也有一个风险就是，对于带领临床患者来说会机械地把课程手册当作菜谱一样使用，一板一眼地使用，会忽视了当下的课堂情境，没有了全然的正念精神。如何才能将开放、好奇、此时此地的存在等正念精神融入课堂和自身？融入当下的经验中？教师对于自己的教学应持有两种不同的态度，对于初任的带领人可能更拘泥于严格的课程教程，所以课程教学中忽略了对当下学员及自身经验的更开放的注意。随着带领课程经验的不断增加，带领人会变得更加灵活，能够将当下的注意力与课程设置结合起来。鼓励带领人根据参与课程的学员的具体情况、自己的正念练习背景以及对本课程的设置可以增减一些内容，这也是临床课程的特点，也会使正念临床应用有新的发展。

第六节　教学中的伦理

（一）保密需求

为了让学员在课程中表露个人信息时感到安全，保密原则是课程必要的基础。针对一些特别具有脆弱性因素的成员，比如有自杀行为风险的人，团体带领人需要确认他的一位联络人，如家庭医生或精神科医生。当成员的安全或个人状况出现重大问题时，带领人可通知该联络人。成员需签订文件，同意带领人可以联络该医生。

（二）请假制度

带领人应该要求团体成员无法来上课时打电话告知带领人，并且带领人也要取得成员同意——如果没接到请假通知时，可以打电话给学员了解他们目前的状况。如果学员因故请假超过三次，将不能拿到结课证书。

（柳学华　巨睿琳）

第六章　正念临床团体的应用指导

第一节　课前介绍会

一、课前介绍会的重要性

正念临床团体本质上是体验式学习，由于大多数学员是初次接触此类课程，或者有些学员可能在不同程度上听说过正念课程，甚至也有一些练习，但是大多数人可能没有体验式课程学习的经验。在中国学校教育体系当中也很难找到这样课程的学习方式。课程介绍会提供给学员一次大致了解以正念为基础的课程体系的框架及学习方法的机会。因此，在本课程开始前，带领人开展课前介绍会是非常重要且必要的。

课前介绍会是课程带领人对所有有兴趣参加此课程的学员介绍该课程的背景、构架、循证依据、学习该课程可能会得到的收益或风险，学员应该做的时间、物品、上课环境等准备工作的相关事宜。在课程介绍会期间，课程带领人可以带领参与课程的学员做一些体验式小练习，以便使他们一开始就清楚什么是体验式学习。课前介绍会给学员一次亲身体会"正念是什么"以及在今后的课堂中"如何学习正念"的机会，能够让他们有能力、有信心、有动力坚信正念临床团体可以指导自己以不同的方式来回应生活中面临的困扰，增强学员参与课程的内在动力，这是保证课程效果的基础。

1. 目标

（1）带领人与学员、学员与学员之间建立联系。

（2）认识什么是正念临床团体。

（3）理解正念临床团体与心身痛苦的关系。

（4）学员了解课程安排、注意事项、课堂纪律等相关事宜。

2. 流程

（1）课程导入。

（2）聊聊心身困扰的产生。

（3）正念是什么。

（4）以正念为基础的疗法及其效果。

（5）正念临床团体。

（6）课程安排、个人准备和注意事项。

（7）结尾与准备。

（8）团体约定。

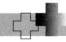

（9）推荐书籍。

（10）答疑解惑。

（11）发放量表。

二、课程导入

课程开始后，首先，带领人通过与学员挥手打招呼的方式来聚集学员们的注意力，正式开始学习之旅；其次，带领人通过分析刚才未挥手打招呼的学员的心身状态，即可能那一时刻该学员正在经历心身"分离"，并通过举例子的方式形象地讲解何为心身"分离"的状态，通过此为切入点，引入与正念元素相关的话题，进入今天的课程学习。

三、聊聊心身困扰的产生

1. 导入　以一张图片为切入点过渡到心身问题的话题中（图 6-1）。通过分析图片背后隐藏的信息："我们人类的大脑被各种信息充斥，进而使我们被各种事物所困扰而忽略了关注当下。"由此，我们得到两个反思结果：①这是一个"注意力匮乏"的时代；②我们拥有一副"天生爱走神"的大脑。由这两个结果延伸到其与身心困扰的关系。

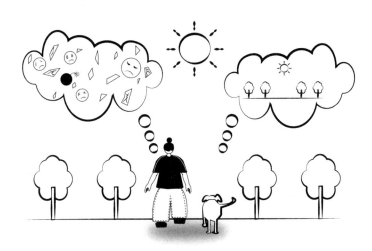

Mind Full, or Mindful ?

图 6-1　活在头脑中还是活在当下？（**Mind Full，or Mindful**？）

2. 心身分离和心身问题的关系（图 6-2）　哈佛大学研究人员丹尼尔·吉尔伯特（Daniel Gilbert）和马修·基林斯沃思（Matthew Killingsworth）有一篇发表于 *Science* 的文章：调查 2250 人，收集 25 万个数据结果显示，人类的走神程度之高超乎想象，**不管人们在做什么，有 46.9% 的时间在走神**。人们在真实生活里的走神程度远远高于实验室里的研究。结果还发现：**走神越多，越不快乐**。由此他们得出了一个结论：**人类的大脑是走神的大脑，走神的大脑是不快乐的大脑**（图 6-3）。

3. 痛苦本身不是问题　心理学家提出了一个有名的公式，即"痛苦＝疼痛×抵抗（suffering ＝ pain×resistance）"，这能够帮我们重新看到痛苦的产生和缓解痛苦的方式，即痛苦本身不是问题，我们对痛苦的不恰当回应才造成问题。比如对于患有身体疾病的患者，事

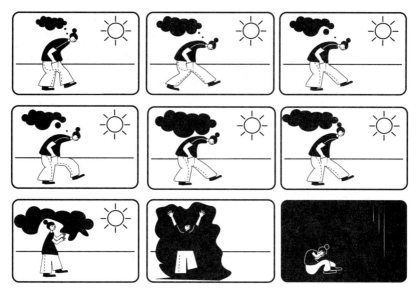

图 6-2　心身分离

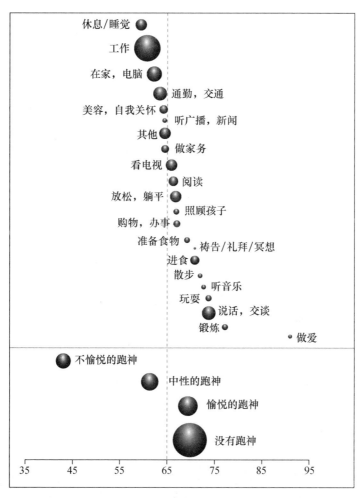

图 6-3　走神的大脑是不快乐的大脑［来自：KILLINGSWORTH，M. A.，& GILBERT，D. T. A wandering mind is an unhappy mind. Science，2010，330（6006）：932-932.］

实上，身体本身的疼痛是初始的"纯净"的疼痛，而我们对疼痛的惯性反应——不接纳和抗拒反而又带来了无尽的心理痛苦，这比纯净的疼痛更为强烈，且让人苦恼。在正念临床团体中，我们便要学习一种新的面对疼痛的方式，即接纳、不评判、放下……当我们不再抵抗，而是安住于此刻的所有感受，那这份痛苦带来的烦恼便自然缓解。

四、正念是什么

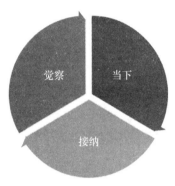

图 6-4　正念的三个维度

1. 正念是什么　正念减压创始人卡巴金将"正念"定义为：有意地，此时此刻地，不加评判地觉察（Jon Kabat-zinn：Mindfulness is paying attention in a particular way：on purpose，in the present moment，and non-judgmentally）。正念并非正确观念、正能量、正向思维；正念（mindfulness），本质上涉及一种觉察。什么是觉察？"观"就是一种觉察，如"观"自己的心元素，如念头、情绪、心等；或"观"自己的身元素，如身体的感觉。正念也被定义为一个注意调节的过程，旨在带来不费力气的、对当下的觉察，及通过好奇、对经验保持开放和接纳，从而与个人经验建立一种关系（图 6-4）。

2. 正念起源和发展：传统智慧和现代科学的美丽相遇　正念源自禅修文化，尤指四念处内观禅修和禅宗。正念取自"八正道"，正念是原始佛法中最核心的冥想技能，它一点也不神秘，是一种锻炼心的科学训练方法。

1979 年，美国麻省大学医学院减压诊疗中心的卡巴金教授创立**"正念减压（MBSR）"**课程，以一种**"去宗教化"**的方式向患者介绍正念，进入主流社会。MBSR 以密集的正念冥想为基础，如同锻炼肌肉，正念 / 静观是锻炼心的科学训练方法。课程根基有压力生理 / 心理学、佛法心理学、体验式教学、团体教学、脑神经科学等。

1979 年，卡巴金为麻省大学医学院开设"减压门诊"，开设"正念减压"课程，协助患者以静观训练处理压力，缓解疼痛和疾病。1995 年，"减压门诊"改为"正念中心"（Center For Mindfulness）。近 40 年来，全球 60 多个国家，包括哈佛大学、中国香港大学、斯坦福大学附属医院在内的 720 多家医学机构开设 MBSR 课程，帮助患者及社会大众。正念疗法广泛应用于失眠、焦虑、抑郁、癌症、高血压、慢性疼痛等症状的辅助疗愈中，以及心理保健、职场减压、领导力发展、学校教育、司法矫治、亲子关系等多个方面，成效卓越，深受肯定。

正念疗法目前有多种课程：正念减压（MBSR）、正念认知疗法（MBCT）、正念防复发疗法（MBRP）、接纳与承诺疗法（ACT）、辩证行为疗法（DBT）、正念癌症康复（MBCR）、正念分娩（MBCP）、正念艺术疗法（MBAT）、正念体悟疗法（MEIT）、正念老人照顾（MBEC）、正念进食训练（MMFT）、正念慢性疼痛控制（MBCPF）、正念觉察训练（MAPs）。

五、正念为基础的疗法及其效果

近年来，大量的临床研究表明以正念为基础的课程体系如 MBSR（正念减压）、MBCT（正念认知疗法）能够促进焦虑抑郁情绪的改善，提高免疫力，缓解压力，有效防止情绪障碍复发。考虑到有些学员初次接触此课程，下面先进行简单的介绍：

1. MBSR（正念减压） 是由［美］乔·卡巴金于 1979 年所创，是当前应用和研究最多的正念疗法。它是在行为医学的环境中发展起来的，适用于各类患有心身疾病的人群。该课程为期 8 ～ 10 周，每周 2 ～ 2.5 小时，包括讲述和练习正念冥想，并讨论压力及个人应对的策略。学习正念减压的其中一个重要结果是使个体认识到大多数感觉、想法和情绪都是波动和短暂的，它们就像大海中的波浪，虽然不能被克制，但是我们可以安然接受。

2. MBCT（正念认知疗法） 是由［加］辛德尔·西格尔、［英］马克·威廉姆斯、［英］约翰·蒂斯代尔三位心理学家结合乔·卡巴金的正念减压及其认知行为疗法（CBT）而发展起来的一种用于防止情绪障碍复发的心理疗法。情绪障碍复发的信息理论表明，经历过严重情绪障碍发作的个体在遇到轻度焦虑抑郁状态时很容易复发，因为这些状态很容易激活一个或多个既往发作时出现的思维模式，从而导致新的焦虑抑郁情绪发作。以正念为基础的课程可以指导情绪障碍患者觉察内心的运作方式，以便学员可以自由地选择应对方式，避免自己的心智陷入负面的思维模式当中。

3. 相关研究的效果论证 2021 年发表的一篇综述指出，正念为基础的干预（MBIs）对抑郁焦虑干预有效性效应量为中到大，孕期焦虑中到大，健康成年群体减压效应量中等，失眠与睡眠障碍的改善有中到大的效应，成瘾相关症状的改善有小到大的效应，精神病性症状的改善有中等效应，创伤后应激障碍证据不足，注意缺陷 / 多动障碍效应显著，自闭症谱系障碍证据不足，轻度认知障碍证据不足。对慢性疼痛干预有效性显著高于对照组，高血压人群收缩压改善证据一致，舒张压不一致，肥胖人群减重效果显著，糖尿病患者心理症状改善效果一致，癌症相关心理症状改善效果显著。有效缓解孤独感。医护人员抑郁、耗竭感与情绪复原力效应量中等。免疫相关生理指标方面，发现 MBIs 可使 NF-κB 活性降低，C 反应蛋白水平下降，HIV 患者 CD4$^+$ T 细胞计数升高，端粒酶活性提升。与阳性对照组相比，正念冥想可降低不同人群的应激生物指标物的浓度，如皮质醇、C 反应蛋白、收缩压、心率、三酰甘油和 TNF-α。

六、正念临床团体

正念临床团体课程的设计基础是正念减压（MBSR）和正念认知疗法（MBCT）。正念临床团体课程在设置上仍然以正念练习为本，教师带领练习，并一起探寻练习中的障碍，尤其结合了临床患者特点进行心理教育。对于临床上的正念团体来说，参加者都有不同程度的各种疾病，根据临床实践经验，课程设置为课前介绍会（介绍会针对不同临床对象有针对性地介绍正念的概念及正念是如何帮助到他们的，以便参加课程的学员自由选择）、6 周正式课程及半日止语练习。每节课时长根据团体人数设定为 1.5 ～ 2 小时，便于有不同临床症状的患者参与。课程中包含了两个课程中的核心正式练习，例如：身体扫描、静坐（对呼吸、身体、声音、想法及情绪觉察）练习，无拣择觉察，正念行走、运动中的正念（躺式瑜伽、站式瑜伽），这与正念减压和正念认知疗法中的部分大致相似，只是根据临床患者的不同特点，在练习时长上给予更多的选择。在正念运动环节结合中国文化的特点，将八段锦加入动态练习中，供学员选择。由于慈心练习对于临床患者学习与痛苦友善共处有较好的作用，因此相比 MBCT 和 MBSR，本课程加入了更多慈心元素。第二课即引入慈心禅的练习，一直持续到第五课，在每次课程中逐渐增加难度，扩大祝福对象。此课程设计也建立在相关研究的基础上，北京大学第六医院 2022 年发表在 *BMC Psychiatry* 上的一篇研究论文发现，从 MBCT 第二课开始加入慈心禅能够产生较好的效果，增加了团体凝聚力和学员友善的态度。

正念临床团体通过正念练习和心理教育两部分，让学员观察到自己面对低落心境或者问题时急于解决的一贯反应。正念鼓励学员先别急着解决问题，不妨刻意退后一步，试着透过非反应性的镜头来观看问题，并和善地觉察眼前的困境、体验当下的感受；帮助学员培育一种全新的态度来面对所有的经验，包括感觉、身体感受和冲动。学员通过缓解情绪困扰和压力，进而改善各类身心问题。

七、课程安排、个人准备和注意事项

（一）课程安排

六次课程，加上一次课前介绍会和半日止语，一共八次，每次 2.5 小时，第一课和第六课时间稍长。上课：采用老师带领练习、互动、小组讨论、大组分享等方式。课后：发练习音频（小程序）和资料，回家后每天练习至少 30 分钟，并完成相关作业。

（二）课前准备

如果是在线课程，首先，请学员有意识地创造一个良好的上课环境！①空间：自己觉得舒适的空间，建议在家里或温度、光线、相对安静的环境；上课期间，尽量不随意走动。②网络：稳定的网络环境和设备，全程保持摄像头打开。③工作：合理安排好工作时间，尽量在周五晚能准时上课。④家人：跟家人做好解释工作，取得理解与支持，能够让自己安静独处。⑤其他：准备好瑜伽垫、坐垫、椅子、纸笔、薄毯、热水等个人所需，照顾好自己。

（三）注意事项

1. 正念练习不可替代药物　本课程作为一项辅助性预防复发的心理训练，不可取代药物或其他心理治疗。如果您目前正在服用某种精神类药物，不能因为参加该课程而随便停药，要遵医嘱，并建议你告诉你的医生、咨询师／治疗师。

2. 考勤、请假与证书　①严格考勤，如果需要请假，请在上课前在群里请假；②我们一共有八次课（六次课＋介绍会＋半日止语），请假或缺勤超过 3 次，则不予发证书；③请假在 3 次或 3 次以内，需要补完课后，才发证书；④网络课程补课方式：会议软件录像，课后主动联系助教，获取链接回看；⑤如需证书，需要重修。

3. 录音、录像　①不允许个人录像；②老师带领练习时，指导语的部分可以录音；③我们通过会议软件统一录像，但不统一提供给大家，只是为了方便请假的学员补课；④任何人不能外传到网络或给他人，注意保密。

4. 上课期间，请保持全程摄像头打开！　原因：①个人投入：是约束，也是一份邀请；②互动陪伴：想象只有你一个人开着视频是何种感受；③签到考勤。

5. 可能的风险或挑战　学习新东西、建立新习惯，需要你投入时间和精力，甚至调整生活方式，这可能是个很大的挑战！**身体风险**：主要来自练习伸展瑜伽（温和），在极限动作中探索和学习，尤其是网络课程；**自我照顾**是练习正念中的重要部分！**情绪风险**：①练习过程可能并非一帆风顺，学习新东西你可能会受挫，经历沮丧、否认，甚至自我怀疑；②可能经历隐藏的、平时被忽略的情绪，例如不安、悲伤、愤怒、恐惧、内疚等；③你可能对自己有新发现，未必是你喜欢的。

6.可能的效果——取决于你的投入！ ①有效改善情绪，缓解紧张、疲劳、失眠和慢性疼痛等亚健康状况；②提升自我接纳，减少自我苛责，提升信心，培育自我友善、自我照顾的心态；③有效应对情绪困扰，增加心理弹性，增加心理复原力；④培育专注力，令心身更加平稳、踏实、清明，提升效率；⑤培育觉察力，增进自我了解和成长；⑥培育同理心，增进人际间的理解和善意；⑦增加归属感和连接感，生活从容，减轻孤独感……

八、结尾与准备

在线上课程中，第一课开始前，学员需要准备好以下内容；在线下课中，带领人准备葡萄干和瑜伽垫。

1. 请准备好 3～5 粒葡萄干，第一课要用。

2. 请准备好瑜伽垫、薄毯（保暖），有卧式练习。

3. 推荐看看 MBSR 课程纪录片《源自内在的疗愈》。

4. 电话访谈：不是面向所有人。

5. 若是线上课，建议每次上课提前几分钟上线，测试设备，或让自己静静心。

九、最后，让我们一起做个"团体约定"！

（一）保密

录音、录像的保密；尊重他人的隐私信息，遵守保密协议和知情同意的相关内容；自我照顾：如何最大限度地照顾好自己。

（二）尊重、包容、开放

尊重他人，对他人不指责，不随便给主观评判或建议，对课程中呈现出的任何经验（自己、他人以及整个课堂）保持开放。

（三）投入和分享

分享越多收获越多！

（四）要过来上课

你的到场很重要！

（五）要回去练习

天上从不掉馅饼！

十、推荐书籍

《正念：此刻是一枝花》（乔·卡巴金著 . 王俊兰译 . 北京：机械工业出版社，2015）

《多舛的生命》（乔·卡巴金著 . 童慧琦，高旭滨译 . 北京：机械工业出版社，2018）

《正念疗愈力》［乔·卡巴金著.胡君梅译.野人出版社，2022（中国台湾版）］

《找回内心的宁静——抑郁症的正念认知疗法》［西格尔等著.石世明译.心灵工坊出版社，2015（中国台湾版）］

《穿越抑郁的正念之道》（马克·威廉姆斯等著.童慧琦，张娜译.北京：机械工业出版社，2021）

十一、答疑解惑

讲解完以上内容后，允许学员自由提问，主要围绕课程设置、正念概念的困惑等。

十二、发放量表

每个学员需要在见面会后、课程开始前填写《课前调查表》，然后有相关问题的学员需进一步填写相关的调查表，比如自我报告有自杀想法的学员需填写"自杀风险因素评估量表"。带领人再根据相关量表结果进行访谈，筛查出不适合参与本课程的学员。作为带领人需要熟知量表，并学习筛查标准。量表内容见附录。

第二节　第一课：探索心智的自动导航模式

学习、成长与转化只有在当下才能完成。不论你现在面临什么问题，从事物更开阔的视角看待；只要你还有呼吸，在你身上好的地方就比不好的地方多，挑战与困难都是可以处理的。

一、心智的自动导航模式

生活中，我们常常不需要大脑控制就可以自动地做一些事情，比如你可以边和朋友聊天边开车，不用动脑也可以平稳驾驶，仿佛进入了自动导航模式。这种自动导航模式体现在生活的方方面面，我们常常无意识地吃饭、刷牙、走路，这些习以为常的事情几乎不会花费我们的脑力，因为它们已经纳入我们的习惯。

自动导航模式是人类进化过程的重要产物，在我们的日常生活中帮了大忙。我们的大脑有一个叫作"工作记忆"（working memory）的瓶颈，工作记忆容量十分有限，只能存储少数简单的事情。如果我们时时刻刻都要全然集中注意力才能加工我们所面对的信息，那么生活会过得非常艰难，事情一多便手忙脚乱。而自动导航模式可以通过养成习惯扩展我们的工作记忆。当我们重复做某件事情以后，大脑就会以极为完美的方式将完成一项工作所需的全部动作联系起来。我们每天做的很多事情都非常复杂，需要几十块肌肉和成千上万根神经协同动作。但是，我们只需耗费极少量的脑力便能完成这些复杂的任务。

自动导航模式节省了我们很多精力，但有时也会给我们带来麻烦，你有没有这样的经历：原本计划坐公交去市中心，结果边玩手机边走路，无意识地上了反方向的车；或者你蒸上了米才想起来今天本来打算吃面条。习惯是极其微妙的东西，有时它的力量强大得令人难以置信。在毫无警示的情况下，它们会驾驭你的生活，使你沿着与期望完全相反的方向前进。整个过程就好像你的大脑在一个地方，但是身体又在另外一个地方，这是我们都熟悉的一种状态。

你会很容易失去对自动导航状态的有意识控制。一个习惯可能触发另外一个习惯，然后是下一个……再下一个，你会将越来越多的生活控制权交给自动导航状态。自动导航状态也包括大量惯性思维，一些消极想法还进一步放大你的情绪，并引发连锁反应，就像多米诺骨牌。当你注意到这些时，它们已经非常强大，超出了你的控制能力。朋友的一句"无心"之语可能让你陷入不快和不安；一辆车并道插入你的前面，足以让你暴怒；去医院查血糖，指标稍高你就会联想到糖尿病，甚至担心自己命不久矣，陷入恐惧。

就像一台计算机打开了太多窗口变得迟缓一样，自动导航也会因为装载太多想法、记忆、焦虑和任务而不堪重负，你的大脑开始变得迟钝；你可能变得疲惫、焦虑、狂躁，并对生活长期处于失望状态。同样，还像计算机一样，你也会凝固，甚至死机。

因此，很重要的是我们能否在合适的时候调用自动导航功能，而在其他时刻保持觉察，做回生活的主人。当过载的自动导航模式控制了你的意识，你必须学会关闭在你意识后台运行的一些"程序"。我们需要先从觉察开始，留意到自动导航模式都是在哪些时刻控制你的？这样你可以打断惯性的恶性循环，有机会重新做出选择。你必须重新学习如何一次只关注一件事情。

二、学习知识的两种智慧

我们学习知识通常有两种途径，一种是通过"书本"或"头脑"，一种是通过自身的直接体验。在从小到大的各类学习中，人们习惯了通过思考、做题、听课来吸收知识，而学习正念的途径恰恰不同，需要放下思考，直接去体验；正念的修习不在于掌握多少理论知识，正念在于当下经历的每一个时刻，无论这一刻是快乐的还是悲伤的、好的还是坏的，都去拥抱它，感受它，如此一来，生活本身就是一种修行。在练习中，我们也会鼓励学员，放下对老师的崇拜以及对特定练习方式的执着，重要的是觉察和信任自身的体验，并从中认识自己、他人和世界，进而培育智慧。学员都是自己最好的老师。

三、正念如何帮助临床患者

2016 年，北大六院临床心理科医护人员通过系统的学习后，首先将正念的课程带入精神科临床工作中，教授饱受情绪困扰的患者做正念练习，以一种全新的态度与情绪相处。同时，我们以科学的态度在临床中开展了正念认知疗法在广泛性焦虑障碍治疗中的疗效分析，2022 年发表的一项随机对照研究发现，团体正念认知治疗与团体认知行为治疗均可以有效缓解广泛性焦虑障碍患者的焦虑症状、改善注意维持功能，且两种治疗方法的效果相当。

（一）医学的未知领域，疾病预防的挑战

"心身医学""行为医学"或"整合医学"是医学、医学研究、临床实践在方向上的拓展，致力于更加深刻地理解我们所说的健康，探索如何更好地促进健康、预防疾病、帮助疗愈。标准生物医学模式的显著弱点是无法解释为何同样暴露于致病因素和相同环境的不同个体，有的生病，有的则安然无恙。除了遗传变异可以造成抵御疾病的部分差异外，是否还有其他因素的影响？

心理-社会-生物医学模式认为，心理和社会因素既可以保护人使之不得病，也可能使人更为易感疾病。这些因素包括人的信念和态度、感受到的家人和朋友的爱和支持、所承受的心

理和环境压力以及个人的健康行为。免疫系统受心理因素影响的发现巩固了心理-社会-生物医学模式，为其提供了可以恰当解释心身交互作用的生物学路径。现在，随着专业化崭新研究领域的出现，认知神经科学、情绪神经科学和冥想神经科学正在阐明联结精神和身体的其他可能的生物学路径，这也使对健康和疾病的认识得以进步。

行为医学明确赞同心身是密切相互联系的，这对于全面理解健康和疾病至关重要。这是多学科交叉的领域，整合了行为科学和生物医学科学，寄望于学科交叉能描绘出比两者单独所提供的更为综合的健康和疾病的全景图像。行为医学认为我们的思维模式和情绪在健康和疾病中起着重要作用，认为人们对身体和疾病的看法对于治疗疾病和如何生活非常重要，我们所思所做以重要的方式影响着我们的健康。行为医学拓展了医学的传统模式，它同时强调精神和躯体、行为和信念、思想和情绪，以及更多的传统体征、症状、药物和以手术为基础的治疗措施；让人们以参与的方式加入到医学和保健定义的扩展中，这些崭新和逐渐增加的循证领域，正帮助人们把自身幸福的责任从完全地依赖于医生转向更贴近个人自己的努力，这样人们可以有更多的自主掌控感，而不是过分地依赖医院、医疗程序和医生。密切地参与到你自己的健康和安适中，医生和保健团队为你所做一切的补充，可以帮助恢复和优化健康，这总是从你发现并开始以这种方式承担自己的责任为始。

正念临床课程作为对传统医学方法的补充，也给人们提供了新的机会，去尝试为自己做些事。在正念为基础的课程中，人们学习去面对生活的问题，开发自己的应对策略，而不是单纯地把自己交给"专家"，假定他们可以"修理"问题并神奇地使问题消失。人们可以为更健康、更有抗挫力、更有效地应对生活压力而努力。他们通过改变一些关键的生活方式，直接地改善了自己的身心健康。正念课程对临床患者来说，最为重要的一步是改变了他们对自己和与生活、与世界的关系的认识。参与正念课程是一种鼓励人们承担起自身责任的方式，主动参与到自己的疗愈过程中。

（二）患者内在的疗愈力量是治疗疾病过程中的最佳盟友

正念临床团体的意义在于鼓励人们成为自己的主人，勇于承担对生活、对身体、对健康的责任。如果每个人开始有意识地正念生活的话，他或她就已经开始主宰自己的生活了。为了治疗疾病、过更好的生活、做出更明智的选择，我们需要更多地了解我们的身体，我们需要积极参与其中，倾听来自我们的生活、身体、心灵和感觉的一切信号，并且相信这些信号，据此做出选择。这种参与和信任是药物治疗中常常欠缺的成分。这就是动员患者的"内在资源"来进行治疗。

很少有慢性病或者与压力相关的疾病可以完全治愈，但我们可以"疗愈"我们自己。正念练习能够让我们学习与当下所有的状态同在，这即是疗愈，只要我们安住在广袤和开放的觉知中，这本身就会带来生理和心理上的放松。"疗愈"也意味着我们可能需要与疾病甚至死亡建立新的关系，正念练习，比如身体扫描，能够帮助我们更好地感知自己作为一个完整个体的存在，即便是身体有肿瘤、心脏病、艾滋病或者慢性疼痛，甚至不知道自己会活多久、未来会发生什么，当我们看见和接纳自己的恐惧、局限和脆弱，以整体性的视角看待自身与自身的问题，你都会更好地与这些痛苦共处。你会越来越理解自己本身已经是完整的个体、是完整的存在。随着观念的转化，行动也发生改变，在面对压力或者痛苦时，更能保持平衡和内在稳定，拥有控制感。只要你愿意投入努力，终会获得疗愈——它包含着态度和情绪的转化，甚至伴随着身体症状的减轻和整体状态的转变。

四、课程实操

（一）教师准备

1. 课程环境准备　适宜的场地、瑜伽垫、直靠背的座椅、白板、笔、板擦儿、清洗干净的葡萄干、盛放葡萄干的容器、小勺、湿纸巾或快速手消毒试剂。

2. 课程资料准备　课程讲义、家庭作业记录表。

（二）课程流程操作

1. 团体设置　在讨论保密性和小组基本准则时，我们通常会问参与者需要哪些因素以确保其有安全感和舒适感，以及哪些因素将会便于其参加和参与课程。经常出现的构成要素是连续参加、缺勤时提前通知辅导人员，保密、对作业和（练习）过程的承诺、诚实、不加评判的态度，及涉及尊重其他小组成员的需求和其他事项。坦率地进行这样的对话会增强小组的凝聚力，形成一种尊重、信守承诺和参与的态度，对小组成员的全面参与最为有利。

2. 动机探询

（1）目的：对于该课程的到来，每个人都有着不同的目的，但共同的目的都是为了摆脱痛苦。自我探询的目的是让学员清楚看到外在动机以及听到内心更深层次的声音，清楚地知道自己来到团体的目的及学习的意愿，通过探询激发学员对参与式医学的认知。

（2）探询指导语

- 坐姿：舒适的坐姿，轻轻闭上眼睛。
- 觉察呼吸：自然的呼吸，觉察吸气与呼气的感觉。
- 几次呼吸之后引导学员三连问：

　　一问：你的心湖中投入一个小石子，可以问自己，我为什么要来到这里学习正念？不需要去搜寻答案，让答案自然地呈现（语速慢、稍作停顿）。

　　二问：再次问我自己：当我的心身出现问题时，我可以做哪些别人无法替代我做的事情？我应该如何对自己的健康负责？让答案自然地呈现。也许有一个答案，也许有多个答案，让它停留在心湖里（停顿）。

　　三问：再一次深深地问自己，如果有一个方法可以帮到自己，我是否愿意在接下来的几周把它当作重要的事情去实践（停顿）？

- 重新回到呼吸，敲响铃声，引导学员睁开眼睛。

（3）自我探询后，带领人进行后续引导，如下：

- 带领人可通过小组形式进行探询后的分享。根据课程人数，一般分为 2～3 人一组。
- 带领人引导学员进行 7～8 min 的小组交流讨论，包括简单的自我介绍、分享"自己为何来到这个课程""希望从课程中获得什么""当你身心遭遇痛苦时你可以为自己做什么"等想法，以增进学员之间的连接感，增强学员参加此课程的动机以及坚持完成六周课程的信念。
- 带领人应告知学员们：小组讨论期间，任何人有问题都可以回到主会场进行询问，带领人也会进入小组中聆听和观看小组讨论的内容。
- 8 分钟后各成员回到主会场，带领人随机抽取 3～4 位同学分享个人课程参与动机。每位学员分享后，带领人与学员进行互动。

- 值得注意的是：在自我参与动机探询期间要尊重每个成员的参与方式，允许成员拒绝发言，接纳个性特点。
- 在学员分享结束后，带领人给予5分钟时间进行休息，并提醒学员准备好葡萄干。

（4）学员分享

学员1：我来参与这次课是出于好奇。在我童年时期，由于原生家庭的情况给我的心灵遭受了创伤，但是自愈了。前几年生完大宝后患了产后抑郁，当时是我丈夫帮助我自愈。目前刚生完二宝，很奇怪的是没有患抑郁症，内心也变得宽阔。自己平常喜欢发呆，放空自己的思想去感受生活带来的快乐。所以自己对正念也比较好奇，所以来参与了此课程。

治疗师：嗯，来到这次课程是出于好奇。很感谢你分享了你的故事，我也很喜欢"好奇"这个词，我们不妨把这个词放在后面的课程里面或者此刻的你面前。

学员2：我是一名精神科主治医生，最近两年正接受心理方面的培训，在平时的工作中发现好多患者对于精神科的认可度还是不够高，入院后都想要接受心理方面的一些治疗，所以自己想要在正念课程中学习一些知识；另一方面，我个人性格比较内向，平时容易生闷气，希望通过正念临床团体调整一下自己。

治疗师：谢谢您的分享，也是工作和自己两方面的需求。

学员3：我是一位患者的家属，女儿曾在某某精神专科医院住过院，参加此课程起因就是为了孩子，她在大三得了双相情感障碍，复发了三次，目前处于康复阶段。希望通过此课程的学习帮助孩子从痛苦的状态中走出来；并且对于自己以及整个家庭稳定情绪都是有帮助的。

治疗师：嗯，谢谢您的分享。

学员4：我患抑郁症好多年了，而且还反反复复，我想通过这个练习尽量克制自己的反刍思维，纠正自己的认知问题，调整自己的思维方式和看待这个世界以及周围人的方式。此外，通过这个练习试着接纳自己，包括不愉快等所有的负面情绪，以预防复发。

治疗师：说到接纳自己，我们应该觉察自己，包括"自己是否在听""自己是否带着一些想法/情绪在听"，可以留心观察自己心里面出现的变化，带着好奇心去探索，这样能够尽你所能去利用你这种可能。

学员5：我来这里主要与"我和我的朋友"有关，因为我的朋友患有抑郁症或者双相情感障碍，我想通过这次课程帮助到他们。另外，我自己也有焦虑问题，想通过正念方式方法让我自己和我的朋友得到改善和提高。最后，我是一名大学生，学的是心理方面的专业，正好可以了解一下正念，提高自己的专业能力。

治疗师：嗯，你是心理方面的大学生，好，欢迎你来参加，也希望通过正念给你一些启发。

3. 参与者自我介绍
请参与者在大组中依次进行自我介绍，可以包括姓名、城市、职业等基本信息。

4. 葡萄干练习
（1）葡萄干练习的目的：

- 直接体验一种看待经验的新方式，留意到正念觉察和自动导航之间的对比。
- 了解到将注意力放在细节，能够显露我们没有注意到或遗忘的事物，初步体会到"初心"的态度。

- 通过葡萄干练习可以让我们用这种方式保持专注，能够转化经验。
- 留意到我们经常处于"自动导航"模式，留意到心的游移是正常的。
- 看到自己常常对经验产生好恶评判，练习非评判的态度。

（2）葡萄干练习的步骤：

- 带领人在学员周围绕一圈，发给每个人三颗葡萄干；同时请学员将葡萄干看作一个从来没有见过的东西。
- 带领人在之后的指导语中应注意每个句子之间至少有十秒的停顿时间，以平时的方式说出指导语，语速缓慢而平稳。
- 带领人请学员拿起葡萄干放在手掌心，或者用拇指和示指捏着葡萄干。
- 接着，请学员将注意力放在葡萄干上面，仔细地看着它，好像从来没有看过这样的东西。
- 之后，请学员用自己的手指翻转一下，看一看在光线照射下深色的坑洞和波折那一面。
- 接着，请学员用眼睛探索葡萄干的每一个部分，就好像以前从来没有看过这样的东西。
- 然后，带领人请学员觉察此时是否有一些念头闪现，如"我们正在做一件好奇怪的事情"或者"到底这是要做什么？"提醒学员只单纯地注意到这些念头，将觉察带回到葡萄干上面。
- 接着，请学员将葡萄干放在鼻子下方，在每一口吸气时仔细地感受一下，并询问"有没有注意到什么？"以及"有没有闻到味道？"
- 再一次请学员看着葡萄干，慢慢地将葡萄干拿到嘴巴旁边，留意一下此时你的嘴巴有什么变化。
- 之后，请学员将葡萄干温柔地放在嘴巴里，留意葡萄干在嘴巴里的感受。
- 请学员用舌头探索它，当你在嘴巴里移动它时，注意此刻的感受。
- 然后，请学员非常清楚地咬下第一口，注意此刻所发生的变化以及它所释放出来的味道。
- 请学员缓慢地咀嚼它，注意葡萄干在嘴巴里的变化。
- 在吞下葡萄干之前，请学员留意此刻是否已经有"想吞下葡萄干"的念头。
- 最后，请学员是否能够随着吞咽的感受，感觉到它慢慢地滑入你的胃，有没有其他味道余存？并留意葡萄干在嘴巴里消失时，舌头的感受又是什么。

（3）临床患者指导语的注意事项：

- 在带领葡萄干练习时，对于不同的临床患者可以调整觉察顺序或方式，以增加大家的好奇心，比如可以让学员全程闭着眼睛去触、闻、听，在吃之前再睁开眼睛看；或者发放葡萄干时让所有人闭着眼睛，猜猜送到自己手心里的是什么，发完再请所有人睁开眼睛开始练习；对于儿童，可以让大家想象自己是外星人，第一次来到地球，好奇地观察这个小东西。对于一些群体，比如 ADHD 患者，也可以边做练习边说自己的观察。
- 练习和分享的过程中也着重让大家区分感受和想法。

（4）葡萄干练习的探询和学员分享：

- 学员在带领人的指导下缓慢地吃第一颗葡萄干。停下来让学员观察，带着好奇心进行探索，然后在静默中吃第二颗葡萄干。带领人在团体对话中可以询问学员在这个练习中发现了什么？注意到了什么？

- 在探询中帮助大家看到自己惯性的认知、头脑自动化的固有模式，并转向初心的心智模式，探索当下本来的面向，学习以更多的视角看待事物。

- 学员分享后，带领人可以请大家再举手，看一看有多少人在刚才的过程中发现一粒葡萄干所带来的体验超过以前一把一把吃的体验。接着，带领人应告知学员：有的时候，多并不一定是多，排除物质层面，心灵世界有的时候少反而是一种多。有可能只是一粒很小的葡萄干，我们能吃出它丰富的体验，尤其我们去拓展、开启自己的感官去感受的时候，我们的心灵世界的空间有可能被拓展，在心灵的世界有可能少是一种多。另外，我们体验感觉很丰富，丰富不一定是因为我们吃了很多；一粒葡萄干可能很简单，但简单也可以意味着丰富。如果我们对自己习以为常的事物去用心感受，可能会发现以前没有发现的信息。在这个探询中学员分享了自己的直接感官体验，同时带领人也引导学员认识了当下与过去／未来，这个探询目的不仅是让学员觉察当下体验，还意识到偏离当下回到过去的自动思维模式。

- 从学员身上引导出各种想法和感受，而非"传授，说教"或试图说明练习的重要性；通过练习体验与学员通常的做事方式思维模式形成对比。小组中有 3 ～ 4 个学员询问其他学员是否有过类似的情况，突出"非个性化"特征，是很有帮助的。通常小组中会有若干成员有类似的共同体验。最后，带领人将练习引入自动思维模式，更清楚地觉察到自动导航方式对个人的状况以及生活的影响。

- 学员分享：

　　学员 1：我最大的感觉就是，回忆小时候有个事印象特别深，家里有人在工商局工作，有一次他没收了葡萄干，在运到单位的过程中，我们几个小孩子在那玩，就一人抓了一把放在兜里，那会儿吃葡萄干的感觉就跟刚刚吃葡萄干的感觉一样，一粒一粒，慢慢地嚼。当然此后我吃过很多葡萄干，但是我刚刚吃葡萄干的感觉就是满满的回忆，就是这种感觉。

　　带领人：拿到这个小东西，被回忆带离了当下。还有什么发现？比如当时的心情呢？

　　学员 1：心情有点激动，感觉很幸福。

　　带领人：有没有什么冲动？

　　学员 2：想回到过去小的时候。

　　带领人：非常棒的体验。那铃声响起的时候，你有什么发现吗？

　　学员 2：发现自己一直都在回忆。

　　带领人：你以前吃葡萄干的时候会有这些发现吗？

　　学员 2：没有，原来只是吃而已。

　　带领人：今天吃葡萄干跟原来有什么不同吗？

　　学员 2：原来很快，这次很慢；原来没有观察过、没有感受过，这次在认真地观察。

　　学员 3：看和摸的时候没有什么感觉，等到靠近鼻子闻的时候我打了一个喷嚏，感觉触发了我的鼻炎；等葡萄干接触嘴唇的时候能感受到它与嘴唇接触时发出的声音，咀嚼的时候能感受到它的果实，吞咽的时候还卡在嗓子一下。如果换作平时不会观察那么仔细，这个葡萄干会立刻扔嘴里就吃了，也不会触发鼻炎等感受。

　　带领人：谢谢分享，感受很丰富，平时的话可能没有注意这些细节变化，可能自己平时打喷嚏自己都没意识。

学员4：因为平时没有注意过看葡萄干，我首先看了一下形状和颜色，觉得它好丑，都是褶皱，颜色不均匀。我又放在耳边边挤边听，感觉能听见里面果肉的水分的声音。当我闻的时候感觉很困难，即使已经放得很近了；我还是没有闻到味道，我都怀疑自己嗅觉出现问题了，后来又左右闻闻才闻见味道。吃的时候，我以前没有仔细地感觉它的味道，现在觉得它真是太甜了，从舌尖甜到牙根，咽的时候还在喉咙里停留一会，嘴里还是觉得甜。

带领人：谢谢，再问一下，您刚刚说吃的时候是不太习惯这个甜味吗？

学员4：是的，不习惯，吃之前虽然控制自己不会想，但心里还是有一个预期知道它是甜的，但是吃到嘴里后，感觉这个甜超乎了我的想象。

带领人：出乎意料的，是不喜欢吗？还是不习惯？

学员4：不习惯。

带领人：好的，我想借她的分享问一下其他人，在刚才练习中有没有哪一刻觉得它和自己的想象是不一样的，可以举手。我们经常会有这样的时刻，当我们体验的时候发现它和我们的想象是不一样的。有的时候我们会对它有期待的样子，但它实际的样子并不是这样。这是一个很有趣的觉察。

学员5：有三个比较出乎意料的点，第一，没想到在距离鼻子比较远的时候就能闻到它。第二，刚刚在体验的过程中吃了一颗，又像平时的样子吃了几颗，就感觉都没有体验时的味道好。平时吃东西就直接填进去，唾液什么的都没有到位，这次吃的感觉就很不一样。第三，之前没有觉察过食物碰到嘴唇的感觉挺痒的，自己不是很喜欢，会让我想到自己有些时候为什么不想吃东西。

带领人：谢谢，通过这个小的体验会让自己知道为什么平时不爱吃东西，原来是不喜欢碰到嘴唇痒的感觉。

5. 心理教育

鸭子 or 兔子：请学员当场分享第一眼看到的是鸭子还是兔子（图6-5）？此练习意在告诉学员面对压力或挑战时，换一种角度看问题可能会有很大的改变。

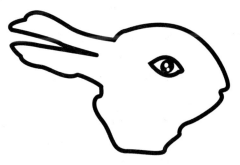

图6-5 鸭子 or 兔子？

6. 身体扫描练习

（1）身体扫描的目的：
- 将细致的觉察带到身体的每一个部位。
- 发掘对躯体感觉的觉知。
- 发展聚焦的、平静的、灵活的注意力及正念。

（2）身体扫描指导语的核心及注意事项：
- 在练习之前先对此练习进行解释。身体扫描是正念练习中的第一个正式练习内容，觉察身体被称作正念的第一基础。在本项练习中必须强调，以坦诚和好奇的心态来对待身体扫描练习中产生的任何体验，排除学员所认为应该有的体验或不应该出现的体验，或者对没有任何体验感到沮丧。此练习只是学习关注身体任何部位的体验，无论体验是好是坏。

- 身体扫描是跟自己重新连接的一个很好的机会，当处于自动导航状态时，通常会失去与身体直接连接的体验，因此回到身体的觉察上来显得尤为重要。从惯性、反应性行为转换到当下身体的感觉上是正念选择的第一步。

- 指导学员放松地做练习，练习过程中可能会有身体上不舒服的地方，要有引导，尝试着观察不舒服的感受，用更慈悲的态度容纳所有的感受。

（3）为何以"身体"作为注意的第一个焦点呢？

- 更多的身体觉知能力会帮助人们学习如何更好地处理情绪。强烈的情绪，如悲伤或者无助，不仅可以体现在想法或心理事件上，而且也可以体现在身体上。屈背的姿势、胸闷或者肩膀紧张有时都有可能是我们没有觉知到的强烈情绪的信号。身体发生的变化也会严重影响心理的变化。躯体感受的反馈通常是循环的一个主要部分，它维持了想法和情绪的旧有习惯。

- 患过情绪障碍的人也经常试图去思考摆脱情绪困扰的方法。一个可能的方法就是，觉知到情绪体现在生理上的感受或身体上的感觉，这时，注意力就可以从"头脑中"转移到身体的觉知上去。这就为情绪提供了一个崭新的角度，从一个新的方面去思考："我的身体有什么样的感觉？"

- 我们将躯体扫描作为一个觉知练习来介绍，可以使人们有意识地围绕他们的身体转移注意力，去发现当他们这么做的时候会发生什么。一个介绍躯体扫描很有用的方法就是与之前完成的葡萄干练习联结起来。就像注意能提供给参与者一种直接的、新的方式来体验吃葡萄干，同样的方式也可以运用到对身体的感觉上。做躯体扫描的关键是，如同葡萄干练习一样，直接地注意和觉知躯体感觉。

（4）身体扫描的步骤：见"第三章第二节身体扫描练习"部分。身体扫描后带领大家做两式八段锦，活动一下身体："两手托天理三焦""左右开弓似射雕"，每个体式做六遍。

（5）学员分享与探询：身体扫描之后带领人引导学员分享经验感受，可以询问学员做完身体扫描练习后，大家观察到了什么或者有什么发现？

> **学员1：** 刚开始时我跟着老师做，逐渐地被各种声音打断：狗的声音，打呼噜的声音，指导语什么都听不到。随着呼噜声此起彼伏，越来越大，我的烦恼越来越多，最后是非常烦躁，然后全打扰了。本来我想得挺好的，跟着老师往下走，最后我也不知道我在想什么了，就是烦躁。我想挣扎出来，想与它做抗衡，但是不管老师说什么注意力都没办法跟着指导语，特别像我在生活中的样子，沉浸在我的烦扰里，无法自拔。所以我觉得这整个过程我十分烦躁。
>
> **带领人：** 嗯，那当时你特别烦的时候，你做了什么呢？
>
> **学员1：** 当时我有一万个想法想抬头看看这个呼噜声到底是从哪里来的，这到底是谁？我想了很多过去自己处理事情的例子，最后强迫自己坚持到最后。
>
> **带领人：** 但是出现这些想法时你的情绪是什么样的？
>
> **学员1：** 没有按照自己想的完成练习我会自责，会烦躁，这样是不是不对啊？
>
> **带领人：** 注意到"我这样做是不是错误的"是一个想法，是很有帮助的。再次缓缓地将注意力拉回到你的身体，正如我们之前讨论的那样，正念并非是不存在想法或注意力完全集中，而是觉察所发生的一切，那么，如果你走神了一百次，我们就一百次地回到我们当下的身体。我们在此训练的是：觉察我们大脑的活动。

学员 2：我感到有点着急，想睡又不敢睡，有点难受。

带领人：好，现在请在身体扫描练习过程中感到"有点着急"的学员请举手。好，看来有不少人都有这种体验，请把手放下。那我问你们，当你着急的时候可以观察到它吗？如果可以观察到的话，你有没有觉察到它有没有什么变化？先不回答这个问题，在这里做个引入，邀请大家仍然去观察一下这个"着急"是一种什么样的感觉好吗？

学员 3：我感觉心情烦躁而且身体上有点麻，不知道是不是坐在椅子上练习太久了的原因，并且脑子也走神了。

带领人：好，如果大家坐着时间长了身体不舒服，可以稍微活动一下，调整一下姿势。对于"脑子走神"，这是正常的，包括刚才你说的"烦躁"也是正常的。

学员 4：我想问一下在练习过程中我可以动吗？可以调整一下姿势吗？

带领人：如果这个动不是演变成一种"躁动"的话，是可以调整姿势的，稍微动一动停下来就好。你也可以在动一动之前试着观察你的感觉，要知道这一点在正念练习中是很重要的，也很有趣。当你不舒服的感觉出来时，你的第一反应是离开它或者排斥它。但是在这个练习中，当不舒服的感觉出来时最好先去观察这个感觉，然后记住这个词，试着去接近这个感觉。如果实在感觉很不舒服，调整一下身体也不要紧。

学员 5：我在练习当中找不到这个感觉，这是怎么回事？找不到脚趾之间的接触感觉，所以会有点焦虑。

带领人：嗯，找不到感觉会感到焦虑，这是一个很正常的现象。如果没有感觉，我们就让它没有感觉。如果在练习当中感到自己"焦虑"了，接受当下的感觉。练习并不是按照自己想要的样子进行。在技巧上，如果某个部位没有感觉，可以试着把觉察放大一点。我们在这个练习中应是放松的，没有感觉也没问题。练习时不要呆在思想里面，要学会去感受，并去觉察它。

带领人：好，谢谢你们的分享。这里我想请感觉"舒服"的学员举手。好，请把手放下。接下来的一周内我们还会进行练习，会给大家发音频，如果你们觉得有什么困难的话现在可以提出来。

五、布置家庭作业

以上是课程主要内容，接下来带领大家预览家庭作业。第一次课程强调正念是体验式的课程，提出家庭练习的重要性，为课程的余下内容建立了基调和预期目标。我们强调练习为本课程的核心，从课程中获益多少与学员对练习的坚持不懈有直接的关系，鼓励学员在八周的课程期间全程体验练习，其中核心就是日常练习。家庭作业记录表是为了让参与者应对课程中所学内容，并记录练习过程中产生的各种体验，而不是作为一种评价手段。记录表同时为带领人对本周课程期间学员产生的担忧和障碍作出回应提供了一种手段。

1. 家庭作业预览

（1）身体扫描并填写家庭作业记录表

● **身体扫描：**在我们下次见面之前每天跟着录音练习身体扫描。不要期望从练习中得到什么特殊的感觉，只是单纯地带着好奇和开放的心态，如其所是地观察就可以了。没有所谓的"正确"的方式，也没有任何你"应当"体验的事情。体验没有对错之分，只需要注意当下所发生的一切，只是做就可以，下周我们会讨论你的练习经验。

- 练习日记：带领人要告知学员将每次练习时发生的情况，如练习时间、练习项目、时长和练习的感受或疑惑以及在做练习时发生的事情，如实记录和描述在家庭作业记录表上，这也是我们课程中很重要的一部分。

（2）正念生活并填写家庭作业记录表

正念生活：选择一项你每天都会从事的活动，按体验葡萄干的相同方式，全神贯注地进行体验。例如你可以在早上起床、刷牙、沐浴、擦干身体、穿衣服、吃早餐、开车、倒垃圾、购物等时，试着专心在你实际正在做的事情上。你可能会注意到对象或活动的特质以及产生的感觉、想法或感受；同时在记录表中记录下你的感受和发现。

2. 文字资料阅读

（1）阅读本书第三章第一节"正念的态度"之"初心"部分。

（2）练习的注意事项

- 坚持练习的重要性：练习的过程和我们吃饭的过程有些相似。我们知道让别人替你吃饭是很荒谬的。当你走进一家饭店，你不会看完菜单就不需要吃饭了，你也不会因为听了服务员对食物的介绍就觉得不再需要食物了。你必须亲自去吃，并从中获得营养。同样，你也必须亲自进行培养正念的练习，只有亲自练习了才能够体会出它的好处并且理解它为什么会如此有用！

- 保持清醒：正念是清楚地知道每一个当下，按照事物本身存在的样子去觉察。保持头脑清醒是很重要的环节，放松到无意识状态，并且睡意绵绵的话，是不能培养出正念的。

- 放下目的：放下每次练习的目标，不要努力追求在练习中达到一种状态（如放松）。因为，一旦你为自己的练习设定一个目标后，你就可能会因为自己没有达到这个目标而受挫。这时，你很可能觉得沮丧、不知所措，对外部的各种条件不满意，甚至放弃练习！这样你就又回到了自己原来那个看待世界和处理事情的模式中去了，并且你会失去改变自己的机会！你需要做的只是按照练习的要求一步一步来。

3. 发放资料

4. 分享诗歌，结束课程

在一粒沙中看到世界
在一朵花中看到天堂
在你手中载着无限
在此刻中载着永恒

—William Blake

第三节　第二课：情绪想法、身体感受的交互作用

学习觉察对压力的自动化反应，问题不在压力本身，而在于你是如何看待压力中的人、事、物、疾病，你对事物的想法决定了你的情绪，决定了你处理压力的行为，甚至左右了你心身整体的状态。处理对压力自动化反应的唯一方法就是及时识别觉察到头脑中的负性想

法，从头脑的思维中跳离出来，回到当下真正的心身觉察上。不再一直觉得当下的经验哪里出错，哪个经验不该发生，这个不够好，这个不该发生，这不是我期待和希望的样子，这些对事件的评判导致我们产生自责的想法，想着什么事情该被改变，或者觉得事情应该变成另外一个样子。这样的想法经常会把我们带入与压力进行战斗、逃跑或者僵住的自动化模式中。

一、压力是如何影响我们心身健康的

（一）认知模式介绍

我们对情境的情绪反应受到对情境的"解释"的影响，你可能会发现，遭遇同样的事情，不同的人可能会有不同的情绪和行为反应，这是因为"事件"和"情绪"之间还有"认知"在发挥作用。有的人能够从更客观的角度看待事情，而有的人思维方式比较消极，后者心情自然会变得不好。

反过来，心境会极大地影响我们看待事物的方式。在抑郁心境下，我们会对事物进行消极解读——我们会觉得别人故意无视我们，而不是被自己的烦恼所充塞。这些消极的解读"她不喜欢我；我哪里做错了？"让我们感觉更加郁闷。而这种感觉又会继续推动我们消极地看待事物，如此产生恶性循环；同样，如果我们感到紧张焦虑，我们的心智就会更容易看到事物中错误的那部分，或者可能对我们产生威胁的部分，或者是我们不得不完成的那些部分。所有的这些使得我们更加紧张、焦虑和压抑，如此往复循环。

我们的想法和情绪相互影响所形成的旋涡，将我们深锁于痛苦和压抑的情绪中，正是我们的思维困住了我们。我们可以通过改变自己的认知方式，跨越这种令你我饱受痛苦情绪困扰的思维模式——从迷失于头脑之中转化为直接、正念地认知和感受我们的身体，这就是本周的练习。

（二）痛苦本身不是问题

如果我们被弓箭射中，一定会体验到身体的疼痛和不适。但是我们大部分人，在被第一箭射中后，紧接着又被第二箭射中，即对痛苦的抗拒。我们会因为第一支箭造成的不适感到愤怒、恐惧等，你会想"凭什么是我？""为什么我的人生这么惨"，这些痛苦往往加重了第一箭的疼痛和不适。而我们最后体验到的痛苦，往往更多地是第二箭引发的。所以原始的痛苦不是主要问题，我们也无法控制，而第二支箭带来的痛苦是可以去除的。通过练习正念，我们可以学着将自己从第二箭的痛苦中解脱出来，学会与第一支箭和平共处。

二、心智的运作模式：行动模式与存在模式

我们在生活和工作中常常需要设定目标、解决问题、衡量目标完成情况等，需要不断地思考、判断、行动，这就是我们熟悉不过的"行动模式"；而与行动模式相对的"存在模式"常常被我们忽视。存在模式是从头脑中跳脱出来，沉浸于此时此刻的体验中，而非无尽的思考中。比如当你仔细地嗅一朵花的味道时，充分感受运动时的身体感觉时，都是存在模式：全然地存在于当下，不去回忆过去，也不思考未来。

行动模式聚焦于未来，存在模式聚焦于现在；行动模式看重思维，存在模式看重感受；

行动模式帮助我们取得外在的成就，存在模式让我们帮助自己获得内在的平静和幸福。就像太极中的"阴"和"阳"，二者相辅相成，相互融合，缺一不可。

但是我们日常生活中过于关注行动模式，甚至使用行动模式处理所有的问题，那么在很多情况下，它会失效，并且带来不好的结果。尤其是当你面对心身痛苦时，我们惯性地运用理性判断思维去解决。我们会不断地思考"我出了什么问题？我哪里做错了？为什么我总是犯这样的错误？"这些自我对话很严苛，而且具有自我毁灭性，大脑非常擅长给我们提供自己做得不好的证据，并编造扭曲的故事。最后痛苦没有得到舒缓，反而自我感受越来越差。有研究表明，苦思冥想会降低我们解决问题的能力，对情感问题的解决绝对无益。

因此我们需要学习存在模式，体会和接纳此刻的自己。在存在模式中，想法只是心理现象而已，不一定是事实，我们要做的是不加评判地观察当下的想法和感受，而不是完全相信。这个视角可以帮助你了解大脑扭曲现实的过程，帮你摆脱大脑过度思考、过度分析和过度判断的自然倾向。你开始以直观感受世界，能够以一种全新的视角看待你的痛苦，以极为不同的方式处理生活难题。你不再依赖外部环境实现快乐、满足与心理平衡，你能够重新控制自己的生活。

如果说行动模式是一个陷阱，那么存在模式便是一种自由。我们需要教导临床患者允许当下的时时刻刻，全然与当下的体验共处，不再战斗或逃跑，而是相信身体的智慧，这样简单的转变可以为临床患者带来与痛苦经验相处的一种崭新的模式。

三、课程实操

（一）教师准备

1. 课程环境准备　适宜的场地、瑜伽垫、直靠背的座椅、白板、笔、板擦儿。
2. 课程资料准备　课程讲义、家庭作业记录表。

（二）课程流程操作

1. 身体扫描练习　在身体扫描之前，带领人应请"在家练习身体扫描少于三次以及大于等于三次"的学员依次举手示意，以了解大家课后练习情况。接着，请学员回想在家练习时是否顺利，并思考练习身体扫描的目的。此外，带领人应告知学员从第二课开始，每次课程都以 20～30 分钟的身体扫描练习为起点，这种课程结构与其他课程不同，它更加强化课程的体验性质，为学员以直接的、直觉的正念探索方法来了解自己以及分享个人体验提供了一个机会。

（1）指导语见第三章第二节"正念练习的实践方法"。身体扫描后带领大家做两式八段锦，活动一下身体："调理脾胃需单举""五劳七伤往后瞧"，每个体式做六遍。

（2）分组讨论：学员两两一组，对练习感受进行分享

（3）探询与答疑：身体扫描之后带领人引导学员分享经验感受，可以询问学员做完身体扫描的练习，大家体验到了什么或者有什么样的感受？例如：

学员1：不知道觉知到底应该怎么做，也不能理解。

带领人：觉知是自然地呈现，不是靠想的，比如"拍手"，所有人试一下，有什么感觉？

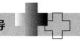

学员 1：感觉手心疼。

带领人：这就是直接的体验，这就是觉知，有就有，没有就没有，不需要对抗自己的念头；不是不能够分心，而是当分心的时候能够及时地知道。

学员 2：我有 2～3 个问题。第一个问题，有没有标准和等级评判目前所处的状态是合适的还是不合适的。比如吹气球，我不知道吹多少气，吹多少时间，不知道这个度是什么。

带领人：嗯，好，我们先一个一个来。你刚才使用了一个很形象的比喻，能不能说得更具体一点？

学员 2：因为这一周之内几乎每天都做正念练习，总共四五次，我能感觉到自己可以快速地沉浸下来，越来越能感觉到身体的某个部位，但是自己不太能知道自己练习的方向是不是对的，以及身体扫描练习过程中对身体觉知的清晰程度是不是对的。

带领人：嗯，我觉得你很擅长使用比喻，很好。对于练习的标准：首先，在练习里边有没有觉察；其次，练习时有没有放下评判，只是单纯地体验，防止引发一系列反应。另外，你的觉察是否在工作，而不是思考在工作。最后，练习时放松也很重要。

学员 2：第二个问题就是，如果太放松地练习，睡着怎么办？

带领人：放松会容易睡着也是练习体验的一部分。

学员 2：第三个问题就是：如果今天练习睡着了，以后练习我需要努力避免睡着吗？还是努力去迎合？

带领人：出现这个体验已经成为现实了，我们要接受它。下一次练习时让觉醒多一些，要走"中道"。既不是很紧绷，又不至于太放松，昏昏欲睡。当你知道自己睡着，这已经是对的了。

学员 3：第一个分享：我觉得在带领人指导下的练习和自己在家练习是不一样的。在家练习还是容易走神，而在您的带领下感觉会好一些。第二个分享：练习时脑子里总是在想事情，但是我能够觉察到。比如从脚趾到头顶的觉察都是可以的，就是脑子里一直在想某些事情。感觉身体扫描有没有感觉都是对的，有觉察是对的，没有觉察也是一种觉察。

带领人：谢谢您的问题。在练习里面我们好像在抢凳子，一位在抢凳子，另一位就抢不到；如果另一位抢到了凳子，第一位就坐不上。意思就是：在练习里边会有两种状态，第一种状态是"想"，此时这个"觉"就没有了；当"觉"坐在凳子上时，"想"就没有了。所以，我们需要让觉察的心工作起来，让它坐在凳子上。"想"不是问题，它是正常的，因为大脑本身就是这种特性，是停不下来的。不要违背这个特性，而是要理解它的"想"这个特性——凡是升起的，它总会灭去。你的担心都会虚幻的，带来的恐惧也是幻想。不要迷失在想法里边，学会不要排斥这个想法。

学员 4：今天练习总是走神，没办法将注意力集中在指导语上，我一直想跟着但是跟不上，就有点烦了？

带领人：烦的时候想做什么吗？

学员 5：想自己怎么这么不争气，一会儿就该结束了。

带领人：然后有什么发现吗？

学员 5：更着急。

带领人：其他学员会有这样的体验吗？

其他学员们：有很多。

带领人：好的，谢谢学员的分享，这是一种体验，跟不上指导语，然后就会有想法、情绪，之后会更加紧张。这是我们的大脑思维在作怪，分心不是个例，很多人都有这样的体验，这个练习就是去体验当下的任何体验，同时注意你们对这种体验的反应，这是心习惯做的事情。

2. 家庭作业回顾和常见困难

（1）带领人与学员共同探讨上周家庭练习中的所感和所惑，例如：

学员1：注意力集中在脚上时，腿会特别难受，必须睁开眼睛才会好一点。

带领人：能描述一下吗？是一条腿还是两条腿呢，不舒服的感觉会有变化吗？

学员1：感觉酸或者麻，两条腿都有可能出现，这个感觉会有一点点变化。

带领人：接受这种感觉。你能接受吗？

学员1：之前试过，没有效果，但是离开脚就会好一点，就会比较顺畅。

带领人：好，谢谢大家的分享，很多时候学员会对自己的练习产生疑问，不知道自己做得对不对。正念里是直接体验，不需要评价，出现的任何感觉只需要觉知，对身体的任何感觉保持接纳，不要排斥他。如果不能聚焦在具体的点的时候，可以从大的方面去觉知，比如"如果觉知脚趾难受，那么也是可以直接觉察整只脚的"，温和地对待身体的体验。

学员2：我做了喝咖啡的练习。原来喝咖啡是一边喝咖啡一边看手机或者是看资料，这周喝咖啡就开始注意放了几勺咖啡、几勺伴侣，喝的时候感觉不同比例给自己带来的感受，感觉开始专注做这件事了。这周很自然地品味这个过程，心情变得平静了，感觉这一周的工作也变得顺畅了很多。

带领人：当我们专注在一件事的时候，我们的心开始发生变化，对注意力会有越来越多的觉察，做很多事情的时候都会这样。很多时候注意力是飘忽不定的，但是在专注做事情的时候心会安静下来，也会觉察到很多发现，这对自己和做事情会有好处。

（2）家庭练习常见挑战

- 学员拘谨——带领人引导：在首次家庭练习回顾中，学员有可能会比较拘谨，对于反馈有一些被动，带领人要进行引导，强调完成作业是很有用的。即便时间很简短，但是与已完成作业的学员一同研究可强化已完成作业学员的努力，还可给未完成作业的学员以动力。
- 学员困难——带领人解惑：分享家庭作业练习情况时，通常学员会提出一些困难。因此第二周课程的一个重要环节就是对学员体验的好奇且不对其加以评判，认可并讨论这些困难和问题，澄清学员对正念的各种误解。正念是个宝，自己可以去找。刚开始会遇到阻力，怀疑自己为什么没有别人的体验，总是想要好，是练习的很大的阻力；放下期待与目的，轻松温柔地觉知。
- 最为常见的问题：本周课程中出现的最为常见的问题：昏昏欲睡、身体不适、困倦/不困、焦虑、自我评价，及对练习会产生平和和放松感的预期。

3. 心理教育　本部分将通过两个练习让学员明白情绪、想法、身体感受是相互影响的，学会觉察和区分三者，能让我们打破循环，有觉知地回应当下。

（1）想法影响感受：街头偶遇练习

本项练习是让学员观察大脑对模糊刺激的初始反应，明确涌出的各种想法、情绪、身体感受和行为，了解对事件的想法影响着情绪的好坏。学会区分想法和感受，可以让我们去区分情绪，不同的想法对同一事件有不同的解读和感受。如何看待/解读这个事件，决定了你会有什么样的感受或接续反应。要早一点发现我们内在独白是困难的，因为它可以自动地就发生了，在我们还不知道怎么回事的时候，它已经将我们制伏，让我们一直"活在头脑中"。所以我们要学会仰赖内在觉察力去识别第一念。

理解了这一点对克服练习及日常生活中的阻碍很有帮助。想法和情绪之间的联系是情绪障碍的认知模型的基本假设。带领人可以将这个练习的存在告诉学员，给学员提供不同类型的学习机会，让他们认识到这与每日练习的强度相关，那么学员就更有可能将练习泛化到日常生活中去。

街头偶遇场景

带领人指导学员采取一个舒适的坐姿，自然地呼吸，感受气息进入身体，感受气息离开身体，在一呼一吸之间感觉到自己的存在。想象自己走在一条街道上……看到街道的对面有一个熟人……你跟他/她微笑，挥手打招呼……他/她没有反应走开了……你现在是什么感受？……这时候你的脑海中在想些什么？你想做什么？身体有什么感觉，有没有任何躯体不适？……轻轻地睁开眼睛。

学员分享感受

接下来，带领人组织学员进行感受的分享（表6-1）。利用写字板记录下来的内容引导学员开始将它们区别开来，将大量涌现的看似自动且过于强烈的体验抛开。学员还可能发现事件、想法、情绪、身体感受和行为是如何相互诱发而发散的。我们的情绪是情境加上对情境的解释（图6-6）。

重要的"第一念"：我们对周围所发生的事情会有初始反应——解读、判断、评论、习

表6-1 带领人解读 A-B-C 模式

情景	想法	情绪
一个你认识的人路过街道，你对他挥手微笑，他没有反应，直接走开了	可能他在想事情，忽略了跟他打招呼	没有什么特别的感受
	他当时没有看到我，他在想他的事情，是不是遇到了麻烦	有点担心他，身体的感觉——感觉胸口有点发紧
	可能他没有看到我跟他打招呼，是不是声音太小了，他没有听到	心里有点着急，失落
	想知道为什么很想追上去，又不会追上去	失落，低落—双腿沉重
	是他没看见我还是我认错人了？	嗓子不舒服、鼻子发酸、失落、心酸
	我当时想到是一条落满梧桐的街道，当时有点黑，我一下子就很害怕。后来说看见熟人时，脑子里出现我同事的身影，她没理我，我当时想到她好忙，好匆忙	胸口呼吸发紧
	我想到我们没在一个空间，她压根就看不到我	胃部不适，非常难受，心里感觉很着急
	我觉得那是对我的不尊重。但是我也会想他是不是不舒服	内心沮丧和失望。当我想"是不是他不舒服"的时候沮丧和失落会好一点

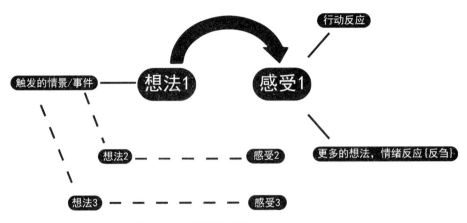

图 6-6　内心运作"程序"之：A-B-C

惯化的思考方式或思维倾向（夸大、过分确定等）。夸大思维如"有灾难性的想法""这个事情太糟糕了""我一无是处""天一定会塌下来"，此时，第一念在放大这件事情，而且有可能你正在用一种错误的方式去解读这件事情自己却不知道。有可能此件事情属于"小事情"，但是自己的反应放大了这件事。这最终会给自己带来内在的压力和情绪。世界对所有人来说都是一样的，但是我们会有不同的看待世界的方式。最终这个世界消失了，仅存留了自己的世界（图 6-7）。因此，**你如何看待 / 解读这件事情**（"他没有反应，直接走开了"）**决定了你会有什么样的感受或接续反应**。

所以，如果自己有负性想法时，可以反过来思考是否自己切入的角度出现了问题。当你对自己以及自己的生活有不好的感受时，同样要反过来问自己。通常，我们会认为"自己的想法 / 观点就是对的"而导致不会反思，所以我们经常会迷失在念头 / 想法中。这也是我们在"身体扫描练习"时要频繁地唤醒自己的原因。

（2）心情影响想法：办公室情景练习（图 6-8）

情景一：你刚刚因为工作和同事吵了一架，正感到情绪低落。过了一会儿，你在办公室看到另一个同事匆匆离开，说他 / 她有事。你会怎么想？

情景二：你和一位同事刚刚因为工作出色而得到表扬，你感觉很高兴。过了一会儿，你在办公室看到另一个同事匆匆离开，说他 / 她有事。你会怎么想？

不好的感觉通常会引发我们一系列的想法，包括评价、判断、解读等。这些反应通常是快速、自动发生的，我们在培育对这一心理模式更快地觉察，这样便不会成为自动思维的受害者，也获得更多的自由和选择（图 6-9）。

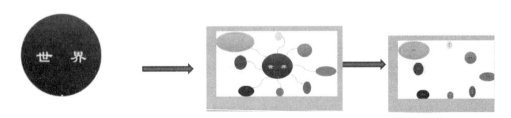

图 6-7　看待世界的不同方式

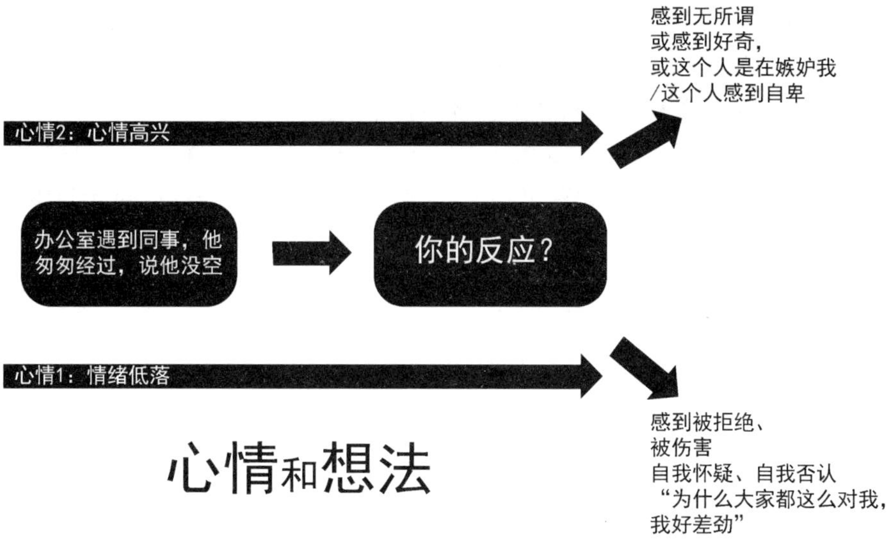

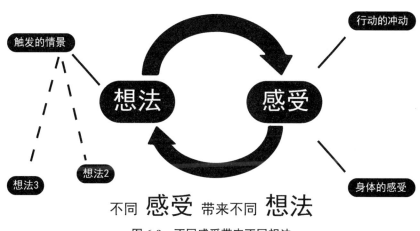

感到无所谓
或感到好奇，
或这个人是在嫉妒我
/这个人感到自卑

心情2：心情高兴

办公室遇到同事，他
匆匆经过，说他没空

你的反应？

心情1：情绪低落

感到被拒绝、
被伤害
自我怀疑、自我否认
"为什么大家都这么对我，
我好差劲"

心情和想法

图6-8　心情影响想法

内心运作"程序"之：A-B-C

触发的情景

行动的冲动

想法　　感受

想法2

想法3

身体的感受

不同 感受 带来不同 想法

图6-9　不同感受带来不同想法

4. 静坐观呼吸　虽然学员在接下来的一周每天要做身体扫描练习，但是我们需要准备从身体扫描形式过渡到冥想形式。在冥想的过程中，注意力聚焦在某一个单一的点上，因此，我们以一个简短的静坐观呼吸结束第二次课程，时间大概 10 分钟，将对呼吸的觉知作为主要目标。呼吸是训练参与者在那些旧有的心理习惯出现时及时识别它们。

（1）静坐呼吸的目的：

● 从身体扫描练习过渡到冥想形式。

● 更好地觉察呼吸。

● 训练学员及时识别旧有的思维习惯。

（2）静坐呼吸的注意事项：

● 坐在垫子上时，使膝盖低于臀部，帮助我们更好地保持放松状态。

- 注意腰背挺直，但不要僵硬，保持头、脖子和脊柱处于一条线上，肩膀放松。
- 整个过程注意觉知呼吸。
- 无论注意力游移到哪里，及时地把它带回到呼吸上。

5. 慈心禅 本次课程将引入一个新的练习——慈心禅，在第二课中，我们将从把祝福送给恩人和自己开始。在接下来的课程中，会逐渐增加难度，最后会依次将慈心送给恩人、自己、亲朋好友、中性情感的人、有过不愉快的人、团体成员和所有人。

（1）慈心练习的益处：

- 增强积极情绪，减轻负面情绪。
- 调动迷走神经，提升积极情绪和社会连接感。
- 减缓偏头痛症状。
- 减缓慢性疼痛症状。
- 减缓由创伤引起的应激障碍症状。
- 激活大脑中的同理心和情感处理。
- 减缓生物性衰老。
- 减少自我批评。

（2）注意事项：

- 祝福自己不是自私，而是自我慈爱；只有对自己慈爱，才会对他人慈爱。
- 慈心祝福的词不用太多，简单重复，不是碎碎念或长篇悼词。
- 送祝福时，不要期待对方因为自己送了慈心祝福，就要有所不同。送祝福就是单纯地送祝福，没有别的意念、想法或期待掺杂其中。
- 心意纯正，不要刻意和勉强。送完祝福就放下，不要有期待或想象。
- 日常生活中的慈心禅很简单，随时可以送。不用念出声音，没有固定句式，当下想送什么就直接送出。

（3）指导语：参见第三章第二节"正念练习的实践方法"中"慈心禅的具体操作步骤"。本次课只需要将祝福送给恩人和自己，请对完整版指导语做出相应删减。

（4）讨论：围绕"对恩人和自己送祝福的感受"进行讨论，也讨论送祝福的困难之处；邀请学员承认这份困难，并且将相关的感受也同样拥抱在慈心当中。鼓励大家坚持练习，不断送出祝福，会越来越自然。

四、布置家庭作业

第二周课程强调活在头脑中，在驱动模式下，我们只是透过想法，间接地用概念化的方式"知道"我们的经验，这也意味着我们很容易迷失在反复思考和焦虑之中；对身体的正念，提供给我们一种机会来探索一个新的方法，一种直接的、直观的了知，也就是"经验式"认识。从"直接经验"来认识自己提供了一种方法，让我们练习放下思考，转而和身体的直接觉察做连接。

（一）身体扫描并填写家庭作业记录表（详见附录）

在我们下次见面之前做身体扫描 6 次，每天 1 次，并填写家庭作业记录表，记录下你的反应。

（二）正念呼吸10分钟并填写家庭作业记录表

每天用这样的方式与你的呼吸待在一起，可以让你有机会不需要做任何事情就可以觉知到当前的情感。每天花10分钟练习"觉知呼吸"，可以跟着引导语去做，也可以自己做。

（三）愉悦事件记录表（详见附录）

每天详细地记录一例愉悦事件，如日常生活中特定的正念对象：刷牙、洗碗、洗澡、倒垃圾、给孩子读书、购物或吃饭等。这样会让你变得更能觉知你每天经历愉悦事情时的想法、情绪以及身体感受。随着长期练习，你会理解体验不是想法、情绪及感觉的统一，而是它们一系列分享的元素。此外，记录愉悦事件允许我们以一种无威胁的方式对抗包括体验在内的一切想法、情绪和感受，将对身体的觉知与对躯体的反应和日常生活事件的反应联系起来。

（四）分享诗歌，结束课程

题西林壁
——苏轼（宋）
横看成岭侧成峰，
远近高低各不同。
不识庐山真面目，
只缘身在此山中。

游山西村
——陆游
莫笑农家腊酒浑，丰年留客足鸡豚。
山重水复疑无路，柳暗花明又一村。
箫鼓追随春社近，衣冠简朴古风存。
从今若许闲乘月，拄杖无时夜叩门。

五、本节课常见问题解答

Q1. 为什么练习开始之后就经常做很长很辛苦的梦？
一般来说，做梦跟这个练习不会有特定的联系，不用太理会，继续练习就好了。

Q2. 对于规律性的练习，是不是需要固定时间、固定练习音频以及固定1项非正式练习？
不一定。如果能规律地做，可以去做，这样做心身比较有纪律、有秩序。长期规律地做，能不断积累定力，对心身和生活都有一定积极影响，也能在规律性的练习中看到积累的效果，看到成长。当然，别死板就好了，灵活一些。对于非正式练习，如果有意识作为一个特定练习的话，可以选择一种，不用太多。至于日常生活里，多一些觉察，随意就好。

Q3. 关于"睡着""分心"与"评价"？
无论发生什么（比如你睡着了，不能聚精会神，想着其他东西或把注意力集中到了身体错误的某个点上，或者感觉不到任何东西），只要去做就行！这就是此刻的体验，觉知他们就可以了。如果你分心了，留意这些想法（作为过往事件），然后将觉知温和地带回身体扫描上来。不要有"成功""失败""做得好"或者"试着净化身体"的想法。这不是竞赛，也不是需要你付出努力才能掌握的技能。唯一的要求就是保持规律性地频繁练习，只要带着开放、好奇的心态去做就可以。

Q4. 身体扫描练习时应该有什么样的态度？

不要期望身体扫描能给你带来些什么，而是要把它想象成你播下的一颗种子。你越是干预它生长，或者说拔苗助长，它就越长不出来。对于身体扫描来说，给它合适的条件——平和、安静、有规律、频繁地练习就足够了。你越是期望着它能为你做些什么，就越不可能。每时每刻都尝试以这样的态度来对待你的体验，那就是"好，现在这件事就该是这样"。如果你总想避免不愉快的想法、情绪或躯体感觉、心烦意乱的感觉，只会让你做不了任何事。有意识地觉知，不用努力，保持在此时此刻，接受此刻发生的事情，去做就行。

Q5. 对于静坐时出现画面（如坐在飞机上往下俯瞰、流动的白云、白云下是森林、画面从右往左移动），这正常吗？需要继续跟着画面吗？还是提醒自己回到呼吸上？

那是大脑的活动，有时候是一些想法，有时候是一些画面和影像，觉知它们，不去跟随，心醒过来，回到呼吸就可以。

Q6. 对于大脑涌现过去多年的记忆是否要去探索？

有时候一些体验就像"不请自来"的客人一样，让我们猝不及防，尤其是那些我们不喜欢的"客人"。但不管怎样，不论何时，我们都欢迎它们的到来，在门口"笑脸相迎"。我们练习的过程就是这样，来来去去，有时候去探索，有时候退回来，进进退退，起起伏伏，这就是成长的过程。有需的时候，可以单纯回到呼吸的这个小船，觉得内心宁静安稳的时候，则可以去探索。分享一首诗：耳目见闻为外贼，情欲意识为内贼（来自《菜根谭》）。只是主人翁惺惺不昧，独坐中堂，贼便化为家人矣！

Q7. 担心自己"分神少了会学偏"，且观呼吸时没有体验？

多积累经验，不管好的坏的统统都收下。深水养大鱼。让各种各样的经验多多发生，好的坏的都可以，训练用一颗平常心去面对。其实，经验本身并不重要，重要的是我们如何看待经验。不用担心学偏，去做就好，有问题再交流。

第四节　第三课：有觉察地回应压力

一、主题

在快速发展的今天，压力无处不在，我们很难回避压力，并且压力也不会简单地消失。从根本来说，压力就是生活的一部分，我们无法逃避。有些人会选择抗拒压力，拒绝体验生活；另一些人则用另外的方式麻痹自己，以逃避压力，这是人类很自然的反应。然而我们会发现，逃避压力并不是最佳选择，这样的反应会给我们带来更多困扰，因为压力不会因此消失，我们却失去了体验生活和自我成长的机会。面对压力，并且有觉察地回应压力，是克服问题的唯一办法。本节课将带领学员觉察压力下的身心反应，并且学习如何用一种新的方式面对这些身心体验。

二、课程实操

（一）教师准备

1. 课程环境准备 适宜的场地、瑜伽垫、直靠背的座椅、白板、笔、板擦。

2. 课程资料准备 课程讲义、家庭作业记录表。

（二）课程流程操作

1. 呼吸静坐练习 呼吸的练习可以唤醒我们的心，让我们的心回来觉知自己，透过呼吸看到我们的心多么容易停留在念头里。练习不是禁止自己分心，而是分心的时候自己能够觉察。每个人对呼吸的态度体现了一种对自我和世界的态度：对于一个人的情感生活来说，专心简单事物比分析复杂事物更加有效。而且，因为每个人一生都在呼吸，所以呼吸可以和许多不同情境联系起来，有许多转换的可能。最重要的是，呼吸提供一个机会，让人有目的地重复练习从一种心理模式中分离出来并进入另一种心理模式，即从一种可能增加反刍的模式切换到强调直接经验的模式。

（1）指导语见第三章第二节"正念练习的实践方法"。

（2）正念沟通：学员两两一组，以正念沟通的方式对练习感受进行分享。

（3）探询与答疑：呼吸静坐之后带领人引导学员分享经验感受，可以询问学员做完呼吸静坐的练习时，大家体验到了什么或者有什么样的感受？例如：

学员1： 我对呼吸的专注力还是比较高的，导致我在做练习的过程中有时候不知道该怎么呼吸了。在腹部呼吸的时候，我一度感觉自己的呼吸频率不对，甚至感觉到有点恶心，胃部也不舒服，后来我尝试将呼吸转移到鼻腔上才好一些。后来将呼吸转移到身体上的时候，我觉得我的背部有一些不适，我想着坚持一下，但是还是不舒服，后来我就尝试着调整了一下姿势，不适感就很淡了，不明显了。我练正念呼吸有一段时间了，我一直没有调整好自己对于呼吸太用力这件事，觉得自己在练习过程中不是很自然。

带领人： 很多人可能都会有这种感觉，不会一直有，但是只要我们一心去专注的时候就会有。我们的心里越想去抓什么，我们就会感觉越用力，呼吸也一样。这样的情况是正常的。您刚刚说到的当腹部呼吸不自然的时候，转移到鼻腔呼吸，这样是可以的。我们的练习原则上是在身体的任何部位去觉察都是可以的。您刚刚说的紧张感，一般说在练习的初期可能都会有。另外，就是我们可能在练习的过程中投入了太多的期待，这个期待有一个模式是我想要怎么样？我们可以去观察这个模式，就是一旦我们心里想要去"抓"，我们的身体就会受苦。

学员1： 那正念呼吸我们不去"抓"，还要去体验这种感觉，那是一种什么感觉？

带领人： 我自己的体验是一种若有若无的，不要总想去执着于"有"，那样就会让我们紧张，生活也是如此。不要把正念练习当作一个任务去做，否则就理解错了。

学员1： 我可能自己会有一个预期，我练习正念对我自己来说就是想从焦虑情绪或负面想法中跳出来，可能我太执着于此了。

带领人： 刚才我们也说到，如果我们散乱在自己的想法中就做不到觉知；另外一方面就是我们太紧张、太执着也不能觉知。所以既不要散乱也不要紧盯。

学员2： 我今天练习的时候感觉非常不好，从一开始的时候就很烦躁，坐不住，然后我就尽量调整呼吸，跟着老师的指导语走；到十分钟的时候，我就感觉更加坐不住，然后腰也疼，背也疼，脖子也酸，脑子里特别乱，有很多想法就冒出来，感觉都听不见引导语了，我自己就会很排斥这种感觉，就会调整呼吸，慢慢就能静下来一点点；大概一分钟左右，烦躁的感觉又开始出现了，特别特别烦躁；然后又听不见引导语了，等到20分钟的时候就彻底坐不住了，感觉哪哪都疼，就起来走动一下，又坐下来调整呼吸，大概到结束的时候会好一点点。就感觉自己思绪也静不下来，情绪也静不下来，哪哪都疼。

带领人：刚刚这位学员讲到烦躁，烦躁是一种不安宁的感觉，练习过程中感觉到自己有烦躁感觉的请举手。很多人都在举手，包括我自己也有这种感觉。烦躁是我们在练习过程中经常会遇到的一个敌人，我们要试着去把这个敌人变成客人，遇到敌人的时候我们通常是想把它消灭，在正念练习过程中我们如果想要去消灭或排斥这个烦躁，通常的结局是更加烦躁。烦躁是一种焦虑和不安宁的感觉，当这种感觉出现的时候，我们可以试着去觉察它在我们身体的什么位置，这个时候我们可以脱离指导或把指导当成一种背景音乐，去探索和观察烦躁本身，比如烦躁体现在肩膀发紧或微微出汗，去把烦躁带给身体的任何影响通通探索一遍，去观察它，并且我们尝试着去友好地对待这些不友好的感觉。请大家记住，在练习过程中，如果烦躁出现了，我们不要与它纠缠，不要陷入其中，这个时候你可能会开启反刍性思维模式，那个反刍可能会指向自己，负性评价自己。如果不小心陷入其中，我们还是要继续保持觉察，去观察烦躁及其引起的反刍性思维，以助于在日后我们面对情绪的时候能快速地从自动导航中走出来。所以不要急着去对抗这些烦躁，要试着去呼吸，去观察，去体会，与它相处。可能烦躁会不断出现，那么我们就不断地去与它相处，这才是我们真正的练习。

2. 立式瑜伽伸展 / 八段锦　在本次课程中，带领人带领学员进行运动中的正念练习，通常选择 MBSR/MBCT 中立式瑜伽或八段锦作为此课程的正念练习。

（1）立式瑜伽 / 八段锦的目的：

- 从静态的练习转化为日常生活中动态的练习，使学员能够逐步将正念融入日常生活当中。
- 学习在运动中活在当下，并离开自动导航的新方式。
- 培养对待不适体验和困难的开放接纳态度，学习好好照顾自己。
- 缓解焦虑抑郁情绪以及改善睡眠质量。
- 让我们看到自己旧有的思维模式——过度拉伸、奋力而为的努力。
- 在身体扫描基础上，学习如何把觉察带到身体体验 / 知觉，并"安住"在那里。

（2）立式瑜伽 / 八段锦注意事项：

- 注意姿势要庄严挺拔，有助于快速进入觉察状态。
- 严格按照步骤进行，不可随意调整或加快速度。
- 练习的过程中做到不强求，学会善待自己、好好照顾自己。
- 了解此项练习的目的不是保持身体一个姿势，直至感到疼痛，而是尽可能将注意力集中在身体上，觉知到身体强烈、痛苦的信号。

（3）指导语见第三章第二节"正念练习的实践方法"。

（4）正念沟通：学员两两一组，以正念沟通的方式对练习感受进行分享。

（5）探询与答疑：正念瑜伽之后带领人引导学员分享经验感受，可以询问学员做完正念瑜伽的练习时，大家体验到了什么或者有什么样的感受？例如：

学员1： 坐着背疼，好累……就像没支架一样，坐不住……就想垮下来……躺着，下次试试站着……

带领人： 照顾好自己。但也要学会忍耐，可以换姿势试试看，但别总想回避不舒服的感觉，因为最终我们会发现，没有一个姿势会真正躲避了痛苦，尤其当疾病来临的时候。所以，要训练自己的心，面对不适，既柔软，又忍耐。

学员1： 原来我老是想着腰，脊椎和颈部要成一条直线，纠结于这条直线是否垂直于地面。我觉得应该像军人一样挺拔，所以坐一会儿就觉得腰酸背痛。现在我纠结变轻了。我问了我爸，坐得直吗？答曰直，于是今天下午比较轻松地做完了，中间有那么一点时间觉得自己身体很充盈，感觉要飘起来一样，最后两三分钟的时候有点焦躁，感觉什么时候结束呢？是不是该结束了？然后就会出汗……最后差不到两分钟的时候破功睁眼看手机了……然后又懊恼了一下下……不过很快就放下了……全部结束以后觉得很愉快，很轻松。

学员2： 我之前练过阴瑜伽，一个体式常常要坚持五分钟，我都可以坚持下来。现在停了两年。昨晚老师上呼吸训练课时却坚持不下来，没办法跟上节奏，一直分心走神，内心杂念比较多。我感觉有些焦虑，甚至在怀疑自己的学习能力。我没办法领悟到老师的体会。

带领人： 慢慢来，别太责备自己了，重新拾起来需要有个过程。别过分批评自己，否则只会陷入情绪，还削弱自己的行动力，得不偿失。分心走神是正常的，你的学习能力也没有丢失，只是需要多一份耐心，并投入行动。老师的体会并不重要，真正重要的是你自己当下的体验。

学员3： 最近不管是练呼吸空间还是身体扫描，都当成催眠曲了，听一两分钟就睡着了。贾老师的声音超级富有催眠效果。

带领人： 如果觉得很容易睡着，大家可以试着让心独立出来，别浸泡在引导语里，把引导语仅仅当成个背景，心要独立出来，自己做主。如果累了，想休息放松的话，可以把心交给引导语。

学员3： 老师，我不是疼痛的问题。我也能静下来，虽然中途也会跑神，间或还会觉得无聊。我觉得老师说的状态接近于虚无，近似于参禅。我觉得那个状态好难，然后也会有点恐惧进入那个状态，害怕一旦进入是不是对市俗的东西比如说物质、比如说挣钱就不感兴趣了？我自己认为我还是一个市俗的人。

带领人： 这是一个想法。尽可能把它当成一些大脑活动去觉知它。觉知它，你就不会陷入恐惧中。恐惧往往是一些想法，占据了自己的心，就像装满了瓶子。

3. 三步呼吸空间——常规版

（1）三分钟呼吸空间练习的目的：

● 使用微型练习将正念练习嵌入日常生活之中。

● 学习一个与当下联系，并离开自动导航的简洁方式。

● 培养对待不适体验和困难的开放接纳的态度。

（2）三分钟呼吸空间练习的注意事项：

● 注意姿势要庄严挺拔，这有助于快速进入觉察状态。

● 严格按照步骤进行，不可随意调整或跳进。

（3）三分钟呼吸空间练习的步骤

第一步：觉察

特意采取一个挺直而庄严的姿势，不论是坐着或站着，都有助于觉察当下事物是如何进行的。可以的话，闭上双眼。再将觉察带到你的内在经验，清楚地知道，问自己："我此刻的经验是什么？"现在有什么想法正出现在你的内心？尽你所能将想法看作心理活动，也可以用语言描述它们。现在有什么样的情绪？邀请自己去面对任何不舒服的感受，或不愉悦的感受，清楚地知道它们的存在。现在有什么样的身体感觉？可以迅速地扫描身体，发觉任何紧绷或轻松的感受，清楚地知道这样的感觉。

第二步：聚焦

接着，渐渐地把你的注意力转换到呼吸，转换到呼吸本身带来的身体感觉，注意力移到靠近腹部的呼吸感觉……吸气时，感觉到腹壁扩展的感受……呼气时，缩回的感受。持续地跟随腹部的呼吸观察（也可以选择鼻腔或胸腔处的呼吸感觉），运用呼吸把自己安住在当下。

第三步：扩展

现在，把你觉察的范围扩展，将更多的注意从呼吸扩展到整个身体感觉，还有你的姿势、面部表情。如果你觉察到任何不舒服、紧张或抵抗的感受，透过吸气，将你的觉察带到那里，然后随着呼气，让自己的内心对这些感受更加柔软而开放。尽你所能，把这种开阔的觉察带到你这一天接下来的时刻之中。

4. 心理教育

（1）压力惯性反应的循环

压力源诱导自动化警觉状态：如图 6-10 所示，外来压力源以各种形式加在我们身上，我们的内心会随着对这些外在压力源的感知与反应而起伏。此外，我们的心也能自行创造各种需求，并产生相对应的能量，为自己带来全套的压力反应，即我们的内在压力源。各种内在与外来、急性与慢性压力源，会对我们的身心健康产生威胁。当我们感到压力时，会产生某种特定的惯性反应。面对压力时惯性与自动化的反应方式，很大程度上决定了我们会感受到的压力程度，自动化的惯性反应经常只会加重压力的程度，把原本简单的问题弄得更复杂，更糟糕，让我们无法看清事理或有效处理问题。

如果我们评估这个压力是一种持续性的威胁或者该压力源让自己非常心神不宁，此时，我们极可能会自动化地进入到某种高警戒的反应状态，战或逃的反应机制几乎是瞬间开启的，结果就是瞬间激起一连串生理与心理的过度警觉状态。其特征为肌肉紧绷与强烈情绪。战或逃反应意味着大脑与神经系统极迅速的骨牌效应，例如，释放若干与压力有关的荷尔蒙，自律神经的活化，下视丘、脑垂体、肾上腺等的连结反应。

高警戒反应状态能起到防御作用，但如果我们不知如何掌握与调节这样的能力，或者在没有实际、立即、紧急的状况时也滥用这样的能力，渐渐地，它就会开始控制我们的心身。但如果我们能够学习去辨识与调节各种压力反应，以一种较正念的方式回应去面对生活，这些都是可以避免的。觉察帮助我们学习从压力的直觉惯性反应中重获自由。

在练习的过程中，我们可能会经历种种的不适、疼痛或强烈的负面情绪，我们学习单纯地观察它们，学习允许它们如其所是地存在，而不对它们起惯性反应。在压力反应刚刚升起时，从自己身体与心理的反应中觉察到它们，允许它们的存在；甚至在自己可以的范围内，欢迎它们在觉察中仁慈的包容，如此一来，压力惯性反应便有机会获得缓和。

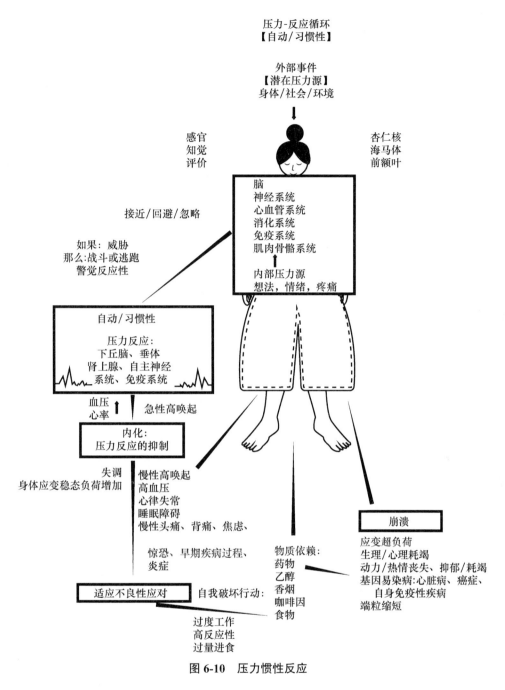

图 6-10 压力惯性反应

有觉察地回应惯性反应：如图 6-11 所示，当我们处于有压力的情景时，请让自己虽处其中却依然不偏不倚，承认现在情景充满压力，也承认内在有股想直接反应的冲动（对抗或逃离），允许自己领受当下的各种感受，例如被威胁、害怕、生气或受伤等，也允许自己领受身体所呈现的各种不舒服的感觉，练习将觉察带入此时此刻，辨识与承接一切烦乱不安和身体的感觉。换言之，就是如其所是地承接自己所有的想法、情绪和身体感觉。从直觉的惯性反应转换到正念觉察，可大幅度降低压力惯性反应对我们心身所带来的各种负性影响。

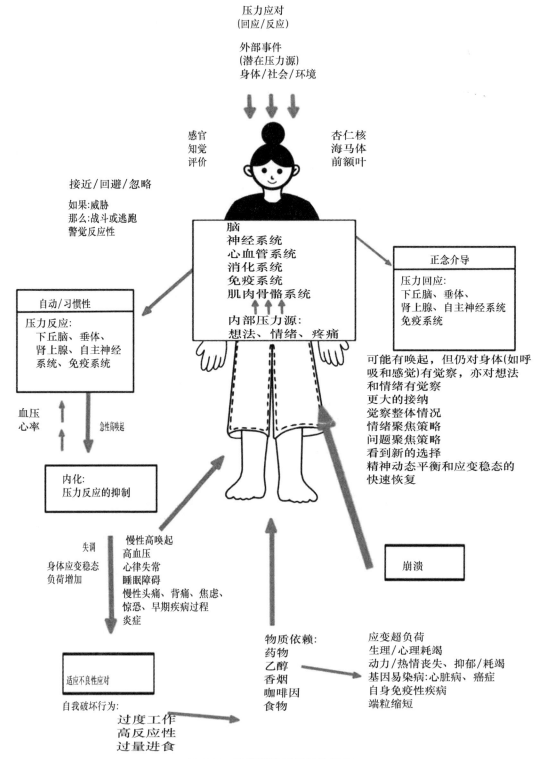

图 6-11　有觉察地回应惯性反应

　　训练自己的身体与心智，做有觉察的回应并逐步发展与强化这些能力。当处于有压力甚至是高压情形时，平时所操练出的沉着力与觉察力才能派得上用场，才能协助我们采取更平稳、更富创意的方式来回应压力。这不是一天能够形成的，需要我们不断地去训练，在日常生活中去训练，在出现情绪的时候去训练觉察。可能会挫败，但不要着急，在挫败中去学习。

带领人分享：我发现，当我相信自己的想法时，我受苦，但是当我不相信它们时，我便不再受苦；这对每个人而言都是真的。自由便是如此简单。我发现痛苦取决于我们自己的选择。我找到了一种内在的喜悦，它永远不会消失，一刻都不会。那份喜悦在每个人的心中，永恒常在。——拜伦·凯蒂《没有你的故事，你是谁？》

痛苦，通常是因为我们对于自己、他人或事情，总是执着于一个特定的想法。只要这个想法存在，它就会编造出无数的故事来支撑它的真实性。当痛苦背后的想法被撤离时，痛苦就无法再成立了。

（2）躯体感觉地图：我们常常会一股脑地将情绪都归咎给大脑，其实不对。实际上，人在身体不同部位都能感受到情绪的来袭，比如压力会集中在颈部，焦虑会袭击胃部，快乐常常充满在胸部。看过下面的人体情绪地图，你会发现"愤怒"容易上脑，是直冲身体顶端的情绪；"爱"与"快乐"则强烈贯穿全身。而"忧伤"和"抑郁"等情绪与正常状态相比，人体感觉会相对迟钝一些。

图 6-12（彩图 6-12）正是一幅人体躯体感觉地图，描绘了不同情绪在人体哪个部位呈现出最强烈的表征。充分认识到情绪所引发的身体变化，甚至还能开发潜能。

这项研究被发表在美国科学院院报上，研究者召集了 700 名受试者，让他们面对情绪相关的词语、故事、短片和表情，并报告自己身体各部位的活动强度变化，增强画在一张图上，减弱画在另一张图上。两张图叠加之后，制成一份躯体感觉地图（bodily sensation maps，BSMs）。网上所谓情绪体温的说法，乃是谣传，作者通过暖色和冷色来标识，只是一种可视化的手段，代表的是人们主观感觉到的躯体活动变化。这张图和我们平时的生活体验也的确很类似，愤怒时全身都在燃烧，沮丧时心都凉了。由于活跃用红色表示，不活跃用蓝色表

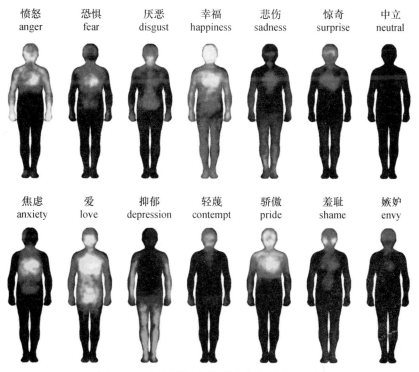

图 6-12　人体躯体感觉地图（见彩图 6-12）

示，有网友形象地总结说：害羞时好像奥特曼，感到幸福时，你就会变成能量满满的钢铁侠。

虽然每个人的情绪反应会有差异，但当研究人员将它们统一进行分析后，得到了一系列鲜明的模式，他们希望身体地图有一天能够帮助诊疗情绪障碍患者。

5. 慈心禅　在第三课中，我们将慈心禅祝福的范围扩展，相比上节课，祝福对象增加一位亲友，依次将慈心送给恩人、自己和亲朋好友。

（1）指导语：参见第三章第二节"正念练习的实践方法"中"慈心禅的具体操作步骤"，本次课只需要将祝福送给恩人、自己和亲朋好友，请对完整版指导语做出相应删减。

（2）讨论：大组分享送给恩人、自己和亲友的感受，可以询问：做练习的时候，你有什么感受和想法？对所爱之人心怀慈爱是不是比对自己心怀慈爱更容易一些？这个练习中有没有觉得困难的部分？是否能用关怀之心抱持那些部分？

三、布置家庭作业

第三周课程强调觉察压力下的身心反应，并且以正念的方式加以回应，用三步呼吸空间等练习在日常生活中保持对压力反应的觉察。

（一）身体扫描与立式瑜伽交互练习，并填写家庭作业记录表

在我们下次见面之前每天交互练习身体扫描与立式瑜伽，共6天，并填写家庭作业记录表记录下你的感受。

（二）三步呼吸空间（常规版）并填写家庭作业记录表

1天做3次三步呼吸空间（常规版），你可以每天选择三个固定的时间点进行练习（例如早、中、晚），记录在练习日志上。

（三）不愉悦事件记录表

每天留意一个不愉快事件的体验。这个不愉快的体验不一定是很重大的（不论大小），只要是让自己感到不愉快，或者有点厌烦即可。与上周的练习类似，这个练习邀请你有意识地、用不同方式进行注意——有意识地将注意转向不愉快的体验（与我们习惯的反应不同），看看能否意识到这些体验的不同方面——痛苦感受本身，围绕的其他感受、心智冒出的任何想法，及身体感觉等。使用不愉悦体验记录表里面的问题，将意识聚焦于体验发生时的细节。用这个表来敏锐觉察一天之中一件不愉快事件发生时，你对它的想法、情绪和身体感觉。注意此经验，越快觉察越好，记下细节（例如：当时想到的字句或图像，以及身体感觉的确切性质与位置），觉察是哪些不愉快事件惹恼你或让你不高兴。

（四）分享诗歌，结束课程

我允许

作者：海灵格

我允许任何事情的发生
我允许，事情是如此的开始
如此的发展，如此的结局

因为我知道，
所有的事情，都是因缘和合而来
一切的发生，都是必然
若我觉得应该是另外一种可能
伤害的，只是自己
我唯一能做的
就是允许
我允许别人如他所是
我允许，他会有这样的所思所想
如此地评判我，如此地对待我
因为我知道
他本来就是这个样子
在他那里，他是对的
若我觉得他应该是另外一种样子
伤害的，只是自己
我唯一能做的
就是允许
我允许我有了这样的念头
我允许，每一个念头的出现
任它存在，任它消失
因为我知道念头本身本无意义，与我无关
它该来会来，该走会走
若我觉得不应该出现这样的念头
伤害的，只是自己
我唯一能做的
就是允许
我允许我升起了这样的情绪
我允许，每一种情绪的发生
任其发展，任其穿过
因为我知道情绪只是身体上的觉受
本无好坏
越是抗拒，越是强烈
若我觉得不应该出现这样的情绪
伤害的，只是自己
我唯一能做的
就是允许
我允许我就是这个样子
我允许，我就是这样的表现
我表现如何，就任我表现如何
因为我知道

外在是什么样子，只是自我的积淀而已

真正的我，智慧具足

若我觉得应该是另外一个样子

伤害的，只是自己

我唯一能做的

就是允许

我知道

我是为了生命在当下的体验而来

在每一个当下时刻

我唯一要做的，就是

全然地允许

全然地经历

全然地享受

看，只是看

四、阅读材料

（一）没有你的故事，你是谁？

我发现，当我相信自己的想法时，我受苦，但是当我不相信它们时，我便不再受苦；这对每个人而言都是真的。自由便是如此简单。我发现痛苦取决于我们自己的选择。我找到了一种内在的喜悦，它永远不会消失，一刻都不会。那份喜悦在每个人的心中，永恒常在。

——拜伦·凯蒂《没有你的故事，你是谁？》

（二）想法只是想法

想象一下这样的场景：丈夫和妻子在厨房里。一个人说："晚餐你想吃鱼还是喝汤？"另一个就答："都行。"这对夫妇在寻求婚姻咨询时是这样回忆这件事的。妻子说："当我问他晚餐想吃鱼还是汤时，他说他无所谓。"而丈夫的记忆里却是："她问我想要什么，我说她煮什么东西我都喜欢；而且我当时正准备帮忙。"这表明，一件相同的事情有不同的解释是多么常见。

当我们在想法和逻辑思维中迷失自己的时候，在一个很短的时间里，我们的确能被带得很远，我们不知不觉中跳上了一列联想的火车，并不知道目的地在哪儿。路上我们可能醒过来，意识到我们已经乘上了不知不觉的想法列车，这时，我们便可以选择在某个站点下车，或是决定继续考虑感觉需要考虑的问题。

想法有非常强大的力量，影响我们如何感觉、如何行动。这些想法往往不知不觉产生，然后就自动运行。但是通过一次又一次的觉知，我们识别出穿梭在心中的想法和影像，然后将注意力带回呼吸或回到此时此刻，这样做就可能让我们与这些想法保持一定的距离来观察它们。我们也可以从蛮横专断且自动的"迷失在想法（跑出去想）"的固有思考形态中解脱出来，这让我们认识到除了这个想法以外，存在其他看待事物的方式，这样我们就能够不再受旧有的自动化的思维控制。

最重要的是，我们最终会深刻地领会到，所有想法都只是心理事件，想法不是事实，想法也不能够代表我们本身。

无法将事件以及对事件的诠释分开，对很多人来说会造成大问题。容易罹患抑郁的人，经常使用自我否定的方式来诠释事件。他们的想法像是专门用来攻击自己的宣传口号。各种事实、混杂着自我攻击（自责、自罪、内疚）的想法，对自己带来破坏，最后得出结论，像是"我没用""我做得不好""我是失败者"，或"如果大家知道我真正的样子，没有人会想要理我"……于是，心智上演了一连串负面的自我攻击骂战，而且很难减缓，因为所有未来的事件都会加剧这场骂战：与戏码相反的信息会被忽略，相符的讯息才被接受。

（三）多思则惘

能够思考把我们人类和其他物种区分开来，这种能力是如此神奇超凡，无与伦比。但是，一不小心，我们的思考就很容易把生命中其他同样宝贵神奇的东西排挤出去。清醒经常是第一个牺牲品。

觉知不同于思考。觉知存在于思考之外，它更像一个能够盛下思想的容器，帮助我们看清思想就是思想，让我们不至于把思想当成现实而沉醉其中。思考着的心有时是零乱的，碎片一般，这是思想的一个特点。但是，对想法的觉知可以帮助我们梳理每时每刻的思想，帮助我们认识到即使在这些碎片中，我们最基本的天性也是完整合一的。

觉知没有被我们思考的杂乱所限制，它本身就是一口锅，把所有思考的碎片揽于怀中，就像汤锅装着剁碎的萝卜、绿豆、洋葱等杂烩，把它们熬为一体，煮成一锅汤。但是，觉知是一口神奇的锅，特别像魔法师的锅，什么也不做，甚至锅底下不生一把火，就可以煮东西。觉知只要存在，它就自己煮食。当你把思想的碎片装在"觉知的锅"里，你只需搅拌这些碎片就行了。无论是精神的还是肉体的产物，只要进了锅里，都会成为汤的一部分。

练习不是让你思考更多来改变你的思想，它只是观察思想。这种观察是包容。观察你的思想，不被拖连进去，你就能深刻地领会怎么解放思想，从而帮助你免遭那些思想模式的囚禁。那些经常强占着我们内心的思想模式是如此狭隘、荒谬、自我、故步自封。

看待练习的另一种方法是把思考过程本身看成是瀑布，滔滔不绝倾泻而下的思想之瀑。练习的时候，我们位于思考之外或之后，如同你在瀑布后面的山洞里或岩石边，找到一个有利位置。我们身居急流之外，但是我们仍能看见瀑布，听见水声。以这种方式练习，我们的思想模式会自动改变，从而在我们的生命中获取完整，培养理解和同情之心。

但是这种改变不是用一种我们认为可能更纯正的思想去代替另一种思想，而是理解思想作为思想的本质以及我们与它的关系，这样，思想才能够为我们所用。如果我们决心积极思考，可能有用，但这不是练习，只是意味着思考得更多。我们容易成为消极思考的囚徒，同样容易成为所谓的积极思考的囚徒。积极思考也可能是狭隘的、零碎的、荒谬的、梦幻的、自我的。因此，同时需要有另外一种元素来促成我们生命中的转变，带领我们超越思想的局限，那就是如实觉知它们。

（四）对待想法

内心的思考有意识或无意识地普遍影响着我们的生活，我们都在此花了人生大部分时间。但觉知是一个不同的过程，它不涉及不着边际的想法或反应。因为觉知不是思维，而是通过连续的无声观察，了解想法出现、变化和消失的一种方法。我们不必与想法抗争或审判它，只是一旦注意到它们出现时，选择不追随想法而已。

现在花一点时间直接看看出现在你内心的想法。作为练习，你可以闭上眼睛，想象自己坐在电影院里观看空白的银幕，只等待想法的出现。因为你除了等待想法出现外没做任何事，所以你可以很快地觉知到它们。它们到底是什么？它们怎么了？想法就像魔术展览一样，当我们迷失其中时它仿佛是真的，但在审视之下它又突然不见了。

如果我们能处于清醒的、坚定的立场，只看着想法出现和经过，那么出现在内心中的任何想法就都不是问题了；我们可以把想法仅仅看作一种短暂的展现和参考。因想法而行动，因行为导致各种后果。我们会投入哪种想法中？我们的主要任务就是看清楚它们，使自己能选择哪一种想法去行动，哪一种只是顺其自然。

（五）语录——卡巴金

1. 每当我们停下来静坐，沉思默想，感觉到呼吸的流动，我们就是在培养耐心这种品质。练习时拥有的耐心，自然会延伸到我们生活中的其他时候。我们知道事物总是按照本性展现自身，我们也应该让我们的生命以同样的方式展示。不必为了某种目的而让焦虑和渴望主宰我们的心境，即使此刻痛苦缠绕。当进则进，当退则退。我们也知道何时不该进，何时不该退。（卡巴金）

2. 耐心就是这样一种基本的态度。如果你一心一意培养耐心，你就是在培养正念，你的练习也将逐渐变得丰富成熟起来。最终，如果你真的不想在此刻有所欲求，耐心自然不请而来。记住，事物总是在属于它的时间里展示自己，四季枯荣自有时，春天到了，小草自然会生长。匆匆忙忙总是于事无补，而且让我们和周围的人烦恼丛生，痛苦不堪。（卡巴金）

3. 如果你坐下来修习，哪怕就一会儿，都将是一次"无为"的体验。不要认为"无为"是无所事事的代名词，理解这点是极其重要的。这两者简直有天壤之别。意识和意念在"无为"中很重要……内心体验在这里至关重要。我们经常所讲的正规练习，是指有目的地抽出一段时间，停止所有外界行为，培养宁静的心境，除了一心一意地沉浸在当下，没有任何别的事情缠绕。什么也不要做。也许这样的无为时刻才是一个人所能给自己的最伟大的礼物。（卡巴金，无为之誉）

五、本节课常见问题解答

Q1：关于正念旅程。

我们将开始一段旅程，一个深入自我内心的旅程，一个深究"自己是谁"和"自己为何"的旅程。踏出第一步并不容易。一开始，通常都会散乱，昏睡，厌倦，懒惰，疑惑，也可能彻底后悔。要我们着手去训练和净化心灵，并不是件容易的事。除了我们自己之外，没有任何人可以替我们练习。要耐心，要亲自实践，把每一个当下，都当作接近自己的好机会。

Q2：对于练习时出现的种种不舒服，该如何看待？

"……我讨厌膝盖疼痛……真的很无聊……我喜欢这种安静的感觉……昨天，我练习很好，今天，却很糟糕……这对我没用，我不擅长这个……"概括为一句话：我不好。这种思考习惯主宰了你的精神世界，令你心力交瘁，如同头上顶着一筐石头，让你疲惫不堪。放下这筐石头，你会感到轻松。想象一下，当你停止一切判断，让每一刻顺其自然，而非努力辨出个好坏的时候，你的感觉会怎样？那是一种真正的平静，真正的自由。

——卡巴金《此刻是一枝花》：不作判断

Q3：关于本周"不愉悦事件"。

在本周里，大家别忘了每天都有一个作业——观察"不愉悦时刻"，那时候到底发生了什么？外面发生了什么？内在发生了什么？做这个作业，不是为了让不愉悦的感觉消失，而是借此去认识自己。认识了自己，我们才有可能转化痛苦。

Q4：正念练习时情绪、身体感受有点描述不清楚，此时要去描述还是只要感受就行？

不用刻意去描述，否则容易进入思考当中，只是知道就可以，允许任何体验流动。

Q5：正念练习指导语中"回到呼吸"＝"停止念头"吗？

这个说法是错误的。指导语说放下念头，回到呼吸上，专注于呼吸，你会不自觉地把它解释为："噢，这是说，我们要停止这个念头，回去专注我们的呼吸。"我不是这个意思。我不是说你应当停止念头，我说的是专注于呼吸，这是两回事。当念头出现，不要停止它，不要增强它，不要鼓励它，不要劝阻它，什么都不要做。你的工作只是专注于呼吸，就这样。了解这个差异很重要。如果我说："停止这些念头，然后回到呼吸上。"这是一回事，但这不是我的意思。当念头出现，你要做什么？只是回到呼吸上，这是你要做的。停止念头不是你的工作，也不是这个教授的一部分。念头会出现，但你要做的只是专注于呼吸。

Q6："存在模式"是个人活在当下的良策。

要想停下手中所做的一切，其中一个良策是暂时切换为"存在"模式。将自己想象为超脱于时光之外的旁观者。观察当下，不作任何干预。会发生什么？你感受如何？你看到了什么？又听到了什么？关于停顿，有意思的是你一旦停下来，便身处当下。一切简单起来。某种意义上而言，仿佛是你死了，而世界仍在继续。在仍然活着的时候，在匆匆流逝的时光中，抽出一点来"故意死亡"，那么你会还自己一份自由，有时间品味和感受当下。这种在此刻"死亡"的做法，会使你更加精神焕发。驻足停顿的意义正在这里，不含丝毫消极。而当你决定继续前进的时候，这种前进已经跟往昔大不相同，因为你已停歇了。所以，这种停顿实际上会使你的前进更充满活力，内涵更丰富，方向更清晰。它有助于我们坦然面对前方我们为之担忧、感到信心不足的一切。停顿给我们以指引。

Q7：与呼吸的一场"恋爱"。

花一段时间，静静地坐下来，万念放下，试着跟呼吸保持联系。频繁地去做，不忘记，不离不弃——这就像是一场恋爱，跟呼吸的一场恋爱。中途可能会分心，可能有阻碍，但你内心清楚地知道：无论思绪多么混乱，情绪多么波动，呼吸，就像一位亲密恋人，一直在那里默默地等候你，等候你回来。尽管你在外面流浪很久，迷失很久，呼吸，就像一位亲密恋人，仍然会无条件地接纳你。

Q8：关注呼吸并不是我们的目的，我们的目的是以旁观者的身份观察与自己相关的一切，可以这样理解吗？

这涉及两个方面，持续跟呼吸在一起，可以培养心的安定，恢复心力，提升心力，这是其一；其二就是你所说的这个，是培养对心身生命的内在洞察力。

第五节　第四课：对自己的关爱与慈悲

一、自我批评 vs 自我慈悲

我们常常在生活中对自己苛刻，在练习中也同样：一旦走神、不想练习，便容易责怪自己。而这样的自我批评会让我们产生更多的压力和困扰。当我们批评自己时，就启动了身体的威胁防御系统（有时称为我们的爬行动物大脑）。在我们对感知到的危险作出反应的众多方式中，威胁防御系统是最快并且最容易触发的。这意味着，当出现问题时，自我批评往往是我们的第一反应。感受到威胁会给心身带来压力，而慢性压力会导致焦虑和抑郁，这就是为什么习惯性自我批评对情绪和身体健康如此不利的原因。在自我批评的情况下，自己既是攻击者又是被攻击者。

对自己的关爱和自我慈悲有助于下调威胁反应。当压力反应（战斗-逃跑-冻结）被对自我概念的威胁所触发时，我们可能会开启不适宜的三位一体的反应：我们攻击自己（自我批评），我们逃离开（隔离），或者我们原地僵住（思维反刍）。当我们练习对自己的关怀和慈悲时，我们正在停用威胁防御系统并激活护理系统。释放催产素和安多芬，有助于减轻压力，增加安全感。因此本课我们要通过慈悲的练习培育对自己的关爱与慈悲，这是疗愈心身痛苦的重要途径。

二、课程实操

（一）教师准备

1. 课程环境准备　适宜的场地、瑜伽垫、直靠背的座椅、白板、笔、板擦儿。

2. 课程资料准备　课程讲义、家庭作业记录表、分享的诗歌、铃铛。

（二）课程流程操作

1. 静坐冥想（30～40分钟）　指导语见第三章第二节"正念练习的实践方法"。

静坐后带领大家做两式八段锦，活动一下身体："摇头摆尾去心火""两手攀足固肾腰"，每个体式做六遍。

2. 慈心禅　本次慈心禅练习将扩大祝福的范围，增加对"有中性情感的人"的祝福，我们会将慈心送给恩人、自己、亲朋好友、有中性情感的人。

（1）指导语：参见第三章第二节"正念练习的实践方法"中"慈心禅的具体操作步骤"，本次课只需要将祝福送给恩人、自己、亲朋好友和有中性情感的人。请对完整版指导语做出相应删减。

（2）讨论

大组分享：送给中性情感的人有什么感受？和送给恩人和亲人的感受有什么不同？是否会遇到一些困难？如何应对这些困难？

3. 心理教育　主要内容是压力反应和自我慈悲的关系。

当我们的自我概念面临威胁时，就会触发压力反应（战斗-逃跑-僵住），我们很容易做出三种对自己不利的反应。我们会陷入与自己的斗争（自我批评）、远离人群（孤立），或者进入僵住状态（反刍思维）。这三种反应恰好是自我慈悲三要素（善待自我、共通人性、静观当下）的反面（表6-2）。善待自我是指对自己消极的状态给予宽容和理解而不是严厉的批评和指责；共通人性是指认识到自己的消极状态是人类共同生命经验的一部分而不是孤立无援的；静观当下是指对自己的消极状态持以静观觉察而不是忽视或者夸大这种痛苦。当我们践行自我慈悲时，我们会关闭威胁-防御系统，激活养育行为系统。

表 6-2　压力反应和自我慈悲的关系

压力反应	压力反应内化	自我慈悲
战斗	自我批评	善待自我
逃跑	孤立	共通人性
僵住	反刍思维	静观当下

4. 安抚地触碰　运用身体触摸的力量来帮我们触发关怀反应，是一种很有用的方法。我们可以把一只手或双手放在自己的身体上，用温暖、关爱和柔和的方式碰触自己，这样就能让我们感到安全和舒适。重要的是，要注意不同的触摸方式会在不同的人身上引发不同的情绪反应。我们希望你能找到一种真正感到支持的触摸方式，这样一来，每当你处于压力之中时，就能用这种方式来安抚自己。你需要问自己"什么样的触摸方式才能让我感到安全和舒适？"

（1）练习方法：找一个私密的空间，这样你就不必担心有人会看见你了。下面是一系列用触摸安慰自己的方式。你可以试试下面的方法，也可以探索自己的方式。你可以闭着眼睛做这种探索，这样你就能关注哪种感觉最好。

- 把一只手放在心上。
- 把两只手放在心上。
- 轻轻地抚摸自己的胸部。
- 用手握住另一只拳头，放在心上。
- 一只手放在心上，另一只手放在肚子上。
- 把两只手放在肚子上。
- 把一只手放在脸颊上。
- 用两只手捧着脸。
- 轻轻地抚摸自己的胳膊。
- 双臂交叉，给自己一个温柔的拥抱。
- 用一只手轻柔地握住另一只手。
- 用手掌盖住自己的大腿。

请继续探索，直到你找到了一种让你真正感到舒适的触摸方式——每个人都是不一样的。

（2）正念沟通：学员两两一组，以正念沟通的方式对练习感受进行分享。

（3）探寻与答疑：刚才的练习之后带领人引导学员分享经验感受，可以询问学员体验到了什么或者有什么样的感受？

三、布置家庭作业

（一）交替练习静坐、立式瑜伽、躺式瑜伽、身体扫描，并填写家庭作业记录表

在我们下次见面之前每天交互练习身体扫描与立式瑜伽，共6天，并填写家庭作业记录表记录下你的感受。

（二）慈心禅或安抚地触碰，并填写家庭作业记录表

每天练习一次慈心禅或安抚地触碰，培育对自己的关爱和慈悲，并把练习感受记录在练习日志上。

四、分享诗歌

当我真正开始爱自己

作者：卓别林

当我真正开始爱自己，

我才认识到，所有的痛苦和情感的折磨，

都只是提醒我：活着，不要违背自己的本心。

今天我明白了，这叫作"真实"。

当我真正开始爱自己，

我才懂得，把自己的愿望强加于人，

是多么的无礼，就算我知道，时机并不成熟，

那人也还没有做好准备，

就算那个人就是我自己。

今天我明白了，这叫作"尊重"。

当我开始爱自己，

我不再渴求不同的人生，

我知道任何发生在我身边的事情，

都是对我成长的邀请。

如今，我称之为"成熟"。

当我开始真正爱自己，

我才明白，我其实一直都在正确的时间，

正确的地方，发生的一切都恰如其分。

由此我得以平静。

今天我明白了，这叫作"自信"。

当我真正开始爱自己，

我不再牺牲自己的自由时间，

不再去勾画什么宏伟的明天。

今天我只做有趣和快乐的事，

做自己热爱，让心欢喜的事，

用我的方式、我的韵律。

今天我明白了，这叫作"单纯"。

当我开始真正爱自己，

我开始远离一切不健康的东西。

不论是饮食和人物，还是事情和环境，

我远离一切让我远离本真的东西。

从前我把这叫作"追求健康的自私自利"，

但今天我明白了，这是"自爱"。

当我开始真正爱自己，

我不再总想着要永远正确，不犯错误。

我今天明白了，这叫作"谦逊"。

当我开始真正爱自己，

我不再继续沉溺于过去，

也不再为明天而忧虑，

现在我只活在一切正在发生的当下，

今天，我活在此时此地，

如此日复一日。这就叫"完美"。

当我开始真正爱自己，

我明白，我的思虑让我变得贫乏和病态，

但当我唤起了心灵的力量，

理智就变成了一个重要的伙伴，

这种组合我称之为，"心的智慧"。

我们无须再害怕自己和他人的分歧，

矛盾和问题，因为即使星星有时也会碰在一起，

形成新的世界，今天我明白，这就是"生命"。

五、本课程的相关资料

（一）"智慧和慈悲"

阅读本书第三章第一节之八"智慧和慈悲"。

（二）自我批评和自我关怀的生理机制

慈悲聚焦疗法（compassion-focused therapy，CFT）的创立者保罗·吉尔伯特认为，我们在批评自己的时候，会启动身体的威胁-防御系统（有时也被称作"爬行动物脑"）。我们对感知到的危险做出反应的方式有多种，在这些方式中，威胁-防御系统的反应最为迅速，也是最容易被触发的。也就是说，当事情出错的时候，自我批评往往是我们的第一反应。

威胁-防御系统之所以形成，是因为当我们在感知到威胁的时候，杏仁核（大脑中登记危险信息的部分）会被激活，身体会释放皮质醇和肾上腺素，做好战斗、逃跑或僵住的准备。这套系统很擅长保护我们的身体免遭不测，但在当今时代，我们所面临的大多数威胁都是对我们自我意向与自我概念的挑战。

当我们觉得自己不好时，自我概念就会受到威胁，所以我们会攻击问题的所在——我们自己！每当我们感到威胁，心理和身体都会承受压力。长期的压力会导致焦虑和抑郁，这就是为什么习惯性的自我批评对情绪和身体的健康都很不利。在自我批评的时候，我们既是施暴者，也是受害人。

幸运的是，我们不仅是"爬行动物"，我们还是"哺乳动物"。当我们的养育行为系统被激活时，哺乳动物体内会释放催产素（爱的激素）和内啡肽（让你产生良好感觉的天然阿片类物质），这些激素会降低压力，提升安全与有保障的感觉。抚慰的触摸与温和的语音是两种激活养育行为系统的可靠方式。慈悲，包括自我慈悲，都是与哺乳动物的养育行为系统相连的。这就是为什么我们在觉得自己不够好时关怀自己，能让我们感到安全，仿佛得到了照料，就像孩子蜷缩在父母温暖的拥抱里。

自我慈悲能帮我们减少对威胁做出的反应。当我们践行自我慈悲时，我们会关闭威胁-防御系统，激活养育行为系统。例如，在一项研究中，研究者要求被试者想象自己得到了关怀，用身体去感受关怀带来的体验。在研究的每一分钟里，研究者都会对被试者说这样的话："允许自己去感受莫大的关怀；允许自己去感受那份专属于你的善意与关爱。"研究发现，被试者听过这些指导语之后，他们在想象练习后的皮质醇水平会比控制组更低；被试者在实验后也表现出了更高的心率变异性。人们感觉越安全，在应对环境变化时的开放性与灵活性也更高，而这种开放性和灵活性就体现在他们在面对刺激时的心率变化程度上。所以，可以说当被试者给予自己关怀的时候，他们的心胸变得更加开放，减少了戒备与防御。

第六节　第五课：与困难和平共处

一、与困难共处的新方式——接纳

本周我们要把目光转向生活中的困难事件，对于那些大大小小的、一天又一天不断重复出现的、总是让我们关注自己脆弱面的事情，我们应该如何处理呢？

当我们面对一个困难——不论是工作压力、自身或亲爱之人的病痛、疲劳，还是沉重的悲伤——我们都会很自然地拒绝与排斥。我们可以以各种方式这样做，从执拗地试图"解决"问题或者忽视它，到利用各种活动转移自己的注意力，不一而足。尽管这些方法在很多年以前便被证实是徒劳无益的，但是我们仍然一遍又一遍地使用这些策略，为什么？

首先，这些方法在过去似乎屡屡奏效，所以重复使用好像非常合理；其次，可能存在一种拒绝因素，我们只是不想承认自己是那样无助和脆弱，因为我们害怕别人认为我们不够坚强。或许，从内心深处，我们担心这样做可能会失去一些朋友，变得孤单甚至被人遗弃。于是，我们咬紧牙关，勉力坚持。

但是，或早或晚，这些策略总有不再起作用的时候，一则我们可能失去了斗志，二则我们面对的困难根本是无法克服的。我们有两个选择，一是可以继续前行，假装什么都没有发生（当然，生活也会越来越痛苦）；或者接纳一种不同的对自身和世界的认识。这种不同的心态即是对自己的，对困扰我们的各种事情的接纳。这意味着我们主动面对它们，对它们释放善意，甚至包括我们不喜欢它们或者它们让我们感到恐惧时，都要尽力如此。

什么是接纳？接纳是鼓励我们的思想去拥抱真实深刻的现实认识。接纳是暂时的停顿，一定时间的包容、顺其自然和清晰的认识。接纳让我们避免陷入千钧一发的艰难境地，不会被迫硬着头皮做出反应。它让我们充分认识面临的困难，了解它们可能造成的所有痛苦，并以最巧妙的方式做出回应。它赋予我们更多的反应空间和时间。很多时候，我们会发现，最聪明的反应就是按兵不动。

二、课程实操

（一）教师准备

1. 课程环境准备　适宜的场地、瑜伽垫、直靠背的座椅、白板、笔、板擦儿。

2. 课程资料准备　课程讲义、家庭作业记录表、分享的诗歌、铃铛。

（二）课程流程操作

1. 与困难共处的静坐练习　允许觉察困难体验意味着我们在决定如何对它们做出反应之前就记录了它们的存在。按照指导语完成练习之后做一些放松和调整。"允许"是如此的重要，因为它的对立面是如此的危险。人们由于厌恶而不愿意接受负面情绪、躯体感觉或者存在的想法。这些不接受的做法是心理链中的第一环。它可以迅速导致旧有的、自动化的、习惯性的以及与复发相关的心理模式的激活。

（1）练习目的：

- 不是为了要消除困难，而是去体验困难的感觉，接受它原本的状态，培养接纳与友善的态度。
- 练习将觉察带到身体，用不同的方式看待困难经验，通过探索困难的练习，一步一步运用新的方法（允许 / 如其所是）来面对困难，提供另一种途径学习。

（2）注意事项：

- 要花点时间找到一个适合的姿势，练习过程中可以根据自己身体的觉察去调整相应的姿势，但不管采取什么姿势，请让膝盖低于臀部。
- 在练习时，如果现在没有出现困难或烦恼，而你想要探索这种新的方式，那么，或许可以刻意地将一个困难带入心中，这个困难不一定要非常重要或迫切。如果想不起任何事情，或许可以想一件过去的不愉快经验，可以是最近的事，或一段时间之前的事。
- 在练习过程中，刻意将温柔、仁慈、友善的觉察带到困难经验在身体中所显露出的感受，找准最困难的那些感觉，包括与厌恶感相关的身体反应，观察它的强度变化。与困难共处，用仁慈的态度对待那些感觉。

（3）正念静坐步骤

- 转向困难：在第五周的课程，我们延伸正式练习，刻意地用仁慈的态度转向并且趋近痛苦的经验。这个练习的基本纲要，在于开始正念地觉察到每一个当下的经验中，最明显的感受是什么。所以，如果你的心一再被吸引到特定的地方，特定的想法、情绪或身体感觉，那么**第一步**就是有意识地将温柔、友善的觉察，带到把我们的注意力拉走的事情上，注意到你的心一再被拉到相同地方的感觉。
- 觉知：第二步，尽我所能，觉知到我们的自动化 / 惯性反应，注意我们如何看待身体或心理所出现的一切。我们对于想法和情绪的反应，可能会决定这些想法或情绪只是一时经过，或持续存在。当我们在面对来自内心的感受和想法时，我们不外乎用这两种习惯性的方式：

　　a. 如果我们喜欢它，我们往往希望留下它，依恋它；我们会尝试将时间冻结在那里，紧抓着那个特别的感受和想法，抚弄它，把玩它，尝试不让它跑掉。当它留不住时，我们便竭尽全力重复那个会引起这种想法的经验，让我们把这种心灵习惯称为"执著"。

　　b. 如果我们不喜欢它，因为它某些方面是让人痛苦的、不舒服的，我们往往就想要推开它，否定它，拒绝它，想办法避开它，让我们把这种心灵习惯称为"排斥"。

另外，生活中有很多事情被我们贴了"不好不坏"的标签，它们是温和、中性和无趣的，我们习惯性地无视它，同时也就被剥夺了它应该受到注意的地位，我们称之为"忽略"。无论是执著，还是排斥，都是一种不接纳的方式。

- 接纳：第三步是接纳，而什么是接纳呢？最简单的方法是首先停止改变事物的努力，允许内心为任何事物留有空间。我们仅仅是注意并观察目前已经存在的事物，也就是顺其自然。例如，如果你意识到你的觉知从呼吸（或其他的注意焦点）转移到躯体不适、情绪或想法上，那么，首先，你要留心观察它们，并有意识地把注意点转移到感觉最强烈的那个地方，并且带着对呼吸的觉知，温和而友好地同时觉知它们。

一旦你的注意转移到躯体感觉上来，并且你已经意识到，那么你就对自己说："一切很好，无论它是什么，一切好极了，让我来感受它。"然后，和这些感觉待在一起，带着对呼吸的觉知去面对它们、接受它们，顺其自然。学会说"来吧"，在心里重复"一切很好，无论它是什么，一切好极了，让我来感受它"。

（4）邀请困难进入并通过身体与它在一起

- 姿势：舒适、稳定、觉醒地坐在椅子或地板上都可以。
- 尽可能地坐在这里觉察，觉察呼吸的感觉，跟随着呼吸去观察，用温柔的方式贴近呼吸，只有呼吸，不做任何事情（反复引导对呼吸的觉察，语速要慢）。
- 从呼吸的觉知上退下来，觉知身体、坐姿，整个身体坐在这里的感觉；整个身体来到觉知中，心跑去念头了，知道，重新带回来（反复引导对身体的觉察）。
- 接下来试着在心中想到一件困难的事件，想到它可能会有一点情绪，不要是很大的事件，可以是还没有完成的工作，也可以是让你后悔或焦虑的事情，想到就会给你带来压力、情绪，允许它来到心中。你可能很容易找到了这个事件，去感受它，也可能不是很容易找到，没关系，多一点耐心，也许是某个人、某件事，无论是最近的还是很早之前的，只要是曾经让你感到不愉快的都可以。
- 现在，一旦聚焦于困扰的情景——某些担忧或紧张的情绪——允许你自己花一些时间去感受身体面对困难时出现的任何身体感觉，用心去感受，不要回避，观察内在发生了什么样的变化，关注身体上感觉最强烈的区域，以一种拥抱和欢迎的姿态。
- 有意识地将觉察带到身体上那些与不悦体验相关联的感觉强烈的部位。虽然困难体验最明显的特征是负面思维或负面情绪，但仔细观察你就会发现，身体某些部位的感觉是与这些体验相联结的。
- 将温和、友善的觉察带到身体的那些部位——那些有紧缩感、紧绷感、对抗感的部位。你可以感受到身体层面上的规避反应吗？
- 继续将有兴趣的、友善的觉察带到身体上，体会困难经验和规避反应相关的身体感觉，同时允许它们存在。在你用觉察抱持着这些身体感觉时，带着温和的好奇去探索它们，允许它们在这里同时与它们保持联结。

- 这种感觉可能令你感觉不舒服，你可以尝试告诉自己"就是此时此刻"。对他开放是很好的。无论它是什么，已经在这里了，让我对他开放。放下紧张和兴奋。
- 不喜欢这些感觉，不喜欢这不舒服的体验是正常的。在心里默默告诉自己"不喜欢没关系，它们已经在这里了，坦然面对它们"。
- 当你一步步带着这些感受呼吸时，也可以同时觉知躯体感觉和吸气呼气时的情绪。
- 觉察的最后，如果不再有强烈的躯体感觉出现，那就带着任何你注意到的躯体感觉自由进行练习，即便它们不再带有特殊的情感。
- 正念静坐学员练习分享：

学员1：这个事件对我来说就是一个压力事件，我一想起来的时候就特别焦虑，心慌，有一种心在哆嗦的感觉。然后我忽然间想起来自己现在在学正念，就让自己不去焦虑，通过呼吸调节，活在当下，后来就慢慢地坐着睡着了。我感觉自己有一点回避的想法，让孩子进来叫我，我忽然间就醒了；当我再次进入状态，想这件事的时候，我还是会心慌，然后我就去抗拒，不去想，反正这也是一个无解的问题。在抗拒中结束了这次练习，后期我就是一直有一种回避的感觉。

带领人：能再次试着描述一下，当想到这个压力事件的时候，您的心身反应吗？

学员1：心慌，感觉堵得慌，有一点点想哭，但又觉得没有必要哭。现在我在分享的时候，我的心就是哆嗦的，并不是因为我在面临这么多人而心慌紧张，完全是因为这件事，我觉得自己没办法与焦虑的情绪共处。

带领人：感觉这个压力很大，是吗？没有办法与之共处，只能回避，不去看它，才能感觉更好一点。听上去您在刚才的练习中去回避能感觉好一点。有时候逃避、回避、不去想它确实是一种自我保护的方式，但是那个问题还在那个地方，我们应该找一个更合适的方式与它相处，既不是一直在对抗、挣扎、急于去改变，也不是回避逃避，不愿去面对它。那有没有第三条道路呢？

学员1：第三条道路，我觉得不是我一个人能解决的。算了，我还是别想了，还是回到当下吧。

带领人：能简单地用一两句话来描述一下是哪方面的压力吗？

学员1：要不要换房买房的问题。不知道该怎么办，也不是我一个人能解决的，是无解的；但这似乎又不是现在能解决的，但是肯定会有办法。

带领人：在您那里怎么与无解的困难共处呢？

学员1：就是过好现在，焦虑也解决不了，通过学习，让自己别再焦虑，活在当下。

带领人：在情绪的世界，如果情绪是一把火，想法则是那个木柴，我撤掉这个木柴，那个火则会在当下熄灭。所以这个反复思考的思维模式是需要我们去觉察的，反复去思考同样的事情确实会对我们的情绪带来极大的困难，是自己给自己制造了很多的困难，但我们也不能怪自己，我们本质是想去解决问题而去思考，但是反复的思考会让我们陷入进去而变得更焦虑，也不会解决问题。大部分只是在思考这个问题的后果，糟糕的可能，会担心、害怕甚至恐惧，会没有掌控感，随着反复思考，这种负性情绪会越来越升级，所以我们要快速识别，别让自己陷在里面。

我们也要学着去区别一下解决问题的思考与反刍的思考是不一样的，当你发现你的情绪越来越失控的时候，就要告诉自己要先照顾好情绪，再去解决事情。照顾好情绪，并不意味着不去解决问题，而是说让自己的情绪平和稳定了，我们看待问题才能更客观，更冷静，才能更好地去解决问题。

学员2：我有一个很大的疑问，我们这个练习是把不愉快的事件又带回来，是因为这个世界上有很多事情我们无法改变，所以我们要试着与它相处，对吗？我们需要在我们很开心的时候也把那些不愉快的事件带回来去练习吗？

带领人：不是这样的，我们一直在说心灵的反应性，我们通常有两种反应性，一个是抓取，另一个是排斥，我们在这两种反应性中待太久都会产生情绪上的问题。这次练习叫与困难共处的练习，我们在有困难、不愉快的时候会自动激发一个排斥的反应，所以我们这个练习是想让大家以一个友好的方式去试着接近这种困难的感觉。学会这个练习，我们可以在日常生活中去体验，去应用。

学员2：因为我在今天上课之前还与人发生争执，我还很生气。那我们刚才进行呼吸空间练习的时候，把我的注意力放在呼吸上，我就忽然间觉得自己放下了。我在刚才的练习中，我又把这种不愉快感觉给带回来了，这种不适感又出现在我的身上，直到现在还在，就感觉练习之后反而更难受了。

带领人：我们要摆脱一个错误的认识就是练习之后会让自己好受，正念练习确实可以让人平静，缓解一些情绪，但如果我们抱着这种心态去练习的话并不恰当，其实，练习并不是去清除这些感觉而是试着去转向它，与它共处。所以，感觉不舒服的时候我们可以让它停留一会儿，试着去感受它，转向它。可以现在去感受一下身体上有哪些不舒服。

学员2：现在感觉自己胸口像憋着一口气，心脏像被抓住一样，后背发紧，整个身体都是紧绷的。我就在想练习的时候我就看着它就好了，结果我越看着它，身体感觉就越紧。

带领人：因为你在试图去打压它，把它当敌人了。

学员2：因为我的心里在交战，我一面想我就看着它就好了，另一面我就在想我为什么要去接纳它，我凭什么去接纳它，我都不喜欢它，我为什么还要去接纳？感觉有两个声音在吵架。

带领人：这是正常的，因为我们一旦去接触困难的时候，就会激起防御、抵抗。所以这个练习就是纯粹地要将觉察转向身体，而不是在头脑中去抵抗。现在我们可以一起再去探索一下身体困难的感觉。不是仅仅死盯着它，可以轻松一点去面对它，很友好地去对待那种感觉。不是想要怎么样，而是试着给那种感觉铺上红地毯。它已经出现了，已经在这里了，让我试着去感受一下它，将注意力转向这些困难的感觉，一点一点地接近，可以在吸气、呼气的时候感受它，并允许它就在这里。内心更加柔软地去接近它，接近所有的感觉。

学员2：我有一种很不好的感觉，就是当我的脑子里在想着我要去接受它，接近它，同时我的脑子里又有另外一种感觉去抵抗它，所以这个时候我就会有一种压力，这个压力就是这两种情绪在打架产生的感觉。

带领人：所以当你发现你在紧盯着它的时候，你会带出一种对抗的反应是吗？

学员2：是的，然后觉得很委屈，想着我为什么要去接纳它，它为什么要在这里？

带领人：委屈的时候身体的感觉有什么变化吗？

学员2：感觉后背更紧了。脑子里去想不要去想它，也不要不去想它，但我发现我去想它的时候，我能感觉到我自己委屈了，然后接着去看这种委屈到底是什么。

带领人：当我们有新的想法产生的时候，会产生新的情绪和感觉。这个练习就是让我们回到身体去探索，也是为什么我们要把身体作为觉知的基地。现在感觉怎么样？

学员2：感觉能轻松一些。

带领人：能感觉到吗？其实是抵抗带给我们紧绷的感觉。我们总是听着要去接纳，然后就强迫自己去接纳，其实不用紧盯，放松就好。

学员3：我的体验与大家不一样，是关于曾经住院的感受，那种非常不愉快的情绪影响了我，所以我在做这个练习的时候是有一点强迫自己去接纳，指导语中说要去审视不愉快的心情，我觉得自己在日常中就是这样做的，所以在练习的后半段，我感觉更加舒畅，更容易平和地去对待事情。但这只能应对困难比较小的事件，如果遇见困难比较大的事件的话，还是有些困难，像达摩克里斯之剑一样，让我感觉很恐慌，觉得我自己做不到去接纳它，但是还是要求自己去柔软平和地对待她，感觉自己的修行比较浅。

带领人：有的时候练习或者是引导语会激发一些自我怀疑的声音是吗？比如说我做不到，我没有办法去面对它。

学员3：对的。反过来，如果我觉得我自己没有办法去面对他，我就会产生一种自我攻击的想法，感觉自己连这个都做不好，这个时候我就通过不断的练习让自己冷静下来。

带领人：谢谢分享。我听到了在这个练习中的一些困难。我们练习的时候要克服两种倾向，一种倾向是思维散乱，一直在胡思乱想，根本就没有觉知；第二种倾向就是紧盯，会用过多的力气在练习上。而紧盯的背后我们可以去检查我们的态度，通常是因为我们带着一颗贪心在练习，或带着一颗排斥的心在练习，所以就失掉了一颗平常心。其实接纳困难的感觉并不是完全将它包裹起来，我们的练习是很灵活的，是有弹性的，如果这种感觉强大到我们都不想去面对它，我们试试看能接受到什么程度，就接受到什么程度，找到一个舒适的度。如果实在不行，我们就找一个小的挫折或小的困难情绪，然后允许自己转向它，去接受它。

2. 躺式瑜伽

（1）躺式瑜伽的目的：

- 舒展筋骨，促进健康，促进身心合一。
- 培养对待不适体验和困难的开放接纳态度，学习好好照顾自己。
- 让我们看到自己旧有的思维模式——过度拉伸、奋力而为的努力。
- 在身体扫描基础上，学习如何把觉察带到身体体验／知觉，并"安住"在那里。

（2）躺式瑜伽的注意事项：

- 最好准备厚度至少0.6 cm的瑜伽垫，不要躺在枕头上，平躺在垫子上。
- 缓慢温和地做动作，聆听身体的声音，不求超越身体极限，学会善待自己、好好照顾自己。
- 了解此项练习的目的不是保持身体一个姿势直至感到疼痛，而是尽可能将注意力集中在身体上，觉知到身体强烈、痛苦的信号。

（3）指导语见第三章第二节"正念练习的实践方法"。

（4）正念沟通：学员两两一组，以正念沟通的方式对练习感受进行分享。

（5）探询与答疑：正念躺式瑜伽之后带领人引导学员分享经验感受，可以询问学员做完正念瑜伽的练习后，体验到了什么或者有什么样的感受？例如：

学员1：身体上没有一些特殊的不适感，只是当我做练习走神给自己拉回来的时候会有一些自责愧疚感，但不会深想。现在正念的这个想法经常会出现在我日常做的事情里。

带领人：有的时候我们需要去调整一下自己的态度，大家不要把正念理解成一个专注的练习，专注就是偏"定"，练习如果太偏"定"的话，就会出现您说的那种情况，会出现评判。偏"定"的练习是有因有果的，我们要去注意"因"而不是去求"果"。我们要在"因"上去积累，就是我们要和一个对象在一起才能定下来。在"果"上求是指如果我们分心了，就会对自己产生评判。练习偏"定"不是我们在头脑中想象着我们要怎么样，如果那样，我们可能会产生一些小情绪，觉得专注才好，分心不好，反而我们要去观察自己的这种容易自责、内疚，对自己要求比较高的反应。允许自己去分心，让自己的念头飞一会儿。

学员2：练习前身体没有什么感受，在练习时感觉到脑子发胀发痛，左侧血管跳得厉害，我听着引导语说"听着不舒服的声音，看着不舒服，不用去评判，不用去理会"，然后我会去观察，很神奇，慢慢地脑子不再那么胀了。并且，由于我的眼睛是闭着的，所以眼前出现了水墨画的画面，有时候是兔子，有时候有山有水，不知道这是什么状态？

带领人：记得这个觉察，练习里边出现这种现象是正常的。从小到大，我们睁开眼睛会看见外界的一切，打开耳朵会听见外边的声音。我们所想所看都是通过眼睛、耳朵，视觉中枢和听觉中枢传入，然后会发生相应的反射。我们只要把注意力集中呼吸就好。

学员3：在做正念伸展时，感觉身体很僵硬，但是伸展过后又觉得很轻松，有这种矛盾，还要继续练习伸展吗？

带领人：如果身体僵硬尽量不要大幅度做，要好好照顾自己身体，同时要认可身体僵硬，感觉它的僵硬，不要评判。

3.三步呼吸空间（回应版） 本周课程中，将以不同的方式练习呼吸空间，这就为参与者提供了机会，参与者可能注意到当愤怒升级时，呼吸会出现变化，身体也会有变化发生。这些生理变化，一旦明确，就可能成为有用的线索，允许学员停下来并观察体验。可以首先集中呼吸或固定注意力，然后把觉察扩展到更大范围的体验以及其所处情境上来。最后，学员可以做出正念回应，更好地觉察那一刻的选择，而不是按其通常的惯性方法做出反应。

（1）三分钟呼吸空间练习的目的：

- 将觉察聚焦在伴随任何强烈念头和情绪而出现的身体感受上。一旦想法或感受让人无法承受时，跳出自动导航模式，将觉察带到最困难的部分，如身体感受最明显的地方。

- 通过对呼吸空间各个步骤增加额外的引导，当对于发生在自己身上的事情感到负荷不了时，鼓励用开放的态度面对困难，同时做这个练习稳定下来。

（2）三分钟呼吸空间练习注意事项：在练习过程中，学着将觉察带到事情正在进行的当下时刻，观察并跳离易受困其中的例行循环，学着用不同的方式来看待眼前的困境。

（3）三分钟呼吸空间具体步骤：到目前为止，学员已经规律地练习呼吸空间，一天三次，并且在有需要的时候做。现在我们建议，当身体或心里感到困扰的时候，第一步就是练习呼吸空间。这里有一些补充的引导，有时候可能会有些帮助。

第一，觉察。

我们已经练习如何将觉察的焦点带入你的内在经验，注意到你的想法、感觉，用身体感受正在发生的一切。现在，你可能会觉得，描述和识别出正在出现的想法和感受是有帮助的——为经验标记话语（例如，在你心里说"生气的感受正在出现"，或者"这里有自我批判的想法"）。

第二，重新引导注意力。

我们已经练习温柔地将你全部注意力重新引导到呼吸，跟随着呼吸进、出。此外，试着在你的心智的"背景"留意："吸气……呼气……"，或者数着你的呼吸，从一到五，然后重新开始："吸气，一……呼气，一；吸气，二……"，照这样继续下去。

第三，扩展注意力。

我们已经练习让注意力扩展到整个身体。所以，现在我们开始觉察姿势和面部表情。对我们身体此时的感受保持觉察，按照它们现在本来的样子……如果你愿意，延伸这个步骤，特别是出现任何不舒服、紧张、沮丧或排斥感的时候。如果这些感受出现了，吸气时"将空气吸入这个部位"，也将你的觉察带到这个部位。然后，从这些感受处开始呼气，呼气过程中感到放松、开放。呼气时告诉自己："没关系……不论是什么样的感受，它已经在这里了，让我感觉它。"

尽你所能，把扩展的觉察带到你生活中的下一个时刻。

4. 慈心禅　本次课程将继续扩展慈心祝福的范围。今天加入一位"不愉快的人"，我们将依次把祝福送给自己、恩人、亲朋好友、中性情感的人、有不愉快的人。

（1）指导语：参见第三章第二节"正念练习的实践方法"中"慈心禅的具体操作步骤"，本次课只需要将祝福送给恩人、自己、亲朋好友、中性情感的人和有不愉快的人，请对完整版指导语做出相应删减。

（2）讨论：进行大组讨论分享。想到这些不愉快的人会有什么样的感觉升起？讨论不需要选择一位唤起我们强烈情绪的祝福对象，将祝福给他们也不代表我们要充满感情地爱他们。讨论愤怒的情绪具有设定界限的作用，但愤怒可能给我们自己带来痛苦。

5. 心理教育（耗竭漏斗）

（1）制订滋养和耗竭的活动清单

● 梳理一天当中典型的活动或行为：行为是有力量的。从这一刻到下一刻，从一个小时到下一个小时，从一年到下一年，你以什么样的形式度过会强有力地影响我们的幸福健康和灵活应对情绪困扰的能力。当人们感到悲伤时，有两种活动可以改善情绪，一种是带来快乐的活动即滋养你的活动，例如泡澡、吃甜点、与朋友约会等；另一种是会让你产生成就感，带来掌控感的活动，例如修剪草坪、写一封信、轻而易举地完成某项工作等。带领人请学员梳理一下一天当中出现的典型的活动或行为并将这些活动写在纸上（写完后请学员举手示意）。

之后，带领人请学员在刚才写的活动或行为旁边做标记：向上的箭头表示这件事情/活动/行为在滋养自己；向下的箭头意味着消耗/耗竭自己。箭头的长短代表滋养或损耗的程度。如果一件事同时有滋养和损耗可以使用两个箭头表示。应该注意的是，在记录的过程中要时刻觉察自己的身体感觉。记录结束后留心滋养和消耗之间是如何转化的？留意这件事在什么条件下会滋养自己？什么条件下会损耗自己？

● 请学员将活动清单进行分类：滋养（nourish）活动清单见表6-3。

表6-3　滋养活动清单

运动	和家人聊天	看书	学英语	走在路上看天空和花草	郊游
做家务	做饭	午睡	吃饭	做理疗、护肤	睡懒觉
种花	学技能	投入工作	看新闻	不上班但是有工资	化妆
听音乐	拍美照	采购	阅读	看小说	撸猫
……					

损耗（deplete）活动清单见表6-4。

表6-4　损耗活动清单

应酬	陪孩子	刷手机	天天开车上下班	辅导孩子写作业	和家人聊天
熬夜	工作	被误会	管理孩子	被迫考试和学习	天天做核酸
做菜失败	婆媳相处	刷牙	和不喜欢的人相处	上下级对工作有不同意见	洗衣服
……					

（2）留意活动与心情之间的关系：分类之后，学员们会看到自己觉得滋养的活动对他人来说却是耗竭的，会认识到决定活动是滋养还是耗竭取决于自己的情绪或者周围环境。此时，带领人要指导学员学会有技巧地应对日常生活，向学员讲述行为对于调节情绪是非常有力量的，当情绪向下走时，通过一些能够滋养自己的活动或行为可以调节情绪。紧接着请学员反思：①对于滋养活动，我如何改变才能让自己有较多的时间来多做这些活动，或者自己如何才能更好地觉察自己有没有滋养活动？②对于损耗活动，有什么好办法能让自己少做这些活动，或者学会如何产生更多的觉察进而有技巧地进行处理？

反思过后带领人指导学员当心情走下坡路时，学会采取行动，同时带领人要告诉学员这样一个事实：对于正常人来说疲倦了就是疲倦了，此时身体需要休息而不是活动；对于情绪障碍患者感到疲惫时，觉得自己任何事情都做不了的想法是行动的阻力，然而对于这类人来说活动是有帮助的，因为越不活动越会陷入反刍思维当中。

耗竭漏斗（图6-13）中越来越小的圆圈，意味着我们正逐渐放弃那些令自己享受，而看来似乎是"非必要"的活动，生活就会变得越来越狭窄。结果是：我们停止进行带来滋养的活动，越来越进入耗竭状态，此时我们会发现生活中只剩下了工作或其他压力源，以至于损耗我们的内在资源。此时带领人请学员再看看自己列出的活动清单，觉察自己当下生活的样子。学员会认识到通常放弃的活动都是那些滋养自己的活动。

亚斯伯格（Marie Asberg）教授指出，会持续向下落入漏斗底端的人，有可能是那些认真工作的人，他们的自信紧密仰赖于工作的表现（也就是经常被认为是最佳员工的人，不是懒

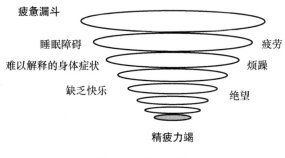

图 6-13　耗竭漏斗

惰的人）。一个人体验到的"症状"累积的顺序，就如同图表中不断狭窄的漏斗，他因此变得越来越耗竭了。

在心情走下坡路时，"照顾好自己"的意思是：持续留在活动中，即使你的心情或想法似乎在告诉你"这么做没有用"。例如呼吸空间练习（行动版）会提供一个很好的转化契机，在呼吸空间第三步练习时试着问问自己：此刻我需要为自己做些什么？此刻我怎样才能最好地照顾自己？

所以，如何用"行动"调节"心情"？

● 做令人愉快的事（pleasure）

友好对待你的身体：如泡个舒服的热水澡；享用美味食物而不要有内疚感；喝你最喜欢的饮料；做美容或修指甲。

参与愉快的活动：如出去散步（可以和小狗或一个朋友）、拜访朋友、从事自己喜欢的业余爱好、运动、给好友电话、花时间与你喜欢的人在一起、做饭、购物、看有趣的电视、阅读使你快乐的东西、听美妙的音乐。

● 做一些带来掌控感的事（mastery）：如打扫房间、清理食橱或抽屉、及时处理琐碎杂务、做点工作、做你延误的事情、运动锻炼（注意特别重要的是无论何时、何种情况都要祝贺自己完成一件任务或部分任务，将任务分成较小步骤，并且一次只做一小步）。

三、布置家庭作业

本周课程强调面对困难的新方式——接纳，对困扰我们的事情，学会主动面对它们，对它们释放善意，甚至包括我们不喜欢它们或者它们让我们感到恐惧时，都要尽力如此。另外，还让学员意识到行为对情绪的影响，学员需要自行制订行动计划，为未来做准备。

（一）交替练习静坐、立式瑜伽、躺式瑜伽、身体扫描，并填写家庭作业记录表

在我们下次见面之前每天交替练习静坐、立式瑜伽、躺式瑜伽、身体扫描，共6天，并填写家庭作业记录表，记录你的感受。

（二）三步呼吸空间（回应版）并填写家庭作业记录表

1天做3次三步呼吸空间（回应版），你可以每天选择三个固定的时间点进行练习（例如

早、中、晚），记录在练习日志上。

（三）完成你的行动计划

为将来心情变得令人难以承受的时候做准备。如果你愿意，也可以将家人或朋友放到这个计划中。

分享诗歌

客　房

——**Rumi**

人是一间客房。

每天早晨都有新来的客人。

快乐、沮丧、卑鄙，

一瞬间他们就像一个不曾预料的客人那样来了。

欢迎并且招待所有的人！

即使他们是一群悲伤，

他们扫荡了你的房子，

搬光了你的家具。

然而，还是热情地对待每个客人。

龌龊的想法、羞耻、怨恨。

在门口碰到了他们，笑脸相迎并邀他们进门。

无论是谁来了，都要满怀感激，

因为他们每一个都是来自远方的路人。

四、讲述本周正念日的安排

13:00—13:15 到场

13:15—13:20 静坐 5 分钟

13:20—13:30 欢迎，介绍，小组规则

13:30—13:50 静坐冥想

13:50—14:10 正念八段锦

14:10—14:40 身体扫描

14:40—15:00 正念行走

15:00—15:30 山的冥想

15:30—16:00 两人一组反馈半日的体验

16:00—17:00 大组讨论

五、本课程常见问题解答

Q1：如何与困难共处？

分享简单的两步要领：

1. 找准最困难的那些感觉（身体）。

2. 用仁慈的态度对待那些感觉（共处）。

Q2：当慢下来后行为和日常生活规律变了，变懒散了，做事也提不起劲，心也是原来的平静状态，反而容易急躁。我不知道是怎么回事？跟学习咱们课程有关系吗？这是一个过程？

不管怎样要祝贺你，你有一个新的觉察；至于是否是课程带来的，你可以继续观察。不要害怕挑战"课程"，深入观察，是"课程"的哪个部分，尤其是哪个信念，让你有这样的行为变化？在具体的生活事件上，这个信念又是如何具体影响你的？

Q3：在练习中察觉的间隔越来越短，只想快点结束，这种情况应该怎么办？

把"失去耐心、无聊、想快点结束"当作对象来观察，好奇地探索，不用急着结束这个体验。另外，观察身体的时候，不用跳进去紧盯观察，盯得太紧，心会紧，会不舒服。放松一点。

Q4：静坐时引导语会提到感受整个身体不要聚焦在某个部位，但是我很难集中精神察觉到整个身体，还是会注意到比较小的身体部位，比如手、眼睑。似乎不能在同一时间察觉整个身体。

轻松地知道，就好了。知道什么就是什么，知道多少就是多少，都可以的。留一点点觉知在身体上，不用全部跳进去紧盯。

Q5：在试图和困难独处时怎么总感觉困难没有解决，这让我无法放下，从而造成心神不宁。怎么才能从困难里轻松走出来？

建议大家不要在睡前做与困难共处的练习了，睡前可以做一点瑜伽或身体扫描。练习与困难共处时，试着回到身体上来探索，纯纯粹粹地回到身体，一次又一次地回到身体，呼吸。

卡巴金说过："耐心就是这样一种基本的态度。如果你一心一意培养耐心，你就是在培养正念，你的练习也将逐渐变得丰富成熟起来。最终，如果你真的不想在此刻有所欲求，耐心自然不请而来。记住，事物总是在属于它的时间里展示自己，四季枯荣自有时，春天到了，小草自然会生长。匆匆忙忙总是于事无补，而且让我们和周围的人烦恼丛生，痛苦不堪。"

Q6：当在练习的时候，有大量的念头来袭，并且无法阻止它们，这时应该怎么办？

很多练习者都把念头当作敌人，我却认为这是一个好的征兆，这说明我们能够思考。只有死人才没有念头呢。念头是自然现象，念头是心的自然特性。当在锻炼觉知的时候，如果念头升起，不用去做什么，不用对治它；就是不要打压它，也不要去跟随它，不要去控制它。重要的是不要跳进念头里就行了。要有觉性，及时地、中立地知道它，念头就会自己灭去。如果还没有灭去，我们就回来有正念地觉知身体，把这作为原则，不要忘记这个原则。尽自己的责任在觉知身体上，让它和念头比赛。如果我们不去理会念头，不去给它添油加醋，它就会缩短时间而且很快灭去。如果我们越不重视它，念头就越不会升起。其实对于练习者，念头越多越好。因为我们就会有更多的机会去锻炼觉性。不要去厌恶念头，因为它也一样是我们生命的一部分。

六、本课程的相关资料

（一）探询分享

1. 多变的生命　前面更多地强调了如实觉察，我们谈一谈正念练习的态度。多变的生命——（以学员之前和这次分享的内容为引子，看到变化）这个世界上唯一不变的就是变化。变化永不止息，生命无时无刻不在流逝，永远不可能跟原来一样。无尽的变动正是知觉宇宙的本质。你的脑子才刚冒出一个念头，半秒之后即消失，接着又冒出另一个，也一样会消失无踪。一个声音震动了你的耳膜，之后就恢复宁静。张开你的双眼，世界顿时涌现，一闭眼，眼前的影像又瞬间不见了。人们在你的生命中来了又去，朋友离开、亲人消逝。你时来运转，然后再走下坡路。有时候你输，但是和平常一样，你又赢了。它永不止息：变化、变化、再变化，永远没有两个时刻完全相同。对于这种无尽的流动，我们通常把经验分类，并且试图捕捉每一个感受和在无尽流动中的心理变化，把它们贴上"好""坏""不好不坏"的标签之后，根据贴好的标签，我们以一组固定的、习惯性的心理反应而产生认知和行为。喜欢抓取，不喜欢推开，这是我们的惯常反应，也就是所谓的理所应当的反应，自动化的反应。正念邀请你尝试一种新的态度是什么？

2. 如何面对变化？ 最简单的方法是首先停止改变事物的努力，允许内心为任何事物留有空间。我们仅仅是注意并观察目前已经存在的事物，也就是顺其自然。例如，如果你意识到你的觉知从呼吸（或其他的注意焦点）转移到躯体不适、情绪或想法上，那么，首先，你要留心观察它们，并有意识地把注意点转移到感觉最强烈的那个地方，并且带着对呼吸的觉知，温和而友好地同时觉知它们。一旦你的注意转移到躯体感觉上来，并且你已经意识到，那么你就对自己说："一切很好，无论它是什么，一切好极了，让我来感受它。"然后，和这些感觉呆在一起，带着对呼吸的觉知去面对它们、接受它们，顺其自然。学会说"来吧"，在心里重复"一切很好，无论它是什么，一切好极了，让我来感受它"。

3. 接纳的内涵 接纳不是顺从（有没有人听到接纳，本能地自动地就心理上感到抵触？）。顺从在本质上来说是一种被动的逃避，在遇到麻烦或者困难的时候，用一种逆来顺受的态度应对，是一种较为消极的方式；而接纳，是主动地以一种天空的胸怀和姿态来包容各种气象变迁，不论是阳光、彩虹，还是乌云、雷雨；并且带着温和友好的态度，也像是接待来来往往的客人一样。接纳能够让我们充分意识到困扰，然后，以一种技巧性的，由你做主的，带着你的智慧和理性的方式来应对困扰。

4. 将练习应用于生活中 我们这个课程的主题是什么？心身痛苦。

我们惯常对待心身痛苦的态度是什么？是接纳还是不接纳，你成功了吗？以对痛苦的焦虑，转变态度。那是一种什么样的态度？也许可以用一种什么样的不同的态度面对？不允许痛苦、担心痛苦、抗拒痛苦会怎么样？

正念：用接纳的态度（调整态度，对抗、抗拒）如实觉察（而不是想象、头脑中灾难）。

（二）什么是"全然接纳"

由于全然接纳跟我们"不接纳"的文化南辕北辙，因此我们很难理解它的真义。我所谈论的全然接纳，表面上听起来可能是放任不管、自我放纵，或者为自己恶劣的行为找借口："我正在练习全然接纳，所以，别怪我工作不负责任，别怪我对家人不好或不体恤。"由于全然接纳是如此具有力量的修习，我想更仔细地检视关于它的认知误区。

全然接纳不是放任不管。对全然接纳最大的误解就是，以为我们如果就这样接受了自己的原貌，就会丧失改变或成长的动机。"接纳"可能会被曲解为积习不改的借口："我就是这副德行，你要么接受，要么拉倒。"又或许，我们本想正面积极地改进，但最后结论却是："我就只能是这个样儿，永远也不可能改变了。"接纳也可能让人以为做原来的自己就行，但原来的自己常常意味着"不够好"。然而，正如心理学家卡尔·罗杰斯所言："奇怪的矛盾是，当我如实接纳自己的本来面目时，我反倒能有所改变了。"我们最深刻的本质就是能够觉醒与成熟。我自己也曾一再发现，以全然接纳的态度来面对自身经历的所有层面时，就会带来基本的转化，开启持久的改变之道。当我们以全然接纳的态度，去面对看起来似乎十分棘手的状况或顽固的积习时，改变就会自此开展。

全然接纳并不是要你以能力有限来自贬，并以此当作退缩的借口。比方说，我们虽然很想得到某份工作，却又告诉自己，我没有符合这份工作要求的文凭或经验，于是连应征机会都懒得争取了；又或者，根据过去的经验，我们就断定自己天生不适合发展亲密关系，于是干脆保持单身算了。我们的自我评估或许有部分是事实，然而，全然接纳也意味着，清明宽容地关注我们的能力和局限性，而不是任由恐惧感所生的情节妄想封闭我们的生活。

这个道理同样适用于生理状况。如果我们发生车祸以致半身瘫痪呢？如果我们被告知从此可能再也无法行走，那么接纳是否意味着我们应该绝望地听天由命？我们是否该就此放弃拥有幸福生活的机会？全然接纳并非要压抑因失去行动自由而产生的莫大悲痛，而是全然尊重自己的感受和回应。

全然接纳也意味着不去忽略另一个重要的事实：生活中存在无限的创造力和可能性。由于接纳了我们无从预测未来生活境况的事实，我们得以敞开心胸，充满希望、充满活力与决心地继续向前迈进。因落马意外而全身瘫痪的美国著名演员克里斯托弗·利瓦伊（Christophen Reeve）正是典范，他的奋斗过程告诉我们，我们也可以全心全意投入康复之道——我们可以"放手一搏"，做物理治疗，跟他人维持丰富多元的关系，并从所有的经验中成长学习；事实上，通过努力，利瓦伊先生竟然达到了先前被视为不可能的康复程度。以全然接纳的清明与仁慈宽容去面对现实，我们就会发现，无论遭遇何种境遇，我们都可以自在地、充满创造力地活着，并全然去爱。

全然接纳并非自我放纵。全然接纳并不是说："我接纳自己就是有这样的爱欲或贪求，因此我就付诸行动。"尽管不去否认或压抑欲望是异常重要的，但是我们更要注意自己的动机和行为的后果。例如，假设我们对尼古丁上瘾，全然接纳并非叫你每次瘾头来了，就不顾一切地点根烟来抽。而是说，当我们觉得"非得吸两口不行"的时候，就应该以明见与慈悲来对治瘾头；我们也将注意到自己正编织借口企图说服自己：现在压力很大，我得想办法纾解一下；我们还感觉到体内的烦躁感，回忆起口中有根烟的滋味。我们看着烟盒上的警示，不去否认抽烟的确有害健康；假使最后果真抽了一根烟，我们也不急于辩解，而是注视着罪恶感的生起，并以正念接纳之。以全然接纳的觉醒和慈悲来经历抽烟的整个过程，终会让我们渐趋明智地做出抉择。

全然接纳并不会让我们变得消极。一位身为环保人士的朋友最近告诉我，如果接受环境的恶化，她就不会是谋求改善之道的活跃人士了；一位接受我心理治疗的受虐妇女向我透露，如果她接受丈夫对待她的模式，她就会失去照顾自己的能力。很多学生也常常向我提出质疑：全然接纳不就意味着，要接受希特勒的大屠杀，容许种族歧视、战争和饥荒的存在？全然接纳是否表示我们漠视世界上的痛苦？

当我们对人类的暴行感到深恶痛绝，或者对环境恶化感到灰心绝望时，我们强烈地感到自己必须有所行动，而这样的回应也是再正当不过的了。当我们看到自己或他人的行为造成苦痛的结果，这自然而然迫使我们去做某些改变。终其一生，这些剧烈的回应引领着我们去追求心灵修持及心理治疗，也决定了我们的选择，要跟哪些人相处、要接哪些案子，及教育儿女的方法。

然而，出于全然接纳所做的行为和决定，和基于执取某些特定结果、抗拒某些特定后果的本能回应而引发的行为和决定，是截然不同的。

所谓的全然接纳，就是首先认清我们当下的经历，这才是明智行为的第一步。然后，在付诸行动或采取回应之前，我们先体验并接纳自己的感受。比如，对环境污染的哀恸、对野生动物遭杀戮的愤怒、自己被他人错待的羞辱、对他人看待我们的眼光的恐惧、由于自己不够敏锐不够体恤而引发的罪恶感等等。

无论哪种情况，我们当下的个人经历即是全然接纳的基础，而这就是我们于正念中培养觉醒和善意；有了觉醒与善意，才会对生命产生根本的影响力。

全世界最受推崇的社会活动家，都是以全然接纳的态度作为行动基础。比方说印度的甘地、非洲的曼德拉，他们都遭遇过囚禁之苦，都曾面对受压迫的无力感、寂寞等不适。但是凭着清晰的理解力，他们看出愤怒的回应背后所潜藏的痛苦，并且持续保持着利他的意愿；他们不试图否决自己的痛苦，不对之回应，反而全盘接纳，使自己得以解脱，自在地为和平与公义奋斗，毫不自艾自怜，也不怨天尤人。他们以及其他许多榜样都示范了以全然接纳来解除痛苦的威力。

我想提醒学生的是，"全然"这个字出自于拉丁文 radix，意指"追根究底"。全然接纳使我们得以回到我们存在的根源；当我们可以无条件地关爱，并处于当下，我们就能直接消融缺乏自我价值感与分离感的迷惘。由于接纳这些不断生起与消逝的念头与感受，我们终能了悟，自己最深的本质、最初的本性其实就是汪洋浩瀚的觉性与慈爱。——改编自《全然接受这样的我：18 个放下忧虑的禅修练习》（塔拉·布莱克著 . 江翰雯译 . 杭州：杭州出版社，2015）

（三）新的练习

在这一堂课，我们一起探索，用这种新的方式来接近困难经验。如果我们发现注意力从呼吸（或其他专注点）持续地被拉到痛苦的想法、情绪或身体感觉，第一步就是要正念地觉察到，伴随着这个想法或情绪而出现的任何身体感觉；**接着，有意识地将觉察的焦点转移到感受最强烈的身体部位。**

我们探索如何使用呼吸作为一个有用的媒介——可以在吸气时将气息带到这个部位，呼气时则从这个部位离开；或者说，呼吸时，将温柔、友善的觉察带到这个身体部位：吸气时邀请自己敞开面对这些困难的感觉，呼气时内心更加柔软和接纳。

当我们的注意力转移到身体感觉，同时将这些感觉放置在觉察的领域之中，引导语要我们告诉自己："没关系，不论是什么样的感觉，让我去感受它。"之后，我们就只要停留在觉察身体感觉，以及我们和感觉的关系，跟它们一起呼吸、接纳它们，如其所是。你可以重复地说："没关系，不论是什么样的感觉，它已经在这里了，让我对它敞开心胸。"每次呼气，让自己更柔软、更开放地面对感受。

"允许"并不是认命——它是重要的第一步，让我们全然对苦难产生觉察，并善巧地回应它们。

第七节 半日止语

在 MBSR 和 MBCT 中均会在课程后期安排持续 6 小时的止语日，在我们的正念临床团体中，考虑到临床患者可能的困难，故安排了轻量级的半日止语。一般选择中午饭后开始修习。在这半日中，所有人都不说话，进行密集的练习，在每一个当下，善待自己的心和身，温和地探索内在和外在展现的一切，这样密集的修习能够较好地提高纯粹安住于觉知的能力。在这半天中，主要进行静坐、行走、躺着、伸展，有时可能会觉得放松和平静，有时可能会烦躁不安、难以坚持，半日止语中的确会遇到不少的挑战，出现情绪和身体上的不适是正常的，正是借由此，帮助学员更充分地看到心身现象的变化，练习善巧地回应；无论出现什么，我们都可以保持开放，铺开红毯迎接一切体验。

课程实操

（一）教师准备

课程环境准备 适宜的场地、瑜伽垫、直靠背的座椅。

（二）课程流程操作

1:00 ～ 1:15 到场
1:15 ～ 1:20 静坐 5 分钟
1:20 ～ 1:30 欢迎，介绍，小组规则
1:30 ～ 1:50 静坐冥想
1:50 ～ 2:10 正念八段锦
2:10 ～ 2:40 身体扫描
2:40 ～ 3:00 正念行走
3:00 ～ 3:30 山的冥想
3:30 ～ 4:00 两人一组反馈半日的体验
4:00 ～ 5:00 大组讨论

学员到场之后，带领人敲铃，邀请大家静坐几分钟。接着人们简单介绍一下自己，带领人需要对所有人表示欢迎，并与大家讨论这半日的小组规则。这些规则意在减少大家互动的时间，让参与者更专注于对正念练习的探索。带领人会要求学员在半日内忍住说话的愿望，不与其他人有眼神交流；密集练习期间出现大量躯体和情绪反应很正常，这些规则可以使参与者更容易集中精力来观察任何发生的事情。带领人告诉学员在练习开始和结束的时候会敲铃，所以她们可以放下手机或手表。如果任何人有困难或需要和带领人交流，那么可以与带领人沟通。

半日止语的练习顺序和选择都是灵活的，可以根据不同场景和学员的特征来改变。最初一般会进行静坐冥想，伴随聚焦于呼吸、身体、声音、想法和无选择的觉知。紧接着会进行正念八段锦，这个练习在中国传统的八段锦基础上，加入了包含正念态度的指导语，比如"试着体会这些动作带来的身体感觉，血流、毛孔的感受，好奇且善意地体会所有感觉"，

"感受这个动作中一紧一松带来的身体感受的变化","感受过程中会出现哪些情绪和念头，无论是什么感受，可以留意到它们，然后放下，继续回来体会身体的感觉"。然后练习身体扫描，这能够让学员留意休息时的身体和运动时身体的区别。在身体扫描后学员可能会觉得困倦，我们可以带大家站起来走一走，进行正念行走的练习。放慢散步的速度可以加强重心转移的感觉，抬起脚趾、放下脚跟，感受身体的移动。山的冥想是一个新的冥想，带领人通过描述一个高山的形象，来帮助学员体验感觉安全的静坐姿势，这种姿势和地面相连。它也展示了，无论"大气系统"如何变换，我们都可以保持内心的安宁和稳固，内心的思维和情绪就像天气，它们可能是痛苦的，也可能是愉快的，会出现，也会消失。无论如何，我们都扎根于此，静观其变。高山冥想之后，就结束了静默练习的环节，开始小组讨论。

我们首先邀请学员两两一组，互相分享这半日的体会。分享方式依然采用正念沟通的方法，一个作为分享者，另一个作为倾听者，然后互换角色。为了保持整个房间的能量，参与者说话的时候要轻柔微笑。当时间到了，所有人回到大组，可以更自由地分享半日的体验，以及如何把练习感受应用到生活中。

第八节　第六课：开启正念智慧生活之旅

一、主题

正念是一种生活方式，是一辈子的功课。患者由于自身的疾病痛苦，让他们至少在课程中愿意努力投入，以促进自己的健康，但真正将正念作为一种生活方式融入他们以后的生活中，这就要求他们必须将生活形态做调整，重新安排自己的生活，以调整出每日的练习时间。如此一来，正念对他们才能产生实质的作用。第六周的正念课程只是本次课程的终点，而不是正念练习的终点，它是一个更广阔的、持续的正念探索的起点。请记住，真正的第六周是我们接下来的人生。

坚持练习是十分不容易的事情，最好帮助学员建立自己的练习意愿。清楚明确的练习意愿是坚持练习的动力，比如学员有意愿让自己更加能应对压力，促进健康，让自己更加愉悦；也就是说每位学员必须清楚明白为什么要这么做，也就是练习的意图。

二、课程实操

（一）教师准备

1. 课程环境准备　适宜的场地、瑜伽垫、直靠背的座椅、白板、笔、板擦儿。
2. 课程资料准备　课程讲义、分享的诗歌、铃铛、信封/一张白纸、小石子。

（二）课程流程操作

1. 正念练习　课程开始后，带领人敲铃三声，使学员集中精力。首先静坐1分钟，让心平静下来，全身心投入到正念世界。正式练习前，带领人应再次提醒学员正念练习是邀请我们以一种有意识的、专注于当下且不加评判的方式正视自己的情绪反应，能够让我们破除以思维反刍方式解决情绪心理问题，进而转换为好奇和觉察的一种新方法。接下来，带领人需要带领学员进行正念练习，在这个过程中尽量让学员们自己做练习，带领人更多的是担任带领角色。

在练习期间，带领人也需提醒学员姿势从卧、平躺、侧卧、坐、站、移动再到静坐，无论是坐还是卧，是静还是动，我们的内在体验其实一直在变化，但无论怎么变化，也依然提醒自己这一刻的体验是完整的。时刻注意感受局部或整体的体验和感觉，并温和地对待所有体验，用自我关怀、自我照顾的态度做正念伸展。

（1）正念练习的注意事项：

● 引导语要少，更多让学员主动去做。

● 带领人注意提供给学员更多的留白时间。

● 巩固学员自己练习的能力。

（2）练习内容：

● 静坐练习＋八段锦最后两式。

● 慈心禅。

本次课程将继续扩展慈心祝福的范围，进行一次完整的练习，我们将依次把祝福送给自己、恩人、亲朋好友、中性情感的人、有不愉快的人、团体成员以及所有人。

（3）指导语：参见第三章第二节"正念练习的实践方法"中"慈心禅的具体操作步骤"，本次课需要将祝福送给恩人、自己、亲朋好友、中性情感的人、有不愉快的人、团体成员以及所有人，请使用完整版指导语。

（4）小组讨论和大组分享：接下来，和以前一样先在小组内讨论，之后在大组里进行分享。分享的内容注重分析自己六周课程的收获、体验和付出，遇到的障碍、挑战和应对方式以及今后如何通过正念六周课程有效应对未来生活中的挑战。

学员分享六周正念练习体验和感受：

学员1：我的感受是之前有保持觉察的感受，但是没有像现在这么快，现在知道要观察更全面，包括观察想法、观察身体、观察情绪，并且自己可以很快从情绪里跳出来，在吃饭、穿衣服和走路时可以随时使自己回到觉察。生活也变得非常丰富，也非常滋养自己。

带领人：非常感谢您的分享，非常好。

学员2：因为今天是最后一节课，所以在上课之前我就想着今天一定要以某种姿态面对这节课，结果出了一个小插曲。因为自己下午吃了一根雪糕导致在上课期间肚子微微疼，当时内心比较自责。但是又想到刚才老师的提醒"上课不一定要求有某种状态"，所以我就和"肚子疼"的感觉相处。我就感觉和当初来到课程时的想法和感觉有很大不同。这就是我的收获。

带领人：非常感谢您分享今天非常生动形象的体验。您今天"肚子疼"的感受可能是一种礼物，能够让你感受到自己的变化。

学员2：我还有一个问题：刚开始练习时，自己很容易就睡着了，但是随着练习时间的延长，醒着的时间比睡着的时间更长，这是因为刚开始练习时觉察能力不够高？现在觉察能力高吗？

带领人：这需要您自己去觉察，当你睡着时能够更清楚地意识到这个情况使自己能够有主动的掌控感。

学员3：我来学习的目的是帮助自己和别人，因为有时候自己工作压力特别大，也容易失眠，而且在工作时注意力不集中，很容易去想别的事情。但是我做了身体扫描练习之后发现自己更轻松了，注意力可以很长时间集中于工作上，感觉非常神奇，自己变得很开心、很轻松。觉得自己变化还是挺大的。

带领人：可以把它用在生活中和工作上。我想问问大家："有谁能够意识到自己注意力不专注"？请举手。正念练习其实就像锚一样，通过练习可以让你的注意力集中在某个部位。

学员4：觉得自己效率和情绪变好了，以前总是对自己和别人要求特别高，现在也不会这样做，人际关系都处理得非常好。我的问题是刚才您说的"完整、足够"，我只能理解字面意思，但是不知道这些词到底是什么体会，您能帮我解答一下吗？

带领人：非常开心您能够说出自己的变化，你对自我的允许会有拓展。对于您的问题其实我想说它可能不是一种状态／体验，可能是独立于状态之外。我们的感觉是一直在变化的，而完整性就像是独立出来一样，如果我们能体验到"完整"的感觉，可能触及了那个心法，就像是"手中无剑而心中有剑"。

学员5：因为我的工作是和手操作有关，所以学了课程后，感觉自己心手合一，可以达到工作要求。此外，自己也尝试了一些以前不敢做的事情，完成得很好，也没有了纠结感。最近发现虽然每天做一样的事情，但是我更开心了，更愿意和家人、孩子交流，以前躁郁的情绪也很少了，自己能够每天找时间看书。感觉周围的一切就在改变，没有"应该或者对错"的想法。我的问题就是"与困难相处练习三十分钟以后在生活中也可以练习吗？"

带领人：很开心您的分享。您可以在生活中继续做，也可以当情绪不好或者遇到困难时想到这个练习，这个技巧可以让你的注意力回到身体，让你允许有这个感觉；也可以让你静静地感受当时的感觉，再次体验这个感觉或者情绪实际上带给你的是什么？不断问自己到底发生了什么？真正想要的是什么？我下一步应该怎么做？

（5）回顾和反思：使学员反思在六周课程中学到的具有恒久意义的收获和改变。请学员用一个词或短句描述出来，它可能是"觉察""接纳""勇气""真实""共处""爱自己""感恩""放下"等。此时请学员记住正念带给自己的改变和收获，以便给自己一个在未来坚持练习的理由。请学员自行思考：

- 想一想最初是什么原因让你来到这里？你曾经希望什么？
- 在参与这个课程中你得到了什么？你付出了什么？
- 在六周课程中，你曾遇到什么障碍？面对这些障碍时，你对自己有什么新的发现？

思考之后，引导学员进行分享。

2. 扩展和维持新的学习 接下来，最后和学员一起承诺在这次课结束后写出未来适合自己规律练习正念的计划。虽然这次课程到了尾声，但是到我们再次相见的时候，希望每位学员都能够很好地度过这一段练习时光。

现在请学员思考两个重要问题：

（1）为什么我希望继续进行正念练习？

（2）我会进行什么形式的练习？

对于第一个问题"为什么我希望继续进行正念练习"，建议学员找到一个积极的理由来继续正念练习，将它和自己深切关心的事物联结起来，这会非常有力量。也可以提示学员，其实在我们内心深处都有一个冬季，能够推动我们继续练习，在痛苦出现时支持我们行动，这是个简单的、与生俱来的权利：我们关爱众人——包括我们自己。要记住，就像在课程中探索得那样，自我关爱的动机和做法是可以培育和增强的。要将正念、接纳和好奇的觉察带入时时刻刻的体验中，这种行动本身就是对自己最有力的关爱和慈悲。

当然，即使有着强烈的练习动机，也会遇到各种困难，但是并不意味着我们没有解决办法，可以继续启发学员思考练习阻碍和应对方法：

（1）根据过去的经验，哪些会成为你继续正念练习的阻碍？

（2）根据过去的经验，哪些策略可以帮你克服困难？

对于第二个问题"我会进行什么形式的练习"可以采用以下不同方式：

（1）每日正式正念练习。

（2）日常的非正式正念练习。

（3）3分钟呼吸空间——回应式。

如何持续练习的小贴士：

● 每天都要完成一些练习，不管长短，即使只有10秒钟，也足以推动你完成更长时间的正念练习。

● 尽量在相同时间和地点进行练习，将正念纳入日常例行活动中。

● 像照料花草一样练习，每天只需要浇一点水，而不是一个月浇一桶水，培养持久进行关爱和关注的能力。

● 把练习看作自我滋养，而非待办事项。让练习顺其自然，放下对它的想法和期待。

● 探索其他途径，不断鼓励自己完成练习。阅读书籍、看纪录片、谈话节目等，找到练习的动力。

● 和他人共同练习。和其他人组成共修小组，结伴练习、共享经验，会有很大的支持效果。

● 随时可以开始练习，每一刻都是新的开始。如果中断了练习，不需要自我批评，或纠结于原因，只需要在此时此地重新开始。

3. 困难预案　带领人请学员们拿出信封或一张白纸，给大家十分钟时间思考六周课程以来想对自己说些什么。可以是对当下的自己所说的话，也可以是对过去的自己所说的话，然后把想对自己说的话清楚且整洁地写出来，尽量写出内心真实的感受。你可能好久没有给自己写信，也可能很久没有拥有这样的机会和自己交流。说的话不一定很多，但一定要真实。

除此之外，也请学员写一写这六周课程以来，发现哪些做法能够帮助自己面对未来可能遇到的困难？可以是一些自己认为很享受的事情，比如：

（1）给一位朋友打电话。

（2）租一盘DVD或者下载一部电影来看。

（3）泡一个舒服的、温暖的热水澡。

（4）小睡一会儿。

（5）赏赐自己最喜爱的食物，而不要有内疚感。

（6）品尝自己最喜欢的热饮。

（7）带上宠物或者朋友一起散步。

（8）拜访朋友。

（9）做自己喜欢的业余活动。

（10）花一些时间与自己喜欢的人在一起。

（11）做一顿饭。

（12）出门购物。

（13）看一些有趣或者令人情绪高涨的电视节目。

（14）读一些能给你带来快乐的东西。

（15）听一些能使你感觉舒服的音乐。

也可以是一些能给自己带来满足感、成就感或者控制感的事情：

（16）清理房屋。

（17）及时写信。

（18）做一些园艺活动。

（19）做一些你一直都推迟而没有完成的事情。

（20）做一些运动。

然后，将这件信封放在柜子里或者其他自己能记住的任何地方，当自己感到痛苦或者遇到困难时把它拿出来看一看、读一读。但是，带领人需要向学员强调，不仅需要从信封上回顾当时的场景，更重要的是决定去做和行动，因为仅知道应该怎么做是不够的，将这些想法付诸行动才是最重要、最有帮助的。

4. 分享诗歌

悟道诗

（宋）某尼

尽日寻春不见春，

芒鞋踏破岭头云。

归来笑拈梅花嗅，

春在枝头已十分。

5. 结束　通过一分钟静默结束本次课程，并合影留念。

三、本课程的相关资料

1. 运用所学应对未来

（1）接纳是一个起点，是改变个人内部或者外部世界的起始点。当我们遇到一些很不容易，或者是不可能改变的情况和情感时，我们可能会尝试解决这个不可能解决的问题，或者拒绝接受这一现实，这样的话，我们就会把自己弄得筋疲力尽；而经历过重复多次失败之后，再选择放弃努力，会体会到更强烈的沮丧挫败感，这实际上只会增加自己的无助感和负性情绪。但此时，我们也可以选择保持尊严，清醒认真地做出一个决定，接受既定现实，用一种平和的态度来看待这种情况。用优雅的、平和的心态来接受那些不能改变、或者无法避免的事情，而勇敢地去改变那些可以或者应该改变的事实，并智慧地去识别和分辨这两类事物之间的不同。我们在哪里能寻到这种优雅、勇敢和智慧呢？实际上，我们已经拥有了所有这些品质——我们的任务是要实现这些品质，方法就是需要我们时时刻刻对当下的觉知。

（2）未来——请每天编织自己的降落伞，而不要等到要跳下飞机的那一刻。

（3）同时，要记住每天抽一些时间进行"呼吸空间"的练习，在面对困难、压力或者不愉快的事情的时候，不要忘记自己的呼吸。

2. 日常生活中的正念

（1）在早上醒来起床之前，可以觉察一下自己的身体或呼吸。

（2）注意姿势的改变。当你从躺着到坐起，到下床站立，再到行走，你的身体和内心的感受有什么变化？尤其要体会每次从一种姿势到下一种姿势转化时感受的变化。

（3）无论何时，当你听到鸟儿叫声、地铁经过声、电话铃声、笑声、汽车鸣笛、风声、关门声之类的时候（这些声音都是我们当下觉醒的机会），认真去听并且感受。

（4）每一天里，请拿出几分钟来集中注意力于呼吸上。

（5）无论何时你正在吃什么或者喝什么，请邀请自己真的在吃，真的在喝，把清醒带入到食物的品尝中，看着你的食物，对你的食物微笑；品尝你的食物，咀嚼你的食物，并且享受你的食物。

（6）当你行走或者站立的时候，请注意你的身体。拿出片刻时间来注意自己的姿势。注意你和你脚下这片土地之间的联系。感受一下行走时接触到脸上、腿上和胳膊上的空气。你在奔跑吗？

（7）正念沟通。你可以不带有任何喜爱偏好地倾听吗？或者当轮到你时，不带有任何情绪态度地说话吗？当你说话时，你可以只说你需要说的话，而不会说过多或过少吗？你能注意到你当时的身体和内心感受是怎样的吗（比如紧张、害怕、羞怯、激动、偏激、偏见、轻蔑）？

（8）当你排队等待时，利用这个时间注意一下自己的站姿和呼吸。感觉一下双脚接触地板的感受，还有你的躯体感觉。注意腹部呼吸时的一起一落，你能感受到自己的不耐烦吗？

（9）在每天当中，注意当身体有绷紧感的每一时刻。观察你是否能深入地呼吸，并且当呼气时会释放出紧张感。在你身体内的任何地方是否都存有紧张和压力？例如，你的脖子、肩膀、胃、下颌或者后背？如果可能，请每天做一次伸展运动或者瑜伽。

（10）学习观察自己的头脑和念头，将更多的清醒和觉知带入日常活动中，比如刷牙、洗衣服、梳头发、穿鞋和工作等。

（11）每天晚上睡觉之前，腾出一些时间来观照自己的呼吸。

3. 推荐阅读 阅读可以提供信息、启发灵感和答疑解惑，但绝对不能取代练习。练习的效果源自练习本身，而不是你的理解。明白理论之后，需要持之以恒地练习，才能获得真正的体验、体悟与利益。请让这些书籍协助你的修习，有时候读一两页就足够了，把阅读的启发融入自己的练习与日常生活中，才是最重要的。

《正念：此刻是一枝花》（乔·卡巴金著，王俊兰译. 北京：机械工业出版社，2015）

《正念疗愈力》[乔·卡巴金著，胡君梅译. 野人出版社，2022（中国台湾版）] /《多舛的生命》[乔·卡巴金著. 童慧琦，高旭滨译. 北京：机械工业出版社，2018（大陆版）]

《找回内心的宁静：忧郁症的正念认知疗法（第2版）》[西格尔等著. 石世明译. 心灵工坊出版社，2015（中国台湾版）]

《抑郁症的正念认知疗法（第2版）》[西格尔等著. 余红玉译. 世界图书出版公司，2017（大陆版）]

《穿越抑郁的正念之道》（马克·威廉姆斯等著. 童慧琦，张娜译. 北京：机械工业出版社，2021）

《正念禅修：在喧嚣的世界中获取安宁》（马克·威廉姆斯等著．刘海青译．北京：九州出版社，2017）

《改善情绪的正念疗法》（威廉姆斯等著，谭洁清译．北京：中国人民大学出版社，2009）

《正念生活，减压之道》（鲍勃·斯塔尔，以利沙·戈德斯坦著．祝卓宏，张妍等译．南京：江苏凤凰美术出版社，2018）

《正念之道，每天解脱一点点》（罗纳德·西格尔著．李迎潮，李孟潮译．北京：中国轻工业出版社，2011）

《44个有助于专注、平静、放松的亲子正念练习和游戏》（克里斯多弗·威勒德著，温宗堃译．广州：南方日报出版社，2014）

《正念养育》（艾琳·斯奈尔著．曹慧，王淑娟，曹静，祝卓宏译．北京：化学工业出版社，2017）

《禅者的初心》（铃木俊隆著，梁永安译．海口：海南出版社，2018）

《正念的奇迹》（一行禅师著．北京：中央编译出版社，2017）

《生活是最好的修行》（一行禅师著．北京：线装书局，2013）

（柳学华　巨睿琳　王鑫鑫）

第七章 正念个体的临床应用指导

第一节 正念个体的临床应用指导原则

随着正念领域的理论与技术的成熟，现在越来越多的从业者将正念运用到临床中。同时，在了解这些正念如何影响不同发展阶段不同的人等方面，从业者的经验也越来越丰富。从业者也要基于来访者的独特需求及其治疗风格和取向，提供个体化的指导，帮助他们使用正念。但是，所有个体化的指导都离不开一些基础原则。为此，我们总结以下正念个体临床的指导原则。

一、连续体

美国心理学家克里斯托弗·K.杰默（Christopher K.Germer）将正念在心理治疗中的角色放在了一个从内隐到外显的连续体中进行理解（图7-1）。一端是"练习正念的治疗师"（practicing therapist），中间是"正念教育的心理治疗"（mindfulness-informed psychotherapy），另一端则是"以正念为基础的心理治疗"（mindfulness-based psychotherapy）。

1. 在"练习正念的治疗师"层面 练习正念的治疗师受益于正念，能够更好地提供治疗。"我们更容易临在，集中注意觉察到每一个当下我们自己和来访者想法及感受的变化。我们也拥有了更强的容忍力——增强对痛苦感受的容纳。"当治疗师具有一定的正念训练和实践背景时，更能体会到一个好的心理咨询和治疗结果的重要关系特质。比如平静、关注、同理、接纳，这些因素能够增强治疗关系。练习正念帮助治疗师保持健康的情绪，培养有益的治疗特质（比如接纳、专注、平静和共情），以丰富和充实生活，避免职业倦怠和耗竭。

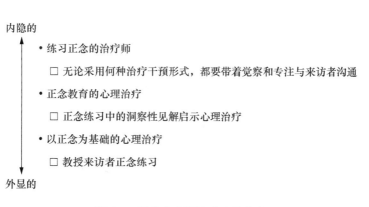

图 7-1 正念在心理治疗中的角色

参加 MBSR 自我照顾项目的卫生保健专业人员报告了更强的自我同情、更强的移情能力和其他品质的关系，尤其是治疗师经历了积极的生理、情感、心理、精神和人际关系的变化。同时，治疗师也报告了对他们的咨询技能和治疗能力方面有很大的积极影响。这不仅仅是技术、技能或干预，而是源自治疗师自己的个人实践和对正念的理解。只有自己对正念有了实践经验，熟悉其过程，才能通过自身传导正念的意义和运用，发挥其作用。

2. 在"正念教育的心理治疗"层面 治疗师把正念带来的启发用于自己的治疗实践。既可以在治疗过程中将正念的理念融入治疗实践，也可以将正念技术使用在治疗实践中。无论治疗师的流派是什么，都有可能在治疗过程中使用一些正念的方法（虽然不成系统，但是具备简单易操作的特点）。

此处可以结合案例说明。某个高三学生 A，争强好胜、学习成绩优异，近期成绩波动，无法接受。经常感觉左边头痛，有时持续痛 3～4 分钟，有时持续十多分钟。心里很烦躁，感觉堵得慌。入睡困难，晚上上床时间一般是十一二点，有时会折腾到半夜两三点才能入睡。上课时注意力很难集中，记忆力变差，有快要崩溃的感觉。A 同学回忆，这种现象从上学期期中考试后开始，发现自己突然听不进课、看不进书了，心情烦躁不安。夜里入睡困难，经常睡不踏实、容易醒，对声音非常敏感。

正念的理念中包括变化无常是所有情况的本质，我们唯有接纳无常，活在当下。凡事重在体验过程，而非执着于目标。我们可以温和地觉察自己的感受、情绪和念头。不作评判，让它们存在，接纳它们。不要把情绪和念头等同于事实，不应被情绪和念头所牵制。人与人之间有着密切的联系，我们对待自己与他人都需要接纳和慈悲。

治疗师据此理念，帮助 A 同学调整原有的信念：针对 A 同学的想法"自己成绩曾经名列前茅，就应该永居前列"，治疗师讲解万事万物均处于变化状态，没有一成不变的成绩与名次。唯有安住当下，将精力放在学习过程中，不断总结经验，稳步前进，才能让结果自然而然地发生。此外，治疗师还从行为方面帮助 A 同学进行正念减压训练，帮助他以一个观察者的身份观察自己的内在，学会客观地评价自己、接纳自己，建立真实的身心连接。活在当下，并将心理能量从消极思维中抽离出来，缓解情绪。治疗师还运用正念呼吸、正念聆听、身体扫描和观察心念等方法循序渐进地训练 A 同学，缓解其躯体症状和焦虑情绪。指导 A 同学进行正念呼吸、关注当下。

觉察心身正念呼吸是正念减压训练的基础，操作方式也最方便简洁，特别适合时间紧张的学生运用。治疗师指导来访者关注呼吸及呼吸时身体上发生的最明显的变化。来访者感觉呼吸在自己的鼻腔会引起明显的感受，治疗师引导其关注呼吸时气流进出鼻腔的不同感觉。比如，气流进入鼻腔时有清凉的感觉，呼出去时有温热的感觉。同时告知来访者，如果练习过程中注意力分散了如何温和地把注意力重新带回来。治疗师建议其在焦虑情绪严重时，可想象吸入清新、舒缓的空气，呼出浑浊、烦躁的气体。练习之后来访者反映心身感觉到了轻松。因此，治疗师建议来访者平时抽空多做正念呼吸练习，并在每次咨询时询问其练习感受，解答疑问。指导 A 同学进行身体扫描，学会接纳心身感受。对于来访者经常感觉头痛、胸闷，治疗师指导来访者进行身体扫描，观察身体的每一部分及其感觉，接受异样感觉的存在。不作评判，只是观察或将呼吸引到有异样感觉的部位。从这个部位吸气，并从这个部位呼气。尝试让它放松，但不强求它改变。治疗师也建议 A 同学在难以入睡时尝试做身体扫描。刚开始 A 同学还感觉身体肌肉难以完全放松，胸闷与头痛的感觉明显。随着练习次数的增加，来访者对异样的感觉渐渐接纳，越来越容易体会到放松的感觉。对于来访者感觉周围很多声音干扰自己学习，治疗师指导其进行正念聆听，仔细倾听周围和自己内在的各种声音。对那些声音只是观察，无须对它们有特别的喜恶情感。让它们自然地来，自然地去，不作评判，感恩自己听力健全，能够听到各种声音。治疗师建议，当A同学察觉到声音干扰自己时进行这个练习。经过一段时间练习后，A同学陈述自己对声音没有像以前那么敏感了。焦虑程度大大减轻，头痛、胸闷、心慌的症状基本消失，睡眠质量有了较大的改善。

3. 在"以正念为基础的心理治疗"层面 治疗师根据患者的人格结构、痛苦水平等情况，在治疗实践中应用合适的正念技术。某位35岁女性B，产后因带小孩压力大及家庭矛盾，逐渐地发现情绪不稳，主要表现为容易情绪暴躁，爱发脾气，近两个月较明显。同时间断失眠、情绪低落、自我评价低、偶尔觉得拖累家人，对周围事物兴趣下降。有轻生念头，偶尔敏感多疑，认为邻居议论和看不起自己，丈夫也没有像原来一样爱自己。

治疗师对其开展为期8周的系统的正念心理治疗。第一周：觉察与自动导航。以著名的葡萄干练习作为引入，超越自动导航作为学习将心智切换到"同在模式"的开始。B在引导下以与往常完全不同的方式分解步骤，非常仔细地去食用葡萄干，发现了很多平常忽略的细节。比如葡萄干的纹路、色泽、水分、葡萄干在耳边挤压的声音、在口腔里味道的不断变化等。B发现了葡萄干的丰富性，体验了与以往全然不同的进食方式。课后为B布置了每日正念饮食15 min的作业，B表示能静下心更好地享受食物。本周的课程还包括了身体扫描、正念呼吸、正念运动的练习。第二周：活在头脑中。带领B超越思维，间接地感知经验，比较两种不同的感知方式，即透过头脑间接地感知事物和透过身体直接地感知事物。以身体扫描作为本周的重点。刚开始B以习惯性的思维去想象身体的感觉，对身体直接的感觉很模糊，B难以分辨自己是否在直接感受身体，随着练习的深入，B终于对身体建立了链接，能更直接地感受身体的感觉。第三周：汇聚散乱之心。重点带领B练习了正念行走，将心带回当下，与行走中的身体建立链接。B表示从未以这种方式步行过，现在能感受到脚底接触地面的踏实感，心更容易静下来，头脑也"安静"了很多，B很享受这种行走方式。第四周：识别厌恶心。教会B识别规避反应，明白痛苦不是问题，我们对待痛苦的规避反应才是将我们困在痛苦中的根源。本周带领B练习了正念伸展，增加了有些不适的伸展练习，教导B试着向不愉悦的经验敞开。B刚开始很难跟随练习，后来降低了难度，B表示能更多地向困难经验敞开，而不是像往常一样一味地抵抗它，这让自己感到更轻松。第五周：顺其自然。本周练习了正念行走、身体扫描、三分钟呼吸。本周试着带领B进一步地学习与困难经验相处，允许事物如其所是，不加以改变。这周对B来讲是一个挑战，因为这不是一场轻松的旅程，但是B也坚持下来了。B表示能够将自己的不适看成一个"哭泣的小孩"，将它抱在怀中，安慰它，与它同在。B学会了更多地向不愉悦经验敞开并且更加懂得照顾自己。第六周：想法不是事实。给B讲解了想法-情绪ABC理论，让B明白想法的隐形力量。本周主要带领B练习正念呼吸，将想法仅仅看成是想法，不为所动。本周还帮助B识别自身的自动化无益思维。比如B觉得自己很难控制事情，老是担忧等。当这些想法出现时，让想法自由地来去。B表示，这个练习对她来讲很困难，但我们鼓励B跟随老师坚持练习。第七周：如何照顾自己。教导B学会照顾自己，滋养自己。为B建立了自我照顾清单，带领B练习慈心禅，B在充满温情的课堂中感受到滋养，也表示会更加爱自己。第八周：保持学习。为B规划未来的正念练习，将正念融入B的日常生活。辨识早期预警信号，用正念的方式走出负面思维和情绪。

经过系统的正念干预后，B平时情绪平稳，表情轻松，接触合作，能主动打招呼，可主动讲述自己的某些想法或感受。B 反馈 "经过 8 周的正念练习之后内心更加容易平静下来，能知道自己在想什么，在做什么。我知道自己的某些行为是受到了情绪或想法的影响。每当晚上睡不着觉的时候，都播放身体扫描的音频，这样很容易就入睡了。希望未来在日常生活中有更多的运用"。干预结束后两个月对 B 进行电话回访，电话中 B 能正常交谈，对答切题，语速语调合适，表示能坚持正念练习，可以正常照顾孩子及从事家务活动。

二、放弃执着

按照佛教心理学的理论，所有精神问题的根源和再生的原因正是痛苦或者烦恼，所以佛陀发现的四圣诗中指出生命中充满了痛苦。生命的本质满载着痛苦的生、老、病、死、忧恼、悲伤、希望和失望等等。简而言之，痛苦是与生俱来的。而痛苦的原因归于执着，"执着" 由巴利文的 "Tanha" 这个词翻译而来，也可以译作渴爱、欲望、贪求、希冀、执取。放弃执着需要做到如下几点。

1. 不评判　即不对自己的想法、情绪、病痛等心身现象作价值判断，只是纯粹地观察它们。正念的培养，首先是假定练习者自身是其经验最公正的见证者。要做到这样就要求练习者觉察到对自身内部和外部经验的一系列持续的评判和反应，并且要正常地融入其中，而又能学会从中将自己抽离出来。当练习者在练习集中注意力去关注自身思维的初期，经常会惊讶于自己无时无刻都会对经验产生判断，几乎所有我们看到的东西都会在脑海里做标签和分类。那些对于我们有价值的所有东西我们的大脑都会有所反应。一些事物、人和事件由于某些因素让我们感觉很好，我们就会评定这些东西是 "好的"，而其他的让我们感觉不好，则我们就对等地很快评定其为 "不好的"。而剩下的被我们归类为 "中立的" 正是因为我们认为这些并没有很大的相关性。

佛教认为，在禅修的时候，喜欢什么状态意味着你在贪执它，不喜欢什么状态意味着你在排斥它，不论是贪执还是排斥，都是因无明愚痴造成的烦恼。所以不试图令事物按自己想要的方式出现，只是接受当下事物本来的样子。一切都是因缘和合而成，都是自然法，所以不要人为去干预、排斥和追随那些出现的觉受和情绪，只是觉知它。

消除 "执念"，也就是消除对当下情景的判断，以及由判断做出的反应。正念需要人们做到对当下不执着也不拒绝。达到这种平和的状态需要摘掉有色眼镜看我们的过往经历。放弃对事物的好恶判断，使呈现在脑海中的一切都保持本来面目。正念中的不做评价就是要求做到即使在检查自己感受的过程中会产生不舒服或痛苦也应该面对。通过关注事件的发生与反应产生的时间差，让人们学会区分开哪些是事件本身，哪些是自己对事件的反应（比如观念、评价，或感受），进而培养不做评价的能力。只有意识到了事件与反应之间细微的延迟，才敢于正视现实，对经历的快乐或痛苦都不加评价地全然接受。

2. 不强求　即不努力去强求结果，只是无为地觉察当下发生的一切心身现象。正念终究是无为。它除了让你成为你自己本身，并没有任何其他的目标。如果我们不能以这种 "无为" 的态度去看待自己的正念训练，就常常会使得正念训练变得沉重起来，比如我们总是会惦记着该如何放松，如何得到启发，如何控制自己的疼痛等等。抱着这样的态度，将会妨碍正念的练习。假如你很紧张，就只去关注紧张；假如你很痛苦，就让痛苦伴随你身边；假如你总是在自我评价，就观想这种自我评价的思想活动。你所需要做的只是观察，以旁观者的视角来观察。

3. 接受　即接受现状，并且愿意如实地观照当下自己的心身现象。假如你有头痛，就接受你的头痛症状；假如你体重过重，为何不将其看作是对你当下身体状态的真实写照呢？其实无论是癌症的诊断还是亲人的死亡，我们迟早都需要去面对和接受。但是这种接受常常要处于否定然后到愤怒的情感阶段时才能发生。这是在如实观照的过程中自然而然产生的进程，也是治疗过程的一部分。然而，在日常生活中，我们忙于去否定、去拒绝事实，而倾向于使事情往自己喜欢的方向去发展。接受并不意味着我们必须去喜欢所有东西或者必须以积极的态度面对所有事情和放弃自己的原则和价值观，也并不意味着我们对现状满意或者放任自己去容忍现状，或者放弃改变和成长，甚至于容忍不公正的待遇。这里我们所说的接受，只是简单地代表着我们愿意去如何地观照世界，观照现状。这种态度使得我们无论在发生什么状况之下都能安然地经营自己的生活。当我们很清晰地觉察到当下时，我们更有可能知道该如何去做，更加确信自己的做法是正确的。

4. 放下　即放下种种好、恶，只是时时刻刻地觉察当下发生的心身状况。尽管用尽所有我们的聪明才智，我们的思维也常常会使得自己困于相同的牢笼里面。因此，培育这种"放下"、不执着的态度，对于正念训练是必不可少的。当我们专注于自身的内存经验时，我们很快会发现似乎我们的思维总想着去把握住某些特定的思想、感觉和状况。如果这些经历是愉快的，我们更会尝试着去尽量延长这种感觉，拼命地去抓住它，甚至使它一再出现；同样，也有许多不愉快的、痛苦的、恐惧的经历和感觉是我们极力想摆脱的。在正念训练的过程中，我们会有意地去避免这种思维倾向产生。然后，我们任凭这些经验真实地发生，并且练习如何进行每时每刻的觉察。当我们觉察到思维将某些经验紧抓或者推开时，我们就会提醒自己去放下这些强求的目的，只是任其自然发生。当我们发现自己在评判自己的经验时，我们放下这种评判的思维。我们需要做的只是去认识这些经验，并且不会去进一步地追求更多。同样，当有任何过去或者未来的想法产生，我们任凭其自然发生、自然消亡，不加强求，不加判断，仅仅是时时刻刻地观察。

三、实践

《金刚经》中"一切有为法，如梦幻泡影。如露亦如电，应作如是观"，可以理解为按照事物原本的样子去观察、感受。《大乘要道密集评注》中描述，"虽起妄念，过去不追，未来不引。过去不追者，前念不得；未来不引者，后念不思。若能住于现在新识，即是法身"。既不再回忆刚才的思考，也不去计划或者思考未来，而是要把心放在此刻。在正念实践中，强调实践本身就是一次次发现自己在思考或想象时，做出对此刻的觉察即可，无论觉察到什么，都认可它们的存在。卡巴金所说的"存在之道"，就是将是非评判、耐心、初心、信任、无争、接纳及放下的正念态度融合到身体扫描、正念呼吸、正念行走、正念瑜伽、坐姿冥想等身体训练实践中去，将保持正念训练成一种在生活中下意识的行为活动，或者思维习惯。即将行为模式（doing mode）转换成存在模式（being mode）。在治疗师带领下的正念减压课程只是学习保持正念的途径，而最重要的是课程结束后能将所学延续到日常生活中，在生活中每时每刻都保持正念实践。治疗师只是担任一个引导角色。练习者在基本掌握这套技术之后，需要自己不断地重复训练，像每天十分钟、四十五分钟的正式练习。这是一个自我观察、接纳和疗愈的过程，需要付出耐心和努力。卡巴金强调"极大的决心"和"全然投入"，是脱离信仰之外个人所需付出的态度和意志力。个体的正念水平能通过不同的正念训练得到显著的提升；通过正念水平的提升，个体增加对当下的觉知，增强注意力，提高工作效率，有效改善心身健康。

正念同时具有特质（trait）和状态（state），就像人类眼睛虹膜的色彩，不同的遗传基因决定了不同人种眼睛的颜色不一样（特质）；同时，它也会受环境因素的影响。我们可以通过实践改变眼睛的颜色，如将彩色隐形眼镜放入眼睛中可以改变眼睛的颜色（状态）。所谓状态正念是指在正念过程中产生的改变了的感觉、认知和自我参照意识。特质正念则是觉知者在这些方面获得的持久性的改变。为了获得这种状态或特质，个体需要进行正念训练。正念实践可以大大提高正念特质，但如果停止练习，可能会保持在停止练习时的那种状态或者回到练习前的状态。

对于正念实践的持续时间和类型，以及随着时间的推移这种特质是否可以持续存在，目前也并不完全清楚。确实知道的是，根据练习者对正念的自我报告，短期练习也会带来变化。我们也知道，长期正念实践者的大脑和身体状态与没有练习者不同。无论是短期还是长期的正念实践者，其差异涉及基因表达、免疫功能、大脑功能、大脑结构、注意力、情绪和幸福感报告等。

正念训练的时间和脑机制存在高度相关；一些研究表明，不同时间的正念训练，如短期的几分钟正念训练和长期的正念训练对大脑的影响不同，这反映了正念训练时间导致的量变到质变的训练效果，对改善大脑功能有很大的作用。

研究正念训练对认知的影响中，主要体现在正念训练时间带来的效果不同，有的是连续几周的长期干预，有的是单次的短期干预：Hoelzel 和 Carmody 等的研究中对正念进行了为期 8 周，每周 1 次，每次 2.5 小时的干预，研究结果显示长期正念训练与左侧海马区域的灰质浓度呈显著的正相关。Ortner，Kilner 和 Zelazo 的研究中对正念进行了为期 7 周的干预，研究结果显示长期正念训练能够减少研究参与者的负性情绪，从而使个体注意力能够集中于当下的认知任务。Zeidan 等的研究中进行了 4 天的正念训练，随后的测试结果显示研究参与者的视觉空间、工作记忆以及执行功能得到显著提高，且持续注意功能得到显著增强。Tang 等研究了指导被试进行持续 5 天，每次 20 分钟的正念训练，结果显示被试的注意功能和自我控制功能得到显著提高，且消极情绪的得分显著降低。Jha 等的研究表明，随着正念训练的时间增加，高压环境下研究参与者的工作记忆衰退越慢。

四、在正念的实践中需要做到初心、耐心和信心

1. 初心　即愿意以初学者的姿态去面对自己的心身状态。我们常常会被自己一些自以为是的想法和信仰蒙骗，阻碍了去发现事物真实的存在。我们很容易去接受一些平常的东西，而难以从平常当中寻找不平常。我们需要一颗"初学者之心"，愿意去看待每一件事物都如初见，以一种崭新的眼光去认识和理解。无论是我们以哪种方式来进行正念实践，每一次我们都应该抱着"初学者之心"，那样我们才能从自身过往经验的期待当中解脱出来，以一种自由的姿态来尝试每一种训练的方式。这种"初学者之心"让我们能够去接受一切新的可能性和阻止我们陷入那些老一套的自我评价当中。

2. 耐心　即对自己当下的各种心身现象保持耐心。耐心是智慧的一种形式。我们对事物的充分理解和认同有时候必须在它自身适当的时间才能开启，而此时耐心就是必不可少的因素。同样，我们在正念实践中，以培育耐心来面对我们的心身状况。我们有意地去提醒自己

对自身急躁、不耐心是没有必要的，是因为我们发现思想不断地会作出评判和价值判断，又或者是因为我们发现自己在不耐烦的时候，总是处于紧张、激动，甚至于受惊的状况之下，又或者是因为我们在某段时间尝试过不耐烦地对待事物，却得不到积极的效果。耐心提醒我们不必为了使生活变得充实而刻意去用任何活动和思想来填充自己的每时每刻。耐心地对待自己的生活就是完全地将自我置身于每时每刻，在适当的时候去接受它。

3. 信心 即相信自己的智慧与能力。对自己和自己的感觉有一种最基本的信任是正念实践必不可少的一部分。在信任自己的直觉和权威时，即使产生一些错误，也比总是在自身以外去寻找指引好一些。在遇到困难和不适的时候，为何不去相信自己的感觉呢？而又为何仅仅是因为那些权威和团体不认同，就将自己的感觉抹杀掉？信任自己、相信自己的智慧和美好，这种态度对于正念训练的任何一个方面都是非常重要的。有些正念训练的练习者，往往很容易受制于导师的名声和权威，而不尊重自身的感觉和直觉。他们相信导师都比自己智慧和高深，所以他们认为自己应该无条件地去模仿导师并且遵照导师的做法。而这种态度与正念的精神是矛盾的，正念所强调的是觉察自身的存在和理解自身的意义。不论如何模仿，成为别人是不可能的事情。我们所能希望做到的就是信任自己，从中理解更加完整的自己。

五、明确终点

正念的学习通常有特定哲学、伦理背景和心灵高度。在很多心理治疗中，正念带有一定的世界观，它有很多正向的目的，达到亲社会行为的目标。这些目标既有个人层面的也有社会层面的。比如，减少消极情绪和压力，通过正念实践发现自己最深刻和最好的那些方面，更准确地认识自己和周围的世界，拥有全新的精神体验。

明确终点是佛教中的"发心（明确提出目标）"更常识化的表达。在佛教中，发心是所有修行的起点，修行者的发心决定了他所能达到的高度，也贯穿在修行者每时每刻的起心动念中。作为带领正念的治疗师要有明确的目标，一定的胜任力，并通过实践让学员获得关键能力。对于练习者本人来说，目标决定了练习者的成果，目标也决定了练习者所体验到的内容与所能达到的高度。DH Shapiro 在 1992 年的研究中发现，练习中的目标决定（并限制）了研究者的体验。那么，正念练习中是否需要明确目标，怎样的目标才能有效地帮助练习者获得更好的干预效果、而非限制练习者的体验呢？对此，有些研究者提出，明确的目标能够帮助练习者加强练习动机、降低脱落率，并提升干预效果。目前，几乎所有的正念干预中都包含着"明确目标"的环节，体现为教育宣教或入组访谈的形式。研究发现，即使练习者在参与时已经带有目标，对目标的再次明确仍是非常重要的。然而，Kabat-Zinn 却同时强调正念应当是"无为（non-striving）""无目的（non-goal）"的，认为目标可能会导致练习者的功利性，目标错误或狭隘可能会限制练习者的体验，使其不能够充分地获益。的确，研究证明，对于目标的过度关注可能导致练习者在练习中过度紧绷，或者因为进展不如预期而感到挫败或失望等。

综上所述，笔者认为，无目标、无须有意唤起的正念状态为起点，需要经历有意识、有目标的训练过程，最后达到无目标、无须有意识唤起的存在状态，正念作为特质、状态以及过程经历了一个返璞归真的循环。正如凝聚了佛教禅宗精髓的《十牛图》中，譬喻修行者的牧牛人从"寻牛""牧牛""忘牛"，最终到"返本还源""入尘垂手"，所经历的就是禅修过程中框架逐渐消融、心灵愈发本真自由的过程。正念的实践练习或许也是这样的一个历程。

第二节　总　结

正念除了在临床上的应用外，也被运用于睡眠障碍干预、儿童养育、学校教育、体育竞技等场景。从大范围讲，日常生活包括个人的生活、工作、学习；小范围讲，涉及个体所处范围内的一切活动，包括个人所体验的家务、娱乐、健身等等。正念适用于每个对它有兴趣的人，日常生活中拥有正念并练习它，利用它建立一套适合自身和家庭和谐发展的生活模式。

从个体的利益而言，正念提供了一种专注于当下觉知的技能，即单纯和不评判地觉知当下产生的每个念头、表象，用觉知的力量阻断散乱的念头或远离打破内在稳定和清净的不利因素，发挥保护自心的作用，达到个体内在的和谐。从社会的利益而言，正念培养同理心、慈悲心，使社会和世界的发展呈现出一种稳定、健康、和谐的良性运作模式。

正念帮助个体理解认清我们受家庭、社会、文化所影响的价值观及我们的自动化思考所带来的认知情感意志方面的局限，让我们在开放的觉察和接触中以更富有弹性、更有适应和选择性的方式来处理我们与环境、与他人、与自己的关系。正念在国外已经科学地融入现代心理治疗的各个手段当中，其治疗效果已经得到了各个医学报告和心理治疗报告的验证，我们需要根据我国国情进行进一步的调整和完善。我们倡导并鼓励在中国文化框架下探索正念内涵，发展经济可行的本土循证正念干预方法。

展望未来，正念将可能成为维护身心健康的常规方法，成为人们生活的一部分；既可以作为公共卫生、预防医学的一部分，也可以作为心身疾病的干预。正念将以更为科学的姿态进入心理学研究领域。一方面，心理学会越来越认可正念的科学性。心理学研究者已经对正念的科学性进行了系统的检验，但是可以预知，还会有越来越多的心理学研究者对正念的科学性与有效性，从不同的视角进行进一步的检验，而随着这些研究的进行，正念的科学性地位也会越来越受到人们的认可；另一方面，会越来越完善正念的方法，以使之成为一种更标准、更科学的精神训练方法。因此，随着心理学工作者对正念科学性的进一步检验，以及正念方法的进一步完善，建议开展多学科多中心合作研究，搭建正念研究大数据收集和分享平台，探索正念起效的机制，制定文化敏感性的正念测量工具，发展更本土化的应用方法，以回应国内不同人群的心身健康需要。

此外，正念对于健康的理解也成为心理治疗领域中的新趋势。传统精神医疗集中于收集有关疾病症状的信息，然后对这些症状进行诊断，然后再进行治疗。但是以正念为基础的心理疗法则集中于达到一种全面健康状态，包括心理、生理健康，然后维持它。这将是心理治疗领域发展的主要趋势。总之，正念在心理学中的发展前景是光明的，尤其是在心理治疗领域，正念将会成为极其重要的一部分。无论是其自我指导、自我修行的主张，还是其关于全面健康的主张，都会成为心理治疗领域中崭新的发展方向。

（王玉璐）

第八章　正念疗法在住院患者中的应用

第一节　正念治疗在病房开展的重要性

由于精神疾病属于一种慢性高复发性疾病，所以针对该类患者的康复是极其重要的。目前很多康复措施大部分集中在出院阶段，因此，如果能够使患者在住院期间培养一种良好的思维方式并形成长期、全程的康复理念，对于患有精神疾病的住院患者来说也是很重要的。

近40年来，正念疗法已在医疗领域里广泛应用并有很强的循证依据支撑，尤其是正念认知疗法的开发将正念疗法应用于精神心理领域。尽管正念认知疗法最开始主要应用于焦虑抑郁患者，但是广泛的科学实证也证明正念应用于躯体不适、物质依赖、精神分裂症等也达到了良好的效果。质性研究发现，正念治疗对住院患者很重要，严重的患者在住院治疗过程中，学习用正念应对困难的体验，并能获得最及时的指导。

因此，正念可应用于病房，培养患者从住院阶段就开始重视自身疾病的康复意识，帮助住院患者缓解情绪与躯体不适的困扰，提高康复的自信心。

①帮助那些被诊断为重度抑郁的患者（在部分缓解期或中度／非急性症状期）学习有效应对烦躁不安或改善精神症状的技能，防止复发。

②训练患者控制冲动，面对不同的情绪状态、感知、认知和冲动行为（自我伤害、暴饮暴食、物质滥用）采用不同的思维方式和认知态度或经验性的避免方式来帮助患者处理这些精神状态。

③帮助焦虑的患者（痛苦、广泛性焦虑、强迫症）发展新的或更多的功能情绪状态（观察、接受、分散）来应对躯体症状。通常来说是朝向患者的内部体验。

第二节　正念治疗在病房开展的可行性

尽管以正念为基础的课程（MBSR、MBCT等MBIs正念治疗）大都应用于门诊患者和出院患者，对患者的康复、情绪改善、焦虑抑郁的应对有很大的促进作用，但是应用于门诊患者中也存在部分不足之处，例如有些患者可能在找时间、空间和意愿去做自我冥想练习时会存在一些困难，或者当他们遇到情绪问题时很难及时运用课程中教授的正念应对技巧进行处理，而这些不足可以在住院阶段的正念治疗得到弥补。因为将正念疗法应用于住院患者存在很大优势。

优势一：患者可以坚持做强化的和常规的练习；

优势二：住院环境是患者感觉安全、被接受、被保护和被照顾的地方，可以使患者处于一个远离判断、压力的环境，并保持宽容、平静和同情，患者需要这样的环境来允许自己的症状存在，并且能很快熟悉环境和接受除药物治疗以外的团体治疗（正念治疗）；

优势三：患者有更多的机会可以找到正念练习的活动和空间，因为他们绝大多数住院期间的时间都是用于治疗的；

优势四：正念疗法有机会碰到患者正在面临的问题，由于精神疾病住院患者大都饱受情绪、压力、痛苦、躯体不适等的困扰，而正念疗法可以通过教授"接纳""不评判""活在当下""与情绪、困难共处"等新的思维模式和有效的应对技巧帮助患者保持平静的心态，避免陷入反刍思维。因此住院患者对于正念疗法都有很强的求知欲，希望可以通过学习正念疗法帮助自己。基于北京大学第六医院在病房中多年的正念治疗经验，建议针对住院患者实施正念治疗时重新设置治疗的形式和内容，以便针对不同类型的患者既适应团体化的治疗，也有个性化的治疗方式，帮助患者缩短住院时间，提高疾病缓解速率并维持长期的良好效果。

第三节　正念治疗如何在病房中实施（个体和团体）

一、个性化的正念治疗

个性化的正念治疗在病房里是一种很常见的缓解患者急性期症状的最实用的方法之一。在患者住院初期及在进行正念团体治疗之前，医生、护士、治疗师可以针对不同疾病或症状的患者指导个性化的正念治疗。在此之前，指导者需要评估患者的病情、配合程度、适合哪种练习内容，以便确定不同患者进行正念治疗的最佳适宜时间和最佳练习内容。接下来将具体描述针对不同症状的患者，建议可采用的具体练习内容。

案例指导1：

张某，女，14岁，诊断为：幻觉妄想状态（身体扫描）。

患者入院当天在工作人员陪同下收入病房，表情紧张，不能有效回答工作人员的问题，一直喃喃自语"有鬼，有鬼，救我"，主管医生在家属处了解到患者在家及其他医院住院期间，有掐同室病友脖子的情况。为患者完善心电图检查时，患者不允许工作人员靠近，病区某工作人员提示医生暂时离开房间，之后在陪护及工作人员的陪伴下患者慢慢安静下来；在工作人员的不断探询问诊下患者诉"一直有个鬼跟着自己，特别害怕，特别紧张"，工作人员首先评估患者目前紧张、害怕，需要让患者放松警惕，如果强行完善检查可能会激怒患者，然后安抚患者躺在床上，告知患者在医院里没有人会伤害你，现在跟着工作人员让自己放松下来，患者表示接受，愿意陪护，同时在患者躺下来之后，让患者把两只手放在肚子上，工作人员可以让自己的手与患者重叠，与患者的呼吸同步进行，在指导下做几个深呼吸后，指导患者进行快速身体扫描，全然放松，然后指导患者重新回到腹部的呼吸，只是关注呼吸的一起一落，指导语里可以加一些与症状相关的"耳边有声音、有画面等把它就放在那里，不去评价，不要卷入其中"，只是觉察一呼一吸给身体带来的感觉，几分钟之后结束指导语（这个过程中工作人员的手始终与患者握在一起）。

患者感受：睁开眼睛还是会紧张，但是会好一点，感觉眼睛都变亮了，能跟着工作人员指导的话去做。

工作人员：非常棒，以后每天都做一次好不好，不存在的声音会有，但是不能让它影响自己。

总结：张某的特点在病房里很常见，工作人员要评估当时的情况，根据当时的情况给予相应的指导，缓解患者的焦虑与担心。

案例指导 2：

王某，女，56 岁，文化程度：大学本科，诊断为：抑郁焦虑状态（正念伸展）。

主诉：反复间断性情绪低落、兴趣减退 23 年余，再发 1 年余，加重伴焦虑 1 个月。

现病史：患者自诉 1994 年因得知患甲状腺癌而出现情绪低落、兴趣减退、愉快感丧失、精力体力下降、感悲观绝望，偶尔出现轻生观念，被诊断"抑郁状态"，给予阿米替林（日高量 25 mg），服用一个月后病情好转。2004 年再次出现情绪低落、兴趣和愉悦感减退、精力体力下降，再次服用阿米替林（日高量 25 mg）持续约半年好转，生活及工作如常。2015 年 7 月因与母亲冲突，再次出现情绪低落，做事没兴趣，缺乏愉悦感，勉强上班，身体乏力，食欲下降，感觉没有希望，有一闪而过的自杀观念，但无自杀行为；上述症状白天明显，夜间减轻。2015 年 10 月至某某医院就诊，诊断为"抑郁发作"，予以来士普（日高量 20 mg）治疗，持续用药至 2016 年 6 月，未见明显改善，后换用帕罗西汀（日高量 20 mg），患者逐渐出现焦虑心烦，伴躯体不适，坐立不安，勉强维持上班、出门，后渐停用帕罗西汀，换用阿米替林（日高量 25 mg）联合优菲（日高量 30 mg），情绪及焦虑症状改善不明显。2016 年 10 月 20 日换用西酞普兰（日高量 20 mg）、米氮平（日高量 15 mg）及优菲（日高量 30 mg），患者仍感情绪差，于 2016 年 10 月 31 日入住我院，予 MECT 治疗，欣百达（日高量 120 mg）、瑞美隆（日高量 30 mg）、再普乐（日高量 2.5 mg）、优菲（日高量 15 mg）及三辰（日高量 7.5 mg），病情好转出院。出院后患者仍不能集中注意力，感知能力下降，心绪难安。遂至我院门诊就诊，给予欣百达（日高量 120 mg）、再普乐（日高量 5 mg）及三辰（日高量 7.5 mg），并加用百优解（日高量 10 mg）治疗，患者规律服药，但症状改善不明显。2017 年 4 月 24 日再次入我院治疗，沿用欣百达 120 mg/d、再普乐 5 mg/d 及三辰 7.5 mg/d，停用百优解并加用安非他酮至 225 mg/d 治疗，患者情绪未见明显改善，且患者拒绝行电休克治疗，故考虑渐停欣百达，换用怡诺思并加量至 225 mg/d，安非他酮调整剂量至 150 mg/d，自诉早上的焦虑心烦减轻，但下午的躯体不适和焦虑心烦持续存在，故加用罗拉 0.5 mg/d。近一周患者感焦虑、发热出汗以及胃部发紧和烧灼感等症状有减轻，但仍觉情绪差、高兴不起来，做事情动力低。为求进一步治疗，门诊以"焦虑、抑郁"第三次收入我科。近一个月来，患者食欲与睡眠质量尚可，二便正常。

根据该患者的焦虑、抑郁情绪，烦躁以及坐立不安，心理治疗师给予该患者"正念伸展"练习，指导患者躺在病床上，双腿自然打开，双手自然放在身体两侧，觉察脚跟、小腿肚、大腿、臀部、上背部、后脑勺、手臂、手掌与床垫接触的感觉，双手向两边打开，双腿弯曲，慢慢地向左边扭转，感受身体此时的感觉。缓缓地让双腿弯曲并靠近身体，双手抱住膝盖外侧，身体尽可能地蜷缩在一起。慢慢将双手向上伸展，双腿膝盖弯曲，双脚踩实在病床上，当稳定时抬起臀部，坚持几秒钟后再慢慢地放下，将身体趴在病床上，双手放在身体的两侧，慢慢地将上半身以及大腿离开瑜伽垫，双手及大腿平行，同时与瑜伽垫垂直，大腿与小腿、上半身成90°，双脚蹬实在垫子上。试着让背部向上拱起，头部与臀部下沉，慢慢地将腰部下沉，头部、臀部向上抬高。最后再慢慢收回头部，使整个身体处于蜷缩状态，身体平躺在瑜伽垫上，双手自然放在身体两侧，姿势和初始的姿势一样。

询问患者的感觉："在练习过程中，有的动作，比如扭转身体，抬起臀部时身体很不稳，老想着怎么做才会符合练习的标准，越想心里越烦躁，但是在做身体蜷缩，听到最后指导说和最初的姿势一样躺平时自己却没那么心急，反而很平和。"

治疗师："不错，你已经意识到了自己情绪上的烦躁和心急，当你有这种意识时立即把注意力带回到呼吸，不要继续让这种情绪影响你、控制你。如果身体允许还可以接着跟着正念伸展音频做侧身左右抬腿伸展、滚压脊椎伸展练习，将正念伸展跟着音频完整地做一遍。在做的过程中注意觉察此时的身体感觉，会产生什么样的情绪和想法。练习的过程中有任何不舒服要及时停止，不要用力去对抗它，学会和不舒服以及不完美的姿势和平相处。"

案例指导3：

王某，男，49岁，文化程度：大学，诊断为：乙醇所致的精神和行为障碍（身体扫描）。

主诉：饮酒32年，嗜酒26年。

现病史：患者1985年（16岁）上高中时开始出现饮酒行为，多为社交性饮酒，因为在学校读书，对于饮酒的方式和量家属并不了解，当时患者学习成绩尚可，老师和同学未发现其存在明显异常。1988年患者考上大学，住校读书期间患者存在饮酒行为，具体情况不详，曾有偷姐姐的钱买酒的行为，常因饮酒行为与姐姐争吵。1991年患者大学毕业后在某某法院工作，患者开始控制不住自己的饮酒行为，经常因饮酒耽误工作，常常因为饮酒与家人发生争吵，几乎每日饮酒，有晨饮现象，停酒后出现全身发抖、心慌、出汗、烦躁、睡眠差的现象，饮酒后这些症状消失。1998年饮酒后曾出现凭空视物现象，可凭空看到毛毛，用手去抓；家人送其到某精神病院就诊，具体诊疗方案不详。之后，患者仍然存在大量饮酒现象。2003年首次来我院门诊就诊，诊断"抑郁状态"，予帕罗西汀20 mg/d治疗，期间合并苯二氮䓬类药物助眠，具体不详；为求系统诊治，家人于2009年6月11日首次来我院住院治疗，诊断为"使用乙醇所致的精神和行为障碍"，予氯硝西泮替代治疗，舍曲林150 mg/d、奥氮平15 mg/d、米氮平15 mg/d治疗，住院106天后好转出院。出院后患者停饮1年余，自诉坚持服用氟西汀、米氮平、奥氮平治疗。2011年下半年再次大量饮酒，每日患者平均饮酒量大概为56度白酒500 ml，每日晨起第一件事就是喝酒，半夜醒来也会喝酒。偶尔饮酒后会出现凭空视物现象，曾凭空看到猴子等小动物在锅旁活动。停酒后患者感觉烦躁、心慌、手抖，体力变差，无法安心工作。夜间睡眠差，睡眠过程中出汗，多梦。食欲下降，饮酒后不愿吃东西，停饮后手抖、心慌明显。最近一次饮酒时间为 2017 年 10 月 26 日，饮酒量为 56 度二锅头 1 瓶（500 ml），近 4 天患者出现手抖，心慌、情绪低落、烦躁、腹泻现象，否认存在抽搐、意识障碍现象，为求进一步诊治今日来我院住院治疗。门诊以使用乙醇所致的精神障碍收入我科。近 1 周来患者否认存在高热、惊厥、抽搐现象。

根据该患者存在戒断反应以及精神病性症状，心理治疗师给予"身体扫描"练习。指导患者平躺在病床上，双手重叠放在腹部，指导患者以呼吸为锚点，慢慢吸气，再放松地吐气，感受自己的一吸一呼。当患者此时面部表情、双手与双腿处于放松状态时，接着指导患者将注意力依次集中于膝盖、脚踝、脚趾、双手，最后集中于胃部不舒服的部位。同时指导患者接受它的不舒服，慢慢地学会与不舒服的感觉和解，与它共处。随着指导语的重复，患者慢慢进入了睡眠状态。

当患者醒来后，治疗师询问患者的感觉，患者说："这个练习真的很神奇，做的过程很轻松，不知道自己什么时候已经睡着了，自己也没有那么烦躁了。"

治疗师："非常好，以后要经常做这个练习，坚持每天一次，甚至根据自身情况可以做两到三次，日积月累你就会在自己焦虑的时候不由自主地去做这个练习，这对你的情绪和睡眠有很大的帮助"。

案例指导 4:

谢某，男，31 岁，文化程度：大专，诊断为：躯体化障碍（正念行走）。

主诉：莫名担心、害怕伴躯体不适感 3 年，加重 3 个月。

现病史：患者于 2015 年，无诱因出现头部不适感，注意力难以集中，不能说话太多，否则会感觉用脑过度，感觉头疼，有时感觉到心慌，不能长时间走路，走多了全身发麻。逐渐加重，于重庆中医院就诊，给予中药治疗，效果欠佳。后来逐渐出现莫名担心，害怕，脾气大，心情烦躁，有时会出现难以久坐的情况。2017 年，患者就诊于解放军第三军医大学附属医院，考虑为"慢性失眠、焦虑抑郁状态"，给予来士普 10 mg、氟西汀 40 mg 治疗，自诉效果欠佳，并且服药后出现心慌，故自行停药。2018 年患者病情无明显变化，故患者同年 3 月份就诊杭州中医院治疗，诊断不详，患者自诉想解决睡眠问题，故给予曲唑酮 75 mg、阿普唑仑 0.5 mg 治疗，睡眠改善，躯体不适感改善不明显。后逐渐加重，间断出现莫名担心，害怕家人会出意外，感觉自己精力不够，体力不足，需要用轮椅来节省体力，并难以继续工作。为求系统治疗，患者首次以"躯体化障碍"收入我科治疗。入院前一个月，否认发热、咳嗽、咳痰等，否认腹泻等，体重无明显变化，大小便正常，睡眠差。

根据患者目前躯体与情绪状况，心理治疗师给予"正念行走"练习。指导患者将重力转换到右腿上，左脚抬起，体会左小腿肌肉的感觉；重心交换，右脚抬起，体会右小腿肌肉的感觉，依次交替抬起左脚和右脚，感受左小腿和右小腿肌肉。当脚落地时，感受脚跟与地面接触的感觉，觉察双腿、双脚的感觉，当注意力游离时，及时把它带回到呼吸上，再接着感受双腿双脚行走时肌肉拉扯的感觉，感受此时心情有什么变化。如果心情仍烦躁就允许它烦躁，头部疼痛就允许它痛，身体发麻就允许它麻，注意力集中在双腿和双脚此时的感觉上。如果此时身体允许，你可以闭上眼睛，认真感受身体感觉有什么变化。最后慢慢睁开眼睛，回到开始时的姿势。

患者练习的感觉："刚开始走路有点急，左脚抬起后还没有听见要放下左脚就已经着地了，但是后来能跟着指导慢下来走路。在行走时我感觉小腿肌肉有点发紧，走着走着有要跌倒的感觉，但是也没有再注意头疼。现在心情不再那么急躁了，身体也没有那么麻了。"

治疗师："非常好，说明你的心能够跟着指导进行练习，也能够觉察到当时的身体感觉和情绪的变化，接下来要坚持练习，如果身体允许可以适当延长一下行走时间，感受膝盖、脚趾有什么样的感觉。"

二、病房正念团体治疗

1. 治疗形式　病房的团体治疗是以结构化、开放式、滚动式课程设置为特点，门诊的正念团体治疗多以结构化、封闭式为特点，而这种形式在病房很难实现。病房团体是针对所有患者的，课程设置更多以体验练习为主，并以学员提出的问题为导向进行探询及讨论。

2. 课程设置　病房正念团体课程的设置不同于门诊的正念团体课程，门诊通常是每周一次、每次 2.5 小时的正念团体课程。由于住院患者病情和环境的特殊性，以及精神科住院患者大多以一个月为住院周期，所以病房的正念团体课程宜密集进行，比如每周两次，共六次；时间也不宜过长，根据参与的人数以 1 次 1.5 小时左右为宜。

3. 治疗师要求　治疗师必须是有经验的医护人员，一般 2 ～ 3 个人，一个是治疗师，其余是协助人员，帮忙维持团体秩序。带领人员需自身长期修习正念，并有 10 年以上的相关工作经验，充分了解精神疾病患者的生理、心理和社会特点，有充分的团体带领经验，有较好的团体掌控能力。

4. 入组标准　无须筛选患者，有意愿参与即欢迎，若患者觉得不适合自己，可以随时离开，离开后最好给予个性化指导，以了解情况。不过实践经验发现，大部分患者都能坚持下来，并觉得有帮助。

5. 课程的具体内容　病房里的课程内容与门诊团体内容基本相同，由正念练习和心理教育环节组成，具体内容请参照第六章。但病房中课程时间一般较短，1.5 小时左右，因此相比门诊来说，内容会有所删减。每节课前 30 ～ 40 分钟先进行正念练习，结尾进行特定的心理健康教育。

住院正念团体课程的主要内容是以正念的核心练习（身体扫描、正念静坐、正念行走、三分钟呼吸空间）为基础练习，在正念运动环节除正念瑜伽、正念伸展外，根据参加成员的具体情况还适当加入了具有中国特点的八段锦和太极的部分元素。

此外，该课程也将慈悲元素及自我关怀元素融入每节课之中，特别是慈心祝福。具体来说，每节课会引导每位患者选出 1 个感恩的人，找出他最近三个让自己感恩的方面，这个人可以是病友或者医护人员，然后送出慈心祝福。因为很多患者容易对周围的人、事、物产生不满和愤怒，练习感恩的心则会有效增加内心平静，减少愤怒。这也有助于病房患者之间的关系融洽，激起患者的同理心。

除了正式的慈心练习外，第四课开始也建议患者每日记录"感恩日记"。只需要简单记录发生了什么，降低坚持的难度，课上分享时可以引导其留意当下的情绪和想法。

6. 病房教学的挑战　由于住院患者的特点，在病房进行正念教学时更容易遇到不易处理的情况，这对治疗师来说是不小的挑战。以下内容对常见挑战进行了归类总结，并给出处理建议。

（1）患者突然离开：有的患者在练习中被激发了情绪，突然离开这个空间。治疗师允许情况的发生，并将其作为觉察的对象，看到事件对内心的影响，有什么感受、想法出现，并全然接纳。课后治疗师可以单独了解该患者的情况，对其不愉悦的感受表达共情，并肯定其行为："离开或许是你当下最好的选择，"允许他这么做，但也引导其下次可以带着更多觉知，和那种感受呆在一起一会儿，或许会看到更多选择。下次上课也可以把此事作为一个话题来分享。

（2）出现异常行为：有一位臆症患者，因曾经受过霸凌，谈到关系问题时，突然在房间里绕圈跑起来，并且发出尖叫声，当时在保证其安全的情况下，治疗师没有给任何言语的回应，只是静默，敲铃，引导大家听铃声。大约三五分钟后，该患者坐回原处，并能够继续练习。后来在讨论环节，询问刚才的事件是否对大家有影响，其他患者都表示没有受到影响，并且很同情他。后来又做了一个慈心练习。

另一位酒精依赖患者下午刚入病房，因早晨喝了酒，身上有酒味，其他患者很气愤，表示"你的酒味会触发我们喝酒的欲望，喝了酒就不应该来参与团体活动"。该名患者道歉，并打算离开。而治疗师没有让他离开，邀请大家做几个深呼吸，紧接着做了共通人性的练习——"他和我一样有渴望戒酒的意愿，也同样希望远离酒精、拥有幸福……我曾经也和他一样被酒精依赖困扰……"，做完之后大家都平静了下来，继续一起练习。

总而言之，治疗师自身的稳定感是团体稳定的基石，一般情况下可以先不急于处理异常行为，尝试用铃声集中大家涣散的注意力，用稳定的场域影响他，你会发现大部分患者仍能继续练习，并且不会对其有意见。我们要充分相信患者内在的资源，事实也证明大部分人都有安静下来的能力。如果他仍然做不到，可以选择离开。但如若一开始就将其带离团体，他会觉得自责、被排斥，再也不想来了。

（3）课上无人分享：患者可能出于病耻感，不愿意暴露自己，因此不愿意在大组分享感受。这种情况可以以小组讨论为主，让患者自愿找人结对，2～3人一个小组，之后再大组讨论。另外，作为治疗师，应了解哪些患者愿意分享，有意识地让其多分享，以带动团体氛围。分享完最好给予鼓励，比如把他分享的内容作为礼物送给大家，感谢他送出了珍贵的礼物。

（4）课后练习积极性低：如果大多数患者在课后不愿意练习，可以选一个练习经验丰富、领悟较深的患者当组长，每日在病房播放录音，邀请大家一起做练习，比如晚上8～9点，安排20分钟的练习，大家自愿来。练习完毕组长组织大家讨论，这种时候因为没有医护人员在场，大家更容易敞开心扉进行讨论。

（5）心理教育和家庭作业：除了正念练习外，课程中一般会有心理教育和相应的家庭作业，比如记录不愉悦日志，患者一般课后练习的积极性低。这些内容建议主要在课上讨论吸收，课下不强制要求。

（柳学华　李丽霞）

第九章　特定心身障碍的正念应用要点

第一节　抑郁障碍

一、抑郁障碍概述

抑郁障碍（抑郁症）是常见的精神障碍之一，是指由各种因素引起的、以显著而持久的心境低落为主要临床特征的一类心境障碍，伴有不同程度的认知和行为改变，部分患者存在自伤自杀行为，甚至因此死亡。

据世界卫生组织统计，抑郁症已成为中国第二大疾病负担，预计 2030 年将上升至世界疾病负担首位。抑郁障碍临床表现复杂，症状隐蔽性较强，复发率高，严重时往往导致自杀，有数据显示全球每年因抑郁障碍自杀死亡的人数高达 100 万（WHO，2013）。

二、抑郁障碍的流行病学、临床特征、目前治疗手段

抑郁障碍是一种发病率高、复发率极高、致残率高的慢性精神疾病。2019 年中国精神卫生调查的数据显示，我国抑郁障碍的终生患病率为 6.8%（数据不含香港、澳门、台湾地区）。

当前，全球抑郁障碍的发病率逐年上升，患者低龄化现象日益严重，越来越多的个体与家庭面临着抑郁障碍带来的严重困扰。然而，全球只有 10% ～ 50% 的患者接受有效治疗。除了专业人员与卫生资源缺乏之外，不能对抑郁障碍作出准确的评估也是影响有效治疗的一个重要因素（临床上对抑郁障碍的识别率往往不到 20%）。

抑郁障碍单次发作至少持续两周以上的人有反复发作的可能，经过规范治疗部分患者的病情可以缓解，部分可能残留一些症状或趋向慢性化。患者可存在严重的社会功能损害，导致病程迁延不愈。

抑郁障碍多数为急性或亚急性疾病，平均发病年龄为 20 ～ 30 岁，几乎每个年龄段都有罹患抑郁障碍的可能，女性多于男性。单次抑郁发作的平均病程约为 16 周，发作后痊愈平均需要 20 周左右。若不治疗，病程一般会持续 6 个月或更久。

经过抗抑郁治疗，大部分患者的抑郁症状会缓解。首次抑郁发作缓解后 15% ～ 50% 的患者不再复发；第三次以上发作，治疗缓解后，未接受维持治疗的患者复发风险几乎是 100%。抑郁症状缓解后，患者一般可恢复到病前功能水平，但有 20% ～ 35% 的患者会有残留症状，社会功能受损。

除了抗抑郁药物治疗外，认知行为疗法（cognitive behavioral therapy，CBT）是治疗抑郁

障碍的一线首选心理治疗方法。随着第三次行为主义浪潮的兴起，加拿大、英国的精神心理学家创造性地将正念（mindfulness）技术与传统的 CBT 相结合，形成了当今又一个重要的心理治疗技术与方法——正念认知疗法（mindfulness-based cognitive therapy，MBCT）。MBCT 在抑郁障碍的预防与治疗上有着广泛而深入的影响。

三、抑郁障碍的心理机制

抑郁障碍患者存在多种神经递质水平或相关神经通路的功能异常。比较公认的是单胺假说，即与人类精神情感活动相关的神经递质——5-羟色胺（5-HT）、多巴胺（DA）和去甲肾上腺素（NE）在抑郁障碍的发病中扮演重要角色。它们并不是独立运作，它们之间可通过多种配体-受体间的作用而相互影响。抑郁障碍还可能与神经内分泌功能异常、免疫功能异常、电生理异常、脑影像学异常、个体的遗传及心理社会因素密切相关，目前研究结论尚不明确。

人格在抑郁的发生中起着重要作用，神经质（neuroticism）、内外向（extraversion）和尽责性（conscientiousness）人格特点与抑郁的发生、严重程度、病程发展等密切相关。以往的观点认为人格因素是相对稳定的，但新的假说认为人格特质具有延展性（malleability），提出人格-抑郁关系的动态模型，认为早期的易感素质构成了个体患病风险的基线水平，但是后期的经历可以修饰并调整人格对抑郁的易感倾向，并认为积极的生活经历能够防止甚至逆转人格的病理性发展轨迹。

贝克的认知理论提出，负性自动思维、功能失调性假设等认知图式导致个体产生抑郁情绪。个体以特有的消极方式看待自己，看待周围环境，看待自己的未来，使个体倾向于自我贬低，认为生活没有希望。这种消极的观念被贝克称为"抑郁的认知三联征"。随着研究的深入，近期的认知理论除了关注负性认知内容，更拓展延伸至对认知加工进程的研究。研究发现抑郁障碍患者存在认知偏向（cognitive bias）、认知控制不足（deficits in cognitive control）的特点，在认知功能的抑制（inhibition）、转换（switching）、更新（updating）功能方面存在缺陷，表现为对无关情绪刺激的抑制能力减弱、注意力难以转换等。

四、正念如何对抑郁障碍起作用

当前认知及正念技术的结合，掀起了行为疗法的第三次浪潮，新的治疗方法——正念认知疗法（MBCT）逐渐兴起。MBCT 首先是针对防止抑郁复发而设计的，系统而标准化的治疗方案在临床上已广泛展开。Piet 和 Hougaard 系统评价了 593 名随机对照的 MBCT 研究，发现 MBCT 降低抑郁复发的比例达到 34%。这证实了 MBCT 在防止抑郁复发方面的临床作用，同时也有研究发现 MBCT 能够增强积极情绪，减少导致抑郁复发的相关残留症状。

运用正念技术去关注、觉知痛苦的想法和感受，培育接纳、自我同情，以打破竭力摆脱痛苦而又无法摆脱状态下的神经网络联结，MBCT 靶向干预抑郁障碍个体的认知再激活（cognitive reactivation），以减少抑郁复发风险。标准的 MBCT 包含 8 周的训练内容，前 3 次训练中使用核心的正念技术（躯体扫描、正念运动、正念呼吸）使来访者学会有意识地注意，并发展出更好的觉察，识别习惯性的反应模式、厌恶、评价等。减少自我批判和责备，对消极情绪情感报以同情，从无效的行为模式（acting pattern）转变为友善的、非反应式（non-reactive）的存在模式（being pattern）。有研究指出，MBCT 产生疗愈作用的心理机制与正念、自我慈悲（self-compassion），以及认知反应性（cognitive reactivity）有关。Velden、

Gu 的系统评估发现，除了正念、自我同情之外，沉思（rumination）、担忧（worry）、觉察（meta-awareness）等因素在 MBCT 疗愈机制中也有着重要的作用。而有关自我同情、心理灵活性（psychological flexibility）在其间的调节作用尚缺乏更多的证据支持。同时也有学者提出正念是一种情绪调节策略，正念干预之所以能促进情绪改善与增进心理健康水平，是因为增强了个体情绪调节能力，这是一个非常重要的机制。一些功能神经成像研究发现，短期正念干预往往以"top-down"自上而下的情绪调节策略产生疗愈作用；而长期干预则以"bottom-top"自下而上的情绪调节方式起作用。

注意调节的改善也是 MBCT 产生疗愈的一个可能机制。研究发现与等待组相比，MBCT 训练后关联负变波（contingent negative variation，CNV）增加，表明注意分配与维持的能力得以改善；在对注意易化与抑制能力方面，MBCT 干预后个体对负性信息的注意易化（facilitation of attention）程度降低，同时也对积极信息的注意抑制减少。然而，当前有关 MBCT 训练对注意调节机制的研究相对较少，尚没有明确的结论。

五、正念治疗抑郁症状、自杀自伤行为的具体操作

MBCT 8 周课程安排具体见表 9-1。

六、案例（8 周正念疗愈课程：病例分析）

为了说明 8 周的正念疗愈课程如何开展，我们会带大家一起分析王某某的诊疗经历。

> "正念的魅力在于安定，要带着好奇之心不评判地觉察自己的身体，让身心合一，坚持练习正念可以获得一种平和、宁静的心态，可以获得一种幸福感。身心放松后，可以发现真实的自己，从而找到某种精神寄托。学习正念之后，我的精神面貌有很大的改变，表现为心情愉快了，不胡思乱想了，遇事不钻牛角尖了，和同事也相处得很愉快，虽然我病得顽固，但是经过自己的努力，我好得彻底！我将继续练习下去。"

王某某，女，59 岁，是一位非常知名的法官。患者 1994 年因患甲状腺癌而起病，2004 年、2015 年、2016 年、2017 年共复发 6 次，多次就诊于北京的多家三甲精神科医院。求助过数十名知名的精神科医生，抗抑郁药换了很多种，接受了 18 次的电休克治疗，但抑郁总是复发。

2017 年 6 月患者第 6 次复发，出现焦虑、心烦、情绪低落、胃部焦灼感等不适，来到北京大学第六医院治疗。也就是在这次住院期间，患者第一次接触到正念。一开始总听到病房护士长念叨"正念不仅好，还能防止抑郁障碍复发"，患者不以为然。后来在护士长的再三鼓励下，患者参与到了团体正念治疗当中，当时并没有抱多大的希望，只是觉得尝试一下也无所谓。刚开始练习的时候，患者常常坚持不下来，因为心乱、念头多，连 10 分钟都坐不住。后来随着练习的次数越来越多，患者发现正念的魅力在于随着指导语一呼一吸、扫描全身、身心放松，焦虑、担心来时知道来了，不再陷入其中，而是用呼吸稳住自己。王某某慢慢地感悟到，焦虑、担心的情绪会来也会走，只要你不跟随它、不在上面编织故事就可以了。

王某某回家后，每天练习，3 年过去了，到现在 45 分钟也不算什么了。近 3 年的正念练习，已成为王某某日常生活中的一部分。正念练习让她能在遇到烦恼时从容地跳出来，淡定地应对生活。患者现已恢复到了没生病之前的状态：心情愉悦，潇洒坦然；面色红润，皮肤

表 9-1 MBCT 8周课程安排

主题	练习	技能	核心思想	家庭作业
第一周：疲于奔波，心智游离 目标：让学员们认识到我们在生活中常常陷入机械、麻木、心智导航的"自动导航"状态而不自知，但正念导航能够帮助我们改善这种和生活状态	**葡萄干练习** 学员们花几分钟练习冥想，嗅，口尝，手触葡萄干，眼观，鼻闻，细致地感受葡萄干的色泽、气味、口感、触感受等 **身体扫描** 学员们在录音频的指导下完成45分钟的身体扫描冥想练习，跟随指导语将注意力带到身体的各个部位，觉察每一处的身体感受	初步感受—心多用到一用的转变，体会觉察当下的力量 在扫描身体的各个部位时练习投放，收回，转移注意力。每当心智游离时便要把注意力重新带回当下需要专注的身体部位	聚精会神，专注当下能够丰富我们的生活体验。生活中，我们会因心智的游离而与当下行正念练习该拥有的体验擦肩而过 虽然心智游离是我们平日里的普遍状态，但我们仍然可以更好地觉察身体感受（觉察水平可能和情绪状态有关）	**将觉察代入生活** 学员们选择一项日常活动进行正念练习 **身体扫描** 学员们可以借助 CD（或音频）练习身体扫描，每周至少做6天，每天45分钟，观察并记录感受
第二周：答疑解惑，清除障碍 目标：学员们分享和探讨第一周身体扫描过程中的体验，带领人向学员们介绍正念的概念和简单应用	**身体扫描** 学员们在录音频的指导下完成45分钟的身体扫描冥想练习，跟随指导语将注意力带到身体的各个部位，觉察每一处的身体感受 **探究想法和情绪的关系** 学员们充分发挥想象，在脑海中描绘一个街头偶遇熟人但对方未理会自己的场景，想象自己此时会有什么样的想法、情绪，思考不同的情绪状态下自己的感受是否会变化	观察心智的流向，当心智游离时放开当下时的想法，将注意力重新带回此刻该关注的位置 从元认知的视角观察想法、情绪、身体感受，以及行为之间的关系	我们倾向于给人生经历人为地赋予积极或消极的含义，并且回避消极经历，追求积极的体验 我们的心境会影响了我们对生活事件的解读，我们的解读又进一步强化了我们的情绪体验、身体感受，影响了我们对事件的认知，甚至行为	**身体扫描** 学员们可以借助 CD 或音频练习身体扫描，每周至少做6天，每天45分钟，观察并记录感受 **记录愉悦体验** 学员们需要记录几件让自己开心的事或者一些愉快的瞬间，并观察当时的想法、情绪、身体感受等
第三周：正念呼吸，联结当下 目标：当心智流向负面的想法、情绪，能够重新导引到当下。对于不愉快的经历，除了苦思冥想，绞尽脑汁地寻找问题的解决方式之外，可以尝试通过呼吸收摄心神，重新回到当下，带着困难继续前行	**正念静坐** 学员们在音频的指导下练习正念静坐30～40分钟。练习中，带领人可以鼓励学员们关注一呼一吸之间的身体感受，分心时可以好奇地观察自己的注意力跑去了哪里，然后再温和地将注意觉察带回到呼吸上来 **正念伸展/正念行走** 带领人带领学员们练习一系列柔和的正念伸展运动，鼓励学员观察活动过程中和结束后所有身体感受	关注呼吸时能及时觉察，熟悉心智通常怎样流转 心智游离时，学员们应该能以呼吸为联结当下的媒介，重新回到当下 在行动之间观照身体感受的去向加以觉察，学着将心智重新导引到身体的感受上。最终，温和地尝试将冥想活动广泛地应用在日常生活中	对心智一般流向向方更为敏感时（自我批评的想法不时冒出，身体感到不适等均会吸引注意力），走神时我们可以通过关注呼吸将意识重新引回当下 如果我们能够心无旁骛地观照身体，体察到沉重的身体感受将更加丰富多变 通过呼吸空间冥想，走出自我导航模式，以崭新的视角重新体验当下	**正念伸展与正念呼吸** 学员们可以在第一、第三、第五天练习一系列的正念伸展动作，随后花较短时间练习正念呼吸，感受呼吸 **正念瑜伽**（第二、第四、第六天） 学员们在第二、第四、第六天可以练习正念瑜伽，可以跟随音频指导将一整套正念瑜伽航动作 **按计划练习呼吸空间冥想** 本周，学员们每天都要预留

（续表）

主题	练习	技能	核心思想	家庭作业
	带领人引导学员们练习正念行走。行动之间，随着腿部胸离地，着地，学员们要注意观察身体感受。步履一般缓慢，分神时要将意识重新引回身体 三分钟呼吸空间冥想 在这三分钟里，学员们需要先觉知当下的想法、情绪、身体感受，再将注意力聚焦到呼吸本身，最终将意识延伸到整个身体			出3个同样的时间段，每天均在这三段时间里练习3分钟呼吸空间冥想 记录不愉悦的体验 学员们需要记录几件让自己不开心的事情或者一些不愉快的瞬间，并观察当时的想法、情绪、身体感受等
第四周：聚焦当下，拥抱痛苦 目标：面对那些能让自己紧张或激动的想法，已紧张或焦动的想法，学员和身体感受，情绪学着用一种全新的方式与它们相处	正念观着/正念聆听 这一简短的正念练习要求学员们将意力聚焦在双眼所见或双耳所闻之上，心智游离时温和地将觉察带回当下的所见所闻中 正念静坐 正念静坐过程中，注意力先聚焦在呼吸上，随后扩展到整个身体。如果学员们抱着开放，好奇的心态去探索这种绷感，建议学员这些部位有紧绷感，好奇地抱着开放，立刻调整姿势，逃避痛苦体验。随后，将注意力放在周遭的声音上。再放到眼现的想法上，最后对当下意识到的任何事物加以觉察（无择觉察） 自动思维问卷 学员们先通读自动思维问卷，思考抑郁期间最容易产生的负面想法和异常想法有哪些，再阅读DSM-IV了解重度抑郁的常见症状	把双眼所见，双耳所闻当作觉察的对象。冥想过程中，一旦进入了自动导航模式，那便尝试将双眼所见，将觉察放到此时此刻眼前的景象，耳畔的声响上 面对身体的不适，如果我们不再只想去除它，而是选择与它共存，我们便可能对不适感有更深入的了解。有些时候不适感还会合自己消失 能够辨认出负面想法和异常想法，能够从元认知的视角思考这些抑郁的症状	眼前的景象和耳畔的声响都可以帮助我们从跳出自动导航模式，重新回到当下。将觉察放到双眼所见，双耳所闻上主要有"胸踏实地"的真实感/"接地气" 抑郁期间的负面想法和体验只是抑郁的症状而已，并不表示患者不够强大，也不能说明患者性格如此	正念静坐 40分钟的正念静坐过程中，身体，意识要依次放松到声音和想法上，最终进入无拣择觉察的境界 呼吸空间 学员们最好能继续预留三段时间练习3分钟呼吸空间冥想。学员在感到精神紧张，情绪压力堆积时也可以练习呼吸空间冥想

（续表）

主题	练习	技能	核心思想	家庭作业
第五周：顺其自然，接纳苦难 目标：与苦难之间建立一种完全不同的相处方式，即接纳发生的一切，与苦难同行	**正念静坐** 在40分钟的正念静坐中，学员们依次把注意力放在呼吸、身体感受、声音和想法上。心智游离时要对此加以觉察，如果专注在特定流连忘返，那便带着开放和好奇的心态觉察它们。正念冥想过程中，学员们想到生活中的艰难困苦之后，观察一下此时的身体有哪些异样，熟悉这些困难想法造成的紧绷感或其他不适感之后，借助呼吸向它们敞开怀抱，"吸气进入""呼气离开"这些不舒服的部位，当感觉不再搅扰心智时，将心智重新汇聚到此前正念冥想的部位	试着接纳困难的想法，印象、记忆、情绪以及身体的异常反应，仔细体察就会发现，与这些负面的内容共处 观察这些苦难怎样侵袭着我们的身体	痛苦的经历可能造成身体的异常反应，情绪上就会发现 当我们不再一味回避苦难，而是纠结于问题的解决，变化可能会自择与苦难共处然地发生	**在语音指导下练习正念静坐** 学员们仿照课堂上的正念静坐，回家后也在语音指导下练习正念静坐40分钟 **独自练习正念静坐** 学员们不使用音频指导，自行练习40分钟的正念静坐。自己把注意力引导到各个身体部位，最后练习随时觉察 **呼吸空间** 学员们继续在特定时间段练习呼吸空间冥想，也要在感到压力或困难后练习随时练习
第六周：眼见为实，想为虚 目标：鼓励学员们降低对想法的认同度，而是把正念面想法都视作一桩桩心理事件	**正念静坐** 这一冥想练习觉察的对象是想法。此处的想法是指脑海中自然地升起、逝灭的想法，而不是靠寻觅和思索得来的想法。类比和比喻可以帮助我们理解这一过程。像一想法就像影影院屏幕上一帧一帧的图像，像天空中时聚时散的云朵，像溪流上飘过过的树叶。理解这一点之后，学员们可以在脑海中人为地引入一个困境，仍然采用开放的、不加评判的态度对负面想法加以觉察。如果这样做很有难度，脑海中的想法令人非常痛苦，治疗师可以引导学员们观察这些负面想法给身体带来了哪些影响，与这些不适感加以觉察，然后共处一阵子，对不适感加以觉察，再将心智引导到此前正念冥想的想法上	留心观察就会发现，在面对负面经历时要么一顷向于压抑或回避问题，要么纠结于问题的解决。不妙尝试其他方法，进一步培养与冥想共处的能力，熟悉负面想法给自己带来的身体反应，将这些负面想法视作切实存在的事物并加以觉察，而不是一味地压制负面想法，与负面想法对抗，采取无认知的视角，剖析我们在不同的内在和外部环境下，对同样的事	我们可以与负面想法共存，不一定非要条件反射式地陷入无用的抗拒中 与负面想法共存，从一个去中心化的视角觉察这些想法。坚持一段时间后，这些负面冥想的很可能不会再勾起我们强烈的情绪反应 我们对于生活事件的解读可能深受我们的处境和心理状态的影响 觉察能够帮助我们更清晰地看待生活事件及其发生的背景 我们在应对处理这些事件时便能更加灵活	**简短的引导式冥想** 带领人带领学员们做一系列简短的引导式觉想，鼓励学员们融会贯通，创建一套日常生活中能够坚持下去的正念冥想练习 如果学员们觉得正念瑜伽、正念行走对自己很有帮助，也可以把这些融合到日常的冥想练习中来 **呼吸空间** 学员们继续在特定时间段练习呼吸空间冥想，也要在感到压力及后及时练习。我们一再强调练习呼吸及后空间冥想，这样学员们能在遇到困难时

（续表）

主题	练习	技能	核心思想	家庭作业
	场景想象 学员们充分发挥想象，在脑海中描绘一个模糊的场景：一位同事行色匆匆，他说自己眼下有事，不能耽误。如果学员本人刚和另一位同事有了些许摩擦，遇到这位行色匆匆的同事会作何感想？如果这位学员刚被上级夸赞过呢	伴相经历会有哪些不同的反应		自发练习，在应对困境时多一些选择和灵活性
第七周：如何自救？患于未然 目标：探索如何用觉察来引导我们采取明智的行动	**正念静坐** 与前述正念静坐的练习方式一致 **回顾日常活动** 学员们可以把自己每天要做的日常活动列出来，把这些活动分为提振精神、补充能量的滋养型活动和影响兴致、减损生命力的消耗型活动两大类。以小组为单位，讨论我们怎样提升滋养型活动的频率，降低消耗型活动的频率，同时允许生活中艰难的一面存在，而不是逃避困难。随后，学员们进一步思考哪些活动是滋养型活动（一般是能结合我们带来愉悦感的活动） **抑郁复发先兆** 学员以小组为单位，先探讨抑郁复发前有哪些预警信号，再讨论识别出这些信号之后我们可以采取哪些正念的应对来应对蠢蠢欲动的抑郁情绪	面对正念冥想练习中脑海中浮现出的过往经历，进一步培养自己觉察、与之共处，向其开放的能力 反思不同活动对情绪状态和幸福感的影响 在情绪低落的时候通过呼吸空间冥想来探索怎样妙地采取行动更好 情绪低落时，如果条件允许，可以有意识地多做那些能够提振精神，能为自己带来掌控感或愉悦体验的活动 熟悉自己抑郁复发的先兆，制订一个心境恶劣时的应对方案。方案可以包括呼吸使用空间冥想来审视现状、选择理性的应对方式	觉察我们生活中的滋养型活动和消耗型活动之间的天平，思考如何能在正视和接纳两者之间的平衡基础上调整自己的情绪低落，能够觉察到头脑反应和采取明智的行动回应问题之间的差异	**自主练习** 学员们从近期学习过的正式的正念冥想练习中选定一个或多个每天冥想空间冥想 **呼吸空间冥想** 学员们继续在特定时间段以及压力状态下练习呼吸空间冥想，将正念觉察融入日常生活，以便在面对放折时采取明智的应对方式 **防止抑郁复发方案** 学员们可以制订一个防止抑郁复发的方案。如果周围有人能在自己出现复发先兆后提供帮助和支持，建议把这些外部力量囊括到方案里

（续表）

主题	练习	技能	核心思想	家庭作业
第八周：躬行所学，坚持实践 目标：回顾所学内容，争取能够坚持实践	**身体扫描** 学员们在音频的指导下完成45分钟的冥想练习，跟随指导语将注意力和呼吸依次带到身体的各个部位，觉察每一处的身体感受 **课程回顾** 学员们可以独自完成课程回顾，或者和组员们一起回忆刚刚加入课堂时的意向，学到了什么，继续练习正念冥想可能会遇到哪些困难 **反馈** 请学员们把课程体验诉诸笔端 **小小纪念** 课程已经接近尾声，每位学员都会得到一个小物件，比如一块石头、弹珠，或念珠等，用来纪念学员们一起分享的人生经历，付出的汗水，把练习继续下去的意向。最后再以一个简短的正念冥想结束课程，学员们要像第一堂课做葡萄干练习那样观摩手中的纪念品	将注意力集中在丰富多样的身体感受上。无论觉察到了什么都保持开放的态度 鼓励学员们争取每天都练习正念冥想，即便只能坚持一阵子也可以。向学员们介绍初学者心态——即便中途没能坚持下去，也可以随时捡起来，从头练起	随着时间的推移，新知识的积累，经历、体验、感触、反应也可能发生变化	

171

细腻；游刃有余，从容淡定；身心放松，安然入睡。

患者面对顽固的疾病，看着住院的病友一个个好转出院，内心伴有焦急与失落，但是她并没有放弃，在走投无路的时候，幸好遇到了正念，是正念助其发现真实的自我，并带其走向新的光明，迎来重生！

七、总结、讨论及展望

伴随着城市化进程的加快，人们面临的各方面压力明显提高，加上疫情的影响，抑郁障碍发病率呈显著升高态势。抑郁障碍具有高发病率、高复发率等特点，与心理、社会、环境、生理等因素相关，是多种因素共同作用的结果，严重时存在自杀倾向，故须及早开展治疗。正念认知疗法在临床治疗中已经得到越来越多的应用，是治疗抑郁障碍的一线疗法，有丰富的科研证据证明该方法的作用；正念认知疗法通过增加对思维模式的觉知、减少反刍、调节注意力等途径来帮助抑郁障碍患者。在未来的实践中，需要更加细致地探索该方法对不同年龄阶段抑郁障碍患者的作用，以及（对抑郁发作期和康复期患者来说）如何使治疗方案更有针对性。

第二节　焦虑症

一、焦虑症概述

焦虑症（焦虑障碍）是一组以焦虑症状群为主要临床相的精神障碍的总称，焦虑障碍的特点是过度恐惧和焦虑以及相关的行为障碍。恐惧是指面临具体不利或危险的处境时出现的焦虑反应，焦虑是指缺乏相应的客观因素下出现内心极度不安的期待状态，伴有紧张不安和自主神经功能失调症状。

根据 ICD-11 和 DSM-5 的疾病分类，目前的焦虑障碍包括广泛性焦虑障碍、惊恐障碍、场所恐惧症、社交焦虑障碍、特定恐惧症、分离性焦虑障碍、选择性缄默和其他药物或躯体疾病所致焦虑障碍。本手册的焦虑障碍主要是指广泛性焦虑障碍。

广泛性焦虑障碍是以广泛且持续的焦虑和担忧为基本特征，伴有运动性紧张和自主神经活动亢进表现的一种慢性焦虑障碍。

二、焦虑障碍的流行病学、临床特征、目前治疗手段

2019 年发布的中国精神卫生调查结果显示（数据不含香港、澳门、台湾地区），广泛性焦虑障碍的年患病率为 0.2%，终生患病率为 0.3%，女性多于男性。广泛性焦虑障碍患者常伴有多种躯体症状、共患躯体疾病，约 72% 的患者首诊于非精神科。

广泛性焦虑障碍的临床表现可以分为精神症状和躯体症状两个方面。

（一）精神症状

主要是以持续泛化过度的担忧为特征，这种担忧不局限于任何特定的周围环境，或对负性事件的过度担忧存在于日常生活的很多方面，如过度担心自己或亲人患病或发生意外，担

心工作出现差错。

（二）躯体症状

主要是运动性紧张和自主神经活动亢进。运动性紧张主要表现为坐卧不宁、紧张性头痛、颤抖、无法放松等，自主神经活动亢进的症状可以涉及多个系统，如消化系统（口干、过度排气、肠蠕动增加或减少）、呼吸系统（胸部压迫感、吸气困难、过度呼吸）、心血管系统（心慌、心前区不适、感觉心律不齐）、泌尿生殖系统（尿频尿急、勃起障碍、痛经）、神经系统（震颤、眩晕、肌肉疼痛）。

广泛性焦虑障碍是一种慢性、高复发性精神障碍，倡导全病程治疗，包括急性期治疗、巩固期治疗和维持期治疗3个时期。急性期治疗主要是控制焦虑症状，应尽量达到临床痊愈，时间一般为12周。巩固期治疗主要是预防复发，一般2～6个月，也可能更长，在此期间患者病情容易波动，不然风险较大。维持期治疗主要是防止复发，一般至少12个月维持期治疗。维持期治疗结束后，如果病情稳定，可以缓慢减少药物剂量直至终止治疗。

对于广泛性焦虑障碍，提倡综合性治疗，包括药物治疗、心理治疗、物理治疗等方法，全面改善患者的预后。

三、焦虑障碍的心理机制

广泛性焦虑障碍的病因主要包括3个方面：素质因素、诱发因素和维持因素。

素质因素：焦虑性、人格特征和童年经历通常被认为是广泛性焦虑障碍的素质因素，而遗传因素的具体作用并不清楚。

诱发因素：广泛性焦虑障碍的发生常与生活应激事件相关，特别是有威胁性的事件，如人际关系问题、躯体疾病，以及工作问题。

维持因素：生活应激事件的持续存在，可以导致广泛性焦虑障碍的慢性化；同时，认知特点如"非黑即白""灾难化"，也可以使症状顽固化。

四、正念如何对焦虑障碍起作用

焦虑有很多表层的因素：工作压力大，恋爱不顺利，家人不理解，以及容貌焦虑、身材焦虑、房贷焦虑、社交焦虑、无法阻挡的衰老焦虑等。

当我们拨开这些表层的焦虑，就能看到焦虑之下的3个心理逻辑：指向未来的、灾难性的、不确定性的。

首先，焦虑是指向未来的"预期焦虑"。焦虑的人会一直将注意力集中于一些未来可能发生，但现在还没有发生的糟糕事件上，并因此感到压倒性的恐惧。焦虑相关的念头通常是灾难性的。当一个人脑子里总装有负面想法，总幻想一些可怕的画面，那么他的思维就容易把一些事情灾难化，然后无限放大，进而影响心理暗示，整个人沉浸在认定未来会发生"灾难"的恐惧之中。

灾难化的解释会造成身体反应，比如心跳加速、呼吸急促、手心冒汗，而这种身心结合的焦虑，会营造出强烈的"真实感"，令脑海中的灾难性念头无法停下来，迫使你逃跑、回避、攻击。长此以往，每当有无法控制的念头出现在大脑中时，都会激发你的恐惧和焦虑，逼着你采取逃跑、回避、攻击的惯性行动。

焦虑对人的身体、心理健康都有诸多不好的影响，通过认识焦虑，我们会发现，自己之所以总处在焦虑状态之中，是因为没有活在当下。专注活在当下的人，也会经历挫折和压力，但他们心态平和，能够接受当下所发生的一切，并有能力调动资源为自身解压。而正念，就是一种让我们专注于当下、感受自我和环境、远离压力、重塑生活的好方法。

众多研究文献都显示，正念能显著帮助人们减少焦虑和抑郁。正念教会人们如何应对压力，摆脱只凭直觉的自动化反应。正念，就像是一个人的"心理健身"，心理通过训练变得强大，就能更好地应对更复杂的局面，作出最合理的选择。

正念的作用主要有以下 3 个方面：

1. 提高自我觉察能力　觉察能力的提高，能让我们感受到自己身体、情感上的细微变化，用一位正念练习者的话来说，就是"五官都变得更加敏锐了"。这种自身觉察能力的提高，正是让我们的心理更加平和的必要前提。

2. 提高专注力　研究显示，正念练习能提高脑扣带回的活跃度，大脑的这个部分负责的就是注意力和执行力功能。通过更好地控制注意力，人就能更容易地关注当前的事情，而不是被过度担忧而打扰。

3. 让身体更健康　研究显示，正念练习能降低血压和皮质醇水平（也就是常说的"压力荷尔蒙"），帮助身体保持一个健康的状态。正念练习，就是通过对大脑的"训练"，帮助人们摆脱对过去和未来的不必要担忧，非评判地关注当下，让大脑得到滋养，让身体恢复正常，从而帮助人们逐步摆脱焦虑障碍的困扰。

如果只是单纯地通过阅读、学习，或者单纯地进行体育锻炼，难以从根本上解决焦虑问题。初学正念的人，也很难立即摆脱焦虑。正念，需要长期有规律地坚持训练。人们需要耐心等待数月，甚至数年的时间，才能慢慢体会到明显的变化。把正念融入生活，让时间来告诉你答案。

五、正念治疗焦虑障碍的具体操作

正念疗法的形式有很多，最具代表性的是正念减压疗法，后来许多心理疗法吸取了正念概念，如以正念为基础的正念认知疗法、辩证行为疗法和接纳与承诺疗法等。疗法中具体的正念练习方式也是多种多样的，包括正念冥想、正念行走、正念瑜伽、觉察呼吸、躯体扫描等。

接下来，就向大家简单地介绍一个在我们日常生活中也可以随时使用的正念方法，来帮助我们调节焦虑情绪——觉察呼吸。这个简单的动作，不仅是我们维持生命的关键，也可以反映出我们当下的身心状态。

在正式觉察呼吸之前，把自己调整到舒适、放松的体位，或站，或坐，或躺，或睁眼，或闭眼，以自己的实际感受为准。

呼吸觉察通常可以分为两种做法，一种是专注在"历程"上的呼吸觉察，吸气时去感受这股气流从我们的鼻腔中进入体内，带动着我们的肩部微微抬高、胸腔扩张；呼气时整个身体的下沉，气流从鼻腔送出。在整个呼吸中自己去感受气流的大小、气味、湿度。

另一种是专注在"特定点"上的呼吸觉察，在呼吸中我们将注意力放在某一点上，可以是鼻腔、肩膀、胸腔或者腹部，去感受呼吸时气流通过这些部位时的感觉或者是呼吸给我们带来的身体感受。

如果在感受的过程中突然意识到自己的注意力已"飘到远方"，这时我们不用懊恼，不用着急把注意力重新放在呼吸上，而是去感受注意力去到的那个地方，然后再缓慢地把注意力转移到呼吸上。

觉察呼吸的过程中，没有什么做法是对或是错的，我们只是在感受当下的感受。觉察的时间也由你控制，3 分钟或半小时都可以，直到你感受到情绪已经平复下来，这时我们再去活动躯体，继续进行手头的工作。

六、案例

"我们在选择练习正念的同时还要明白为什么要学它。是要在没有发病的时候练习正念，在症状来临时，学会应对。每当我意识到自己的惊恐要发作了，我就会做正念，不一会就没有那么难受了。"

谭某某，男，50 岁，是一名企业的职员，出现惊恐障碍症状 2 个月余。2019 年 6 月患者乘坐飞机时发病，感头晕，后症状加重，先后就诊于北京多家三甲综合性医院。后患者出现心烦、焦虑、情绪低落，自感身患绝症，拖累家人，曾有短暂的不想活的想法，睡眠也欠佳，曾多次就诊于北京安定医院，后来睡眠有所好转，但情绪改善不佳，故进一步到北大六院求治。

2019 年 8 月患者首次在北大六院治疗，首次接触到正念，患者积极参与正念团体治疗，患者悟性较高，学习、吸收、理解得很快。没有团体治疗的时候，患者经常自己在病房练习，几乎每天都在坚持。住院期间还推荐病房其他病友一起练习，当其他病友遇到正念相关的困惑时，他都会毫无保留地耐心指导。患者还买来一些书籍进行学习，同时也还积极报名一些网络课程，可谓是以一份积极的态度、热忱的心，接纳并肯定了正念，并转化为一种内在的力量。1 个月后患者康复出院。

患者初遇正念，可谓是"一见钟情"。在短暂的练习中，很快有所顿悟。正念帮助他减轻了惊恐的症状，因此担心、焦虑、心烦也随之减少，情绪渐渐改善。正念帮助患者战胜疾病，患者又为其他病友指点迷津。看似是肯定接受了正念，实际上是接受认可了自己。相信这种认可一定会给日后的工作和生活增添光彩！

七、总结、讨论及展望

越来越多的科学研究表明，基于正念和接纳的治疗方法能有效治疗焦虑问题，这在一定程度上从根本上改变了人们对内心世界的看法。然而，对恐惧和焦虑的正念干预仍需概念、定义和研究方面的大量工作。

此外，有理论和实证支持这一观点，即带着开放、好奇和接纳的感觉有意识地专注于内在的恐惧和焦虑体验，实际上可以改变个体的体验。这是通过改变大脑中的习惯性回路和身心反馈回路实现的。我们需要进行更多研究，更深入地探讨意识的各个方面，包括觉察、注意和意图，这些方面可能参与了与焦虑和焦虑障碍有关的心-脑-身-行为系统的自我调节。

有待进一步研究的问题包括：

就临床焦虑障碍而言，什么样的人从正念训练中受益最多（或最少）？

如何才能更有效地将正念训练与现有的循证治疗方法（包括认知行为疗法和药物治疗）结合起来？

机构和社区在促进个人和集体正念能力方面可以发挥什么作用？

第三节　慢性疼痛

一、慢性疼痛概述

疼痛是与实际或潜在的组织损伤相关或类似相关的不愉快的感觉和情绪体验。与伤害性刺激不同，疼痛是一种主观感受，不仅仅涉及感觉神经系统，同时受心理、生理、社会等多因素的影响。2019 年 IASP 专家组参与修订并发布的 ICD-11 提出了"慢性原发性疼痛（chronic primary pain，CPP）"的概念，它是指发生在身体的一个或多个部位的慢性疼痛，需要满足以下几个特征：①持续时间超过 3 个月；②伴有显著情绪、情感异常（如焦虑、愤怒、害怕、沮丧或抑郁情绪），或功能障碍（日常活动受到影响，社会活动参与减少）；③其他诊断无法解释现有症状。同时这也是一个新提出的诊断概念，即往常被看成躯体化障碍的特殊表现形式之一——躯体形式疼痛障碍。

在大脑对疼痛刺激的响应过程中，受到生物、心理和社会等多种因素影响，如果出现病态适应，疼痛就失去了一般生理伤害性感受的警示作用，急性疼痛则演化为慢性疼痛。慢性疼痛的组织损伤与疼痛体验之间的相关性则明显降低甚至消失，临床检查及影像学所见的组织损伤程度与患者主观症状及功能障碍状况常不完全符合，且常合并焦虑、抑郁等精神障碍，进一步增加治疗难度，给患者的生活质量带来极大损害。

为了更加有针对性地、规范地开展慢性疼痛的临床诊治，国际疼痛协会（the International Association for the Study of Pain，IASP）根据疼痛的不同部位、病因将慢性疼痛分为不同亚型，例如慢性继发性肌肉骨骼痛、慢性癌症相关性疼痛、慢性继发性内脏痛、慢性神经病理性疼痛、慢性继发性头痛或口面部疼痛等。但目前还有许多慢性疼痛的病因和发病机制不清楚，既往常使用"非特异性""躯体形式"或"功能性"等术语描述这一类疼痛。此类患者常常反复辗转就诊于医院各个专科，反复检查，耗费大量医疗资源，却无法获得"明确诊断"，严重时甚至产生医患矛盾。

大量研究表明，慢性疼痛与精神障碍存在密切联系，并可能导致认知损害。Higgins 等系统性综述了慢性疼痛对认知功能的影响，发现大部分研究均显示慢性疼痛患者的工作记忆、注意力、精神运动速度、执行功能出现异常。对 10 065 名老年人进行 12 年的社区随访，发现慢性持续性疼痛的老年患者记忆力减退速度增加了 9.2%，痴呆的可能性增加了 7.7%。

二、慢性疼痛的流行病学、临床特征和目前治疗手段

疼痛已被列入"人类第五大生命指征"，世界约 1/5 的人口受其困扰，每年有 10% 的成年人被新诊断患有慢性疼痛，更有超过 50% 的老年人承受着慢性疼痛的折磨，疼痛是受到全球，尤其是老龄化国家关注的重大健康问题。《中国疼痛医学发展报告》显示，中国超过 3 亿人正在遭受慢性疼痛。慢性疼痛会影响患者的身心健康，降低生活质量，患有精神类

疾病（焦虑、抑郁等）的风险增加，对家庭、医疗系统和社会都是一种沉重的负担。2010年美国在慢性疼痛相关的医疗方面支出高达5600亿～6350亿美元，约占国内生产总值的4%，超过每年心脏病、癌症和糖尿病三大健康杀手费用的总和。

过去20年，阿片类药物一直是治疗慢性疼痛的主要选择，但这些药物有副作用，且药效随时间推移而减弱。慢性疼痛具有高发病率、高负担、难治性的特点，加上阿片类药物依赖危机，学者开始关注辅助治疗或替代疗法。应该建立多模式、跨学科、以证据为基础，具有针对性的综合管理措施。美国疾病预防控制中心的指南建议，非阿片类药物可作为慢性疼痛的首选治疗方法。研究发现，许多非药物措施可以有效治疗慢性疼痛，包括运动、心理治疗、多学科康复、针灸等，而正念疗法是心理治疗中较为有效的一种。

正念干预作为一种新兴的心理治疗方法，通过改变患者对疼痛刺激的感知，提高药物治疗效果或减少药物干预量，进而减轻疼痛，同时可疏导心理压力、改善躯体功能、提高生活质量。虽然它并不能够完全消除疼痛，但在缓解疼痛方面效果显著。

三、慢性疼痛的心理机制

为了能更好地理解疼痛的产生机制以及对疼痛发作做出更好的应对，研究者们提出了各种疼痛的理论模型。

（一）平行加工模型

Leventhal在1982年提出了疼痛的平行加工模型，该模型强调注意在图式（schema）中的选择作用。平行加工模型认为当个体经历疼痛刺激时，解释疼痛的认知感觉的图式和与疼痛有关的情感图式会被同时激活，但是这些图式都是无意识的，而疼痛的哪一方面会进入意识则是由注意的选择决定的，如果注意在疼痛感觉上，感觉图式就会压过情感图式，降低疼痛体验；反之，如果情感图式优先进入注意，疼痛体验就会加剧。越来越多的研究证明了个体在面对疼痛时，对疼痛感觉和情感方面有不同注意偏向，同时发现，在个体经历急性疼痛时，若聚焦感觉，有助于其应对疼痛，而聚焦于情绪，则对应对疼痛无益。但是在慢性疼痛中，如果个人将疼痛与威胁连接，注意感觉方面也会诱发情感图式而使疼痛体验更糟。

（二）恐惧-回避模型

恐惧-回避模型是认知行为理论中最流行的慢性疼痛理论模型，至今研究者们还在不断地对它进行验证和完善。该模型强调疼痛的"灾难化预期"以及随之产生的恐惧情绪对疼痛感知和反应的重要影响。灾难化预期是一种认为自己无法忍受疼痛，或者反复思考疼痛可能带来的最糟糕后果的过程。恐惧模型认为那些有灾难化预期的人，会对疼痛刺激产生过度警觉和回避行为，从而形成一个维持疼痛并造成功能损伤产生、加重的恶性循环，而无灾难化预期的个体在受伤后仍然可以继续活动，维持正常的功能，即对疼痛和再伤害的恐惧要大于疼痛危害本身。

四、正念如何对慢性疼痛起作用

正念疗法是目前在国际上被广泛认可的一种心理治疗方法，可以有效缓解慢性疼痛，而且对于提高个体的情绪调节能力、提高生活质量也有重要作用。正念源于佛教，20世纪70年代，卡巴金博士将其与心理学融合，之后正念在西方的多个临床机构被广泛应用于心身治疗。近几年来，国内也开始逐渐开展正念的理论和临床研究。

（一）正念治疗疼痛与心理因素

正念与我们的觉醒、自我意识息息相关，同时也影响着我们感官的敏锐性，包括对疼痛刺激的觉察。正念强调有意识地、不予评判地专注于当下。它的关键在于欣赏当下，小心敏锐地持续关注当下，从而与之建立紧密联系。这种觉察不能直接改变压力和痛苦，但是患者能够学会和压力与痛苦和睦相处，而不是纠缠和对抗，这种关系的改变最终会改变患者的人生。正念过程中，认知和情绪调节能力随之发生显著变化。个体摆脱习惯和无意识（控制不住地陷入疼痛的泥沼里），更自觉地接纳当下，不受制于偏见，摆脱臆断和期望（诸如，我的疼痛没有尽头，没有办法可以改变我的疼痛），达到与自我和谐相处，内心平静。这可能是正念能够治疗疼痛的重要心理因素。

正念强调对当下的觉察。我们存在于每一个"当下"，而不是过去和将来，我们能够改变和控制的也唯有当下。当我们把注意力集中在当下时，才能更清楚地意识到正在发生的一切，有更大的心理空间和心理能量来处理当下的问题；同时，正念过程强调开放和接纳，这时以往建立的神经联结被暂时阻断，代之以大脑内新的神经联结。在大脑可塑性的基础上，通过正念训练，对心灵习惯进行重塑，在脑内开辟新的神经通路。随之而来的是内在心理冲突与对抗降低，更能容忍和接纳疼痛和其他各种不良刺激。比如当我们把注意力投在此刻花草的气息和草地的宁静时，我们才能不再受控于疼痛的折磨和煎熬，以更加清明、智慧和关爱的态度直面自身的病痛，不逃避并接纳痛苦，能够与疼痛和谐相处，这才是我们最终的解决之道。最终我们会体验到疼痛并不是洪水猛兽，我们可以与它共存；我们带着疼痛的同时，也可以获得新的生活体验。

研究证实，在长期的正念训练下，个体对热刺激的痛觉感受性降低从而体验到较少的疼痛。正念训练能够提高参与者对心理感受的接纳，是改善慢性疼痛患者生活质量的关键。此外，因慢性疼痛继发的痛苦思维、情感以及躯体感受也发生相应的改变。Baer也认为，正念所强调的对内外部刺激不评判和接纳的态度，是改变疼痛感受性的可能原因。

正念练习也会引起记忆的变化。在对抑郁的研究中发现，正念练习可以提高患者自传体记忆特异性，减少过度概括化记忆，从而达到治疗抑郁的目的。正念通过对记忆的调整来改善慢性疼痛患者的抑郁情绪。除此之外，正念还与个体的情绪调节能力紧密相关。研究表明，正念训练可以提升个体的积极情绪，减少消极情绪，提高生活质量水平。对于社交焦虑障碍患者的研究发现，社交焦虑症状严重程度与个体在正念量表上的得分显著负相关，高的"觉知"和"不评判"得分对应着低的社交焦虑程度。有学者认为正念不仅是一种有效的情绪调节方法，而且可以通过长期训练成为个体拥有的一种心理能力。正念的这种情绪调节能力也间接成为改善慢性疼痛患者生活质量、提高幸福感的重要因素。

（二）正念治疗疼痛与脑基础

关于正念治疗疼痛并改善相关情绪以及增进心身健康的神经影像学证据越来越多。正念与负责注意、记忆和情绪等心理活动的脑功能和脑结构变化有关，这些脑区包括脑岛、海马、扣带回、前额叶等。与情绪有关的研究发现，正念导致前额叶的活动增强及杏仁核的活动减弱。前额叶、前扣带回、脑岛和杏仁核主要与评估、执行控制、情绪加工及调节相关。这些脑区的激活模式的变化提示，正念通过降低杏仁核对有害刺激的反应，促进大脑对外界疼痛刺激的认识和接纳，改变认知评估和执行功能来有效提高个体的情绪调节能力，减少负性情绪等。这些脑功能的变化提示，正念练习在治疗疼痛的过程中可能是通过改变大脑对刺激的评估、执行控制以及情绪调控来实现的。

正念不仅会影响脑功能，而且长期的正念训练还会导致局部脑区灰质密度和皮质厚度的变化。与正念和疼痛都相关的脑结构包括前脑岛、海马、前额叶和扣带前回，这些区域主要与感觉加工、记忆、注意过程和情绪及情绪调节相关。研究显示，长期的正念训练可以增加体前额叶扣带回的皮质厚度，降低杏仁核的灰质密度。这些脑结构的变化表明正念可以改善大脑对外界刺激的感知、评价和调控能力，从而起到缓解疼痛的作用。

五、正念治疗慢性疼痛的具体操作

具体内容见表 9-2。

表 9-2　正念治疗慢性疼痛课程安排

	干预主题	干预目的	具体内容
第1次	呼吸——生命的朋友	了解正念知识及正念训练项目，培训正念基本态度	①介绍正念干预的项目、内容以及开展方式，自我介绍，建立信任关系 ②发放正念练习手册，向患者讲述正念的 9 个基本态度，互加微信或留电话，邀请加入慢性疼痛正念修习群 ③指导正念呼吸练习，体验将注意力集中在呼吸上的过程，通过呼吸放松身体，让呼吸成为患者疼痛发生及负性情绪来临时的避风港 ④课后作业：练习正念呼吸每日 2 次；觉察呼吸，学会腹式呼吸；感受自己，尝试选择将注意力集中在身体的某个部位
第2次	具体化练习身体扫描	学习用友好、正念的态度拥抱疼痛、不适和压力，并与之共处	①开课前一日或练习前将指导语通读 1～2 遍，再播放引导音乐进行躯体扫描练习 ②复习正念的 9 个基本态度，指导患者"随处欣赏"：即悉心观察房间内简单的一些日常事物或周围发生的一些小事件，如观察两盆不同的绿萝，选出喜爱的一盆并分享原因 ③分享正念小技巧：当疼痛来临时，请尝试"渐进式肌肉放松法" ④课后作业：练习身体扫描每日 2 次；练习"随处欣赏"或"十指感恩"。"十指感恩"即要求患者每日选择 10 件感恩的小事，并用手指记录下来，并留心观察这些时刻，身体有何感觉，出现了什么样的想法和感受
第3次	正念伸展	锻炼专注力，促进身心合一，保持觉察，关注当下，培育自我同情和接纳	①根据患者病情选择瑜伽垫上练习或床旁练习，注意保证安全 ②提前评估患者肢体活动度并结合功能锻炼方法设计个性化伸展动作（必要时请医师或康复师指导） ③播放引导音（视）频练习正念伸展，重点在觉察，觉察动作、姿势、呼吸以及过程中带来的感觉变化 ④指导患者缓慢、从容做动作。每个动作之后，尽最大努力保持对当下时刻及身体感受的觉知；可适当努力探寻极限，但不可超越极限 ⑤课后作业：每天练习正念伸展 1～2 次；根据自身康复锻炼需求进行姿势调整，或增加动作强度，或减少强度

（续表）

	干预主题	干预目的	具体内容
第4次	感受当下身心合一的呼吸	学习通过呼吸重新整合身心，带着觉察意识关照身体和心灵，促进情绪平稳	①准备姿势（任意舒服姿势） ②播放引导音乐练习身心合一的呼吸 ③讲解正念练习时常见的5个障碍及正念四步法摆脱情绪障碍技巧 ④正念工具分享：3分钟正念沙漏和轻松"RAIN"练习。RAIN练习包含R（recognize）、A（allow）、I（investigate）和N（natural awareness）4个步骤，当患者无助、痛苦、负性情绪发生时，可通过RAIN练习重回平静 ⑤课后作业：想象呼吸空间的沙漏形状并进行3分钟呼吸空间练习，每日2次（固定时间）
第5次	声音和想法	学会辨别想法和感受，练习以开放的心态对待干扰训练的因素如疼痛、失眠、负性情绪	①播放引导音乐，进行一次身心合一的呼吸练习 ②播放引导音乐，进行声音和想法练习，辨别想法和感受，感受意识流的力量 ③分享正念小技巧："暴风禅"及"STOP"练习。暴风禅有助于安稳内心，有助于缓解各种情绪风暴。STOP练习有4个步骤：S（stop）、T（take a breath）、O（observe）和P（proceed），可以帮助练习者在做出习惯性反应之前的瞬间，建造更多的空间稍微停顿下来，做出更加清晰、有智慧的决定 ④课后作业：按照先3分钟呼吸空间后声音和想法的顺序进行练习，每日2次；写一份心情日记
第6次	和烦恼和平共处，直面困难	练习使用正念的方法解决生活中出现的困难	①讲述故事：轻松面对困境的国王 ②播放引导音频进行身心合一的练习、声音和想法练习，稳定身心状态 ③播放引导音频进行直面困难练习 ④微信推送自我冥想练习音频："接纳自我冥想"；分享资料：日常正念总则和指南 ⑤课后作业：每日坚持进行两次3分钟呼吸空间练习（时间固定），并尝试尽量多地在日常工作或生活中运用正念
第7次	慈悲心练习，友好互助	培养对自己和他人的友善和包容心	①播放引导音频进行身心合一的呼吸练习，稳定身心状态 ②播放引导音频进行正念练习：慈悲心练习 ③微信推送讲解5种常见的人际沟通惯性反应等友好互助相关音频、视频资料 ④课后作业：3分钟呼吸空间练习，每日1～2次（时间固定）；练习以新角度审视自身的想法；找回昔日的快乐或为他人做一件善事等
第8次	拥抱内在小孩巩固和强化练习	找回内在小孩，学会真正地爱自己。将正念训练转变为一种习惯并长期延续	①播放引导音频进行身心合一的呼吸练习，稳定身心状态 ②播放引导音频进行正念练习：拥抱内在小孩 ③分享正念练习工具——正念之钟：即选择一个常用方式作为练习正念的指示开关，如进食、洗碗、走路、排队、等红绿灯，让自己专注呼吸 ④微信推送分享文字资料：编织自己的降落伞——利用正念在喧嚣世界中保持安宁心态 ⑤课后作业：3分钟呼吸空间练习，每日1～2次（时间固定）；"选择"，即选出适合自己的一个训练项目或项目组合，但必须是可以长期坚持的，并制订个体化正念训练方案；尝试在日常生活中贯穿正念核心理念：如正念康复锻炼、正念饮食、正念刷牙、正念行走

（续表）

干预主题	干预目的	具体内容
分享和总结	分享体验并总结练习情况，巩固强化，填写问卷	①请患者分享前 8 次练习的体验，强调正念练习的作用 ②督促自主练习并观察评估患者日常正念的练习情况，必要时重点辅导 ③将患者的练习情况记录在正念练习登记表上，对其全程练习详情进行总结 ④指导患者填写相关量表问卷

六、案例

一名 38 岁汽车装配线女工，在手术切除颈椎两个海绵状血管瘤 1 个月后被转诊到疼痛诊所。她的头痛持续且剧烈，疼痛评分 8～9 分 /10 分。CT/MRI 结果为阴性，由于三环类抗抑郁药和抗惊厥药物无济于事，她先后尝试了所有阿片类药物。在接下来的 2 年里，她增加了阿片类药物的剂量以用于镇痛。她行走时需要用助行器。因易患肺炎，她需要吸氧，晚上使用持续气道正压呼吸机，在家中有专人护理。

她在用药情况下疼痛评分通常是 7 分 /10 分。后通过远程医疗完成了两个疗程的基于正念慢性疼痛管理（mindfulness-based chronic pain management，MBCPM），两个疗程间隔 4 个月。在第一个疗程中，她的用药需求稳定下来，这对她来说并不寻常，因为她大约每隔两个月就报告对阿片类药物的耐药性。第二个疗程开始 6 个月后，她用药的剂量减少，她不再需要吸氧，走路不再需要助行器，也不再需要专人护理，她"通常"的疼痛评分为 3～4 分 /10 分。她报告说自己每天冥想 30 分钟，如果隔几天没做，她的疼痛评分就会上升，身体功能也会下降。

第二年，她与丈夫离婚，成了 2 个孩子的单身母亲。她报告说，当她的前夫在场时，她的疼痛评分会上升。

2 年后，她说服雇主允许她重返工作岗位，鉴于她的感官受损，她在汽车厂接受了再培训，这样做比较安全。她仍在坚持做冥想练习，每天练习身体扫描。

七、总结、讨论及展望

正念培训的一个主要部分是在当下接受疼痛和躯体症状，不会因恢复不到患病之前的状态而挣扎。当人感受疼痛的时候，有两个层面，第一是身体的疼痛，第二是我们的内心对疼痛所产生的反应，比如抗拒、不喜欢、讨厌。正念解决不了身体疼痛，不过它可以帮助改善我们对疼痛的反应。正念还能通过减轻疼痛的情感成分、与疼痛相关的想法和感觉或疼痛不适感，来实现其他疼痛治疗无法做到的事情。正念教会人们改变与痛苦的关系，以及对痛苦的反应。我们可能无法治愈疼痛，但是正念会有助于人们对自己的痛苦和生活经历的感受。正念缓解疼痛可能是一种经济有效的选择，因为它不依赖于潜在有害或成瘾的药物，而且似乎没有停滞点。实际上，就像训练肌肉一样，练习越多，正念觉知力就会变得越强。

第四节 失 眠

一、失眠概述

失眠是临床常见的疾病和症状之一，失眠不仅仅是睡眠生理紊乱，还是睡眠心理的紊乱。在急性失眠发作和急性失眠转变为慢性失眠的过程中，人格、认知等因素起着十分重要的作用。失眠是在内因和外因共同作用下正常的心理生理过程被扰乱而造成的。

目前，治疗失眠的主要方法是药物治疗和心理治疗。虽然睡眠障碍可以通过药物来治疗，但由于潜在的依赖性和副作用，药物治疗通常不适用于慢性睡眠障碍，因此国内外失眠障碍治疗指南一致推荐心理治疗，而正念治疗有一种标准化的减压效果，强调正念冥想，有改善睡眠的潜力，说明正念治疗可能是一个有效可行的治疗方案。

二、失眠的流行病学、临床特征和目前治疗手段

失眠是临床常见的疾病和症状之一，是最常见的睡眠障碍。国外流行病学调查结果显示，每年大约有 33% 的人出现过睡眠障碍。世界卫生组织对 14 个国家 15 个地区的基层就诊者进行调查发现，27% 的人有睡眠问题。2006 年中国六大城市失眠调查显示，我国成年人失眠者高达 57%。失眠多与心理应激、焦虑、抑郁、生活事件带来的不良情绪反应等心理因素或疾病相关，有研究表明，神经症性失眠和心理性失眠是最常见的原因，约占 58.6%，此外，有数据报道，失眠者 80% 属于心因性失眠。

有调查研究精神情志因素占失眠发病因素的 76.66%。失眠症患者的症状自评量表（SCL-90）在躯体形式障碍、强迫症状、人际关系敏感、疑病、消极应对方式、自我挫败感、抑郁、焦虑、敌对、偏执、精神病性几个因子的得分较高。失眠与焦虑、抑郁有很高的相关性，焦虑和抑郁等精神心理疾病可以引起失眠，而失眠也可以加重精神心理疾病。在中国，很多抑郁、焦虑症患者通常以失眠为首发症状或以失眠为主诉前往神经内科或其他内科门诊就诊。失眠不仅仅是睡眠生理紊乱，还是睡眠心理的紊乱。

三、失眠的心理机制

（一）急性失眠的心理生理机制

多数人都有急性失眠的体验，失眠患者发病之前多有负性生活事件的诱发，如轮班、倒时差、出差、家庭或工作不良事件和情绪等造成的一过性短暂失眠经历；有过相关的不良经历和情绪的体验，可能产生一些不合理的认知或者行为。首次急性失眠患者可能很快好转，在之后长时间内睡眠可能一直正常，但是这种失眠的体验却留在患者记忆之中，突然的不良生活事件或者其他因素刺激会诱发失眠再次发作。正常情况下，日常应激刺激或者不良生活事件对睡眠的影响很小，即使再有急性失眠的发作仍属正常现象。然而部分患者会受既往失眠体验、对失眠的不合理认知、失眠后的不良情绪和行为等因素的影响，导致对睡眠的过度关注并加重对失眠的恐惧。随着时间的进展，在各种因素（包括外界不良暗示、

周围亲属的过度关注和自我过度关注、社会不良生活工作事件）不断刺激下，急性失眠转变为慢性失眠（图9-1）。

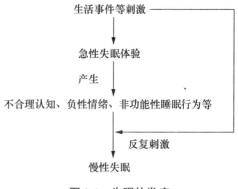

图 9-1　失眠的发病

（二）慢性失眠的心理生理机制

急性失眠演变为慢性失眠并不是偶然现象，外界的诱发因素首当其责，患者就诊时也常常将失眠归咎于睡眠环境、作息规律的改变或者不良生活事件带来的影响等。同时，患者本身的认知、人格等内在因素在急性失眠进展为慢性失眠过程中的作用举足轻重。

1. 对睡眠的不合理的认知　如对睡眠的过度期望，每天必须获得 8 个小时的充足睡眠才能保证次日的学习和工作；年龄变大之后就会失眠；睡眠是受自己控制的，努力使自己快速睡着；饮酒或者其他行为会有助于睡眠；做梦就一定没有睡好；晚上睡不好一定会影响第二天正常的活动；安眠药的毒副作用；只要睡得好，其他躯体症状等都会变好；将睡眠与生活事件、不良情绪、睡眠环境或者行为规律的改变简单联系在一起；等等。上述各种由于患者的不合理认知导致患者过度关注失眠和失眠后带来的负性影响，会增加睡眠的负担，加重患者预期性焦虑，打乱正常的睡眠过程，导致失眠加重，形成恶性循环。

2. 归因方式　由于对失眠存在不合理认知，多数失眠患者将失眠全部归咎于外界环境、不良生活事件、自身躯体疾患等客观原因。虽然部分客观原因可能会诱发失眠，但并不是失眠发病的主要因素，患者对失眠的认知、人格因素、防御机制等因素更为重要。

3. 防御机制及应对方式　慢性失眠患者往往会采取不成熟型防御机制和中间型防御机制，如退缩、幻想、投射、躯体化、解除、满意显现、分裂、压抑、隔离、反作用。慢性失眠患者饱尝失眠带来的痛苦和挫败感，加上对睡眠的不正确认知，导致一些患者寄所有的希望于医生、某种治疗方式或药物等外部因素，忽略个人在失眠的发生、发展及在治疗过程中的作用，回避所有可能对睡眠产生负性影响的因素或生活事件，如嘈杂的环境、倒时差、轮班、不良情绪等，把自己所有的身体不适、情绪问题、日间功能下降等统统归结于失眠。睡眠前或睡眠中压抑睡眠障碍的相关症状和情绪感受，容易产生退缩、压抑等不成熟心理防御机制，这些心理防御机制和对睡眠的不合理认知会使患者做出不合理的应对方式。

4. 非功能性睡眠行为　由于对失眠的不合理认知和对失眠的过度关注，失眠患者大多存在非功能性的睡眠行为，如为了保证充足的睡眠时间，即使无睡意也要提前休息，晨醒之后强迫自己再次入睡等。这些行为往往适得其反，不仅不能够提高睡眠质量和效率，反而会促使患者更加关注睡眠，增加无效的卧床时间。

5. 负性情绪　慢性失眠患者体验失眠带来的痛苦，同时对睡眠过度关注并期待理想的睡眠状态和睡眠时间，所以在睡前往往都有焦虑情绪和对失眠的恐惧，如害怕失眠、担心失眠引起的躯体症状和日间效应。这些负性情绪并不能够产生积极的作用，反而会干扰正常的睡眠心理生理过程，引起睡眠唤醒的增加。越担心越睡不着，越睡不着就越担心。同时失眠后造成的不良情绪体验又再次加重对失眠的不合理认知和负性情绪，导致负性情绪-失眠行为-不合理认知-负性情绪的恶性循环。

6.人格因素 失眠患者群体具有较为显著的人格特征，失眠患者倾向于拥有内倾、不稳定型人格，有易紧张、敏感多疑、谨小慎微的性格特点。这些内化的心理冲突容易导致情绪唤醒、睡眠期间生理警醒度提高，进而发生失眠。这些人格因素造成患者对失眠的过度关注，患者更关注失眠的体验和失眠带来的负性情绪及对躯体的不利影响。失眠者往往在睡前有不愉快的侵入性思维和过度及不可控制的担心。这些失眠相关的人格因素隐藏在不合理认知和行为及症状表现的表象之下发挥作用。

人格、认知、情绪和行为在失眠的发病中发挥重要的作用，其中尤以人格和认知因素最为显要。内倾、不稳定、敏感、多疑人格是由于患者从小到大经历过外界的刺激、发展教养水平、成长缺失如父母的过度关注和保护等形成的，来自养护者的过度关注随着个体的发展逐渐被内化为个体的自我关注和个体期待外界对自己的关注，不仅关注躯体的症状，同样也关注外界因素带给自己的不良情绪和变化，夸大失眠症状的表现。人格、认知、情绪和行为四者之间相互作用、相互影响，在一定的环境（自然、社会等）刺激作用和成长发展教养水平下形成易感人格因子，在对睡眠和失眠的不合理认知这样一个大的背景之下，偶然的刺激导致首次失眠，形成短期失眠体验。随着时间的推进，在外因（外界的不断刺激）和内因（人格、认知以及非功能性睡眠行为和负性情绪等）的共同作用下，急性失眠转变为慢性失眠（图 9-2）。

四、正念如何对失眠起作用

从认知行为的角度来看，睡眠问题源于自动唤醒、功能失调以及相应的痛苦。Harvey 等指出，人们通常过分担心自己的睡眠质量和失眠的影响，而消极的认知会增加精神压力的影响，进而导致睡眠问题。另一方面，当人们饱受失眠之苦时，通常会表现出更强烈的睡眠渴望，并且会有意识地去思考如何改善睡眠，这种思维方式将会阻止他们进入正常的睡眠状态。继续这样下去，就会发展成慢性失眠。

正念治疗对和压力相关疾病的治疗是有证据基础的。正念治疗侧重于当下的感受，即中性的身体感觉，如呼吸等，对在慢性失眠和思维反刍过程中常会出现的情绪反应进行管理，同时改善白天疲倦感。患者在正念治疗系统的实践练习中，从一种非评判的角度来观察每时每刻的经历、想法和情绪。

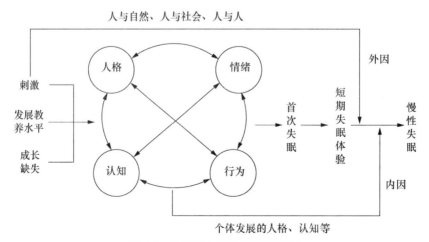

图 9-2 失眠的心理生理发病机制

同时，正念治疗降低了兴奋的整体水平，这正是它能缓解躯体不适的原因。近年来，一些实验室研究也证实正念治疗期间观察到的睡眠改善。首先，正念与更广泛的前额皮质激活相关，并在 fMRI 中降低了双侧杏仁核活动。然后，Holzel 等报告了一项纵向控制研究，研究正念治疗对脑灰质浓度的影响。对整个大脑分析发现，经过 8 周的正念治疗后，海马、后扣带皮质、颞顶叶交界处和小脑的脑灰质浓度会增加，大脑的结构和功能变化支持冥想在调节唤醒和神经认知过程中调节感官刺激和评价之间的关系。一方面，这些大脑区域，如前额皮质、海马体、后扣带皮质、颞顶叶交界处和小脑直接调节睡眠质量；另一方面，这些大脑区域也参与情绪管理。额叶负责高级认知，保持情绪平静，但当杏仁核被激活时，会出现负面情绪。

这些研究表明，正念治疗可以直接改善睡眠质量，或通过调节情绪间接改善睡眠质量。

五、正念治疗失眠的具体操作

采用正念训练的干预方法，按照 5 周干预方案具体安排：每周患者参与正念训练 1 次，每次 3 小时，共计 5 次。每次的课程内容是指导患者正念训练及布置家庭作业，要求患者及时记录练习情况。每周检查上周练习情况并让其分享练习体会。

具体内容如下。

1. 预备工作 干预前先使用睡眠日记和失眠严重程度指数量表（insomnia severity index，ISI）记录入组前 1 周的睡眠情况（即基线睡眠情况）。

2. 开始 5 周的课程训练，每周循序渐进地教授新课程并布置家庭作业（图 9-3）。

（1）第 1 周，建立团体，进行简介及具体治疗安排，帮助成员了解失眠的"3P 模型"。教授正念呼吸及正念运动，正念呼吸中强调专注自己的一呼一吸，组织练习，时长 3 小时。布置家庭作业，每天训练正念呼吸 30 分钟。

（2）第 2 周，身体扫描和正念伸展。身体扫描：从头到脚循序地觉知身体各个部位的感觉。家庭作业：每日练习正念呼吸、身体扫描、正念运动 60 分钟。

（3）第 3 周，思维情绪觉知：在练习时，观察思维和情绪如何发生、发展、消退。家庭作业：在上周作业的基础上增加思维情绪觉知，时长每天 60 分钟。

（4）第 4 周，正念进食、即刻满足冲动觉察，并学会运用意识分叉点、生活中的正念，要求将这些方法运用到日常生活中，比如：正念刷牙、吃饭，以培养对日常生活的正念觉知。

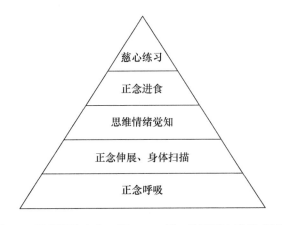

图 9-3 课程训练内容：第 1 ~ 5 周，从下到上递进式训练

家庭作业：增加感受生活中的正念。

（5）第5周，慈心练习。家庭作业：每日正念呼吸、身体扫描、思维情绪觉察练习、正念运动共60分钟，同时感受生活中的正念，保持慈悲心。注意，所有的练习方法中都强调：以不批判、开放的态度去接受和体验此时此刻的自己，并不去努力改变它。

六、案例

2017年9—11月在北京大学第六医院睡眠医学科就诊的慢性失眠患者。所有患者均由具有精神科执业资质的睡眠专科医生进行全面详细的病情评估，确定病情适宜进行正念治疗后，自愿参与治疗。入组标准：①年龄18～65岁；②符合DSM-5失眠障碍诊断标准；③最近1个月未使用有镇静作用的药物；④具有初中及初中以上文化程度；⑤自愿参加并签署知情同意书。

排除标准：①严重和不稳定的躯体疾病患者；②有乙醇、兴奋剂、麻醉药品及镇静催眠药依赖史者；③精神分裂症、双相情感障碍、抑郁障碍、精神发育迟滞等其他精神疾病患者；④睡眠呼吸暂停综合征、不安腿综合征、发作性睡病等其他睡眠障碍者；⑤有严重自杀倾向者。

经过正念治疗后，失眠患者的入睡潜伏期（sleep latency，SL）和入睡后觉醒次数（wake after sleep onset，WASO）都显著下降（$P < 0.05$），而睡眠效率（sleep efficiency，SE）显著提高（$Z = -2.13$，$P = 0.02$），ISI量表总分也显著下降（$Z = -2.684$，$P = 0.007$）。结论：正念治疗能改善睡眠障碍症状。

研究结果显示，正念治疗能显著提高患者的睡眠质量；所有的患者经过正念治疗后对睡眠的担心、焦虑程度均下降。

七、总结、讨论及展望

失眠是常见的疾病，给患者生活带来较大影响，也是精神疾病恶化的风险因素，在慢性失眠发展中，患者的不合理认知、非功能性行为等都起到重大作用。正念练习可以培育患者对当下每一刻有意识地、不加评判地觉察，帮助患者减少过度唤醒，获得身心放松，提高认知灵活性，改变和不合理认知的关系，有意识地培育更健康的睡眠行为，因此对改善失眠有较好的效果；失眠患者的觉察能力和不评判能力的增加，也能够帮助他们对失眠的反应更加适应，从而减少失眠带来的困扰。在未来的实践中，还需要探索不同类型、不同时长的正念练习对失眠的帮助。

第五节　强迫障碍

一、强迫障碍概述

强迫障碍（obsessive compulsive disorder），又名强迫症、强迫性神经症，是一种以反复持久出现的强迫观念（obsession）或者强迫行为（compulsion）为基本特征的神经症性障碍。强迫观念是以刻板的形式反复进入患者意识领域的表象或意向，强迫动作则是反复出现的刻板行为或仪式动作。患者明知这些观念及动作没有现实意义，没有必要，是多余的，并有强烈的摆脱欲望，但无法控制，因而感到十分苦恼。这类疾病在神经症性障碍中以病因复杂、表现形式多样、病程迁延为突出特点。

以正念为基础的认知行为治疗（mindfulness-based cognitive therapy，MBCT）超越了传统认知-行为主义的范畴，创造性地运用了正念、接受、冥想、认知离解等技术。它与传统认知行为治疗最大的不同在于：强调聚焦当下并全盘接受当下体验；鼓励来访者采取积极灵活的行动，改变生活中可以改变的领域；帮助来访者澄清自己的价值观，并过一种与自身内在价值观一致的生活。行为技术主要包括行为试验、行为选择和基于正念的暴露练习。

正念疗法通过正念冥想练习，教导人们在没有判断的情况下，有意识地关注当下的体验。正念的有效机制是提高注意力控制，提高对当下体验的认识和接受度。通过将意识带到体验中，人们可以学会认识到体验的短暂性，并质疑他们思想的事实准确性。通过对思维、感觉和行为习惯模式的更多了解，人们有机会对自己的行为做出选择。

研究发现，正念疗法不仅对强迫障碍的强迫症状有效，而且对伴随的焦虑、抑郁症状也有一定的缓解效果。

二、强迫障碍的流行病学、临床特征与目前治疗手段

（一）流行病学

世界范围内报告的强迫障碍终生患病率为 0.8% ～ 3.0%。各国家研究报告平均发病年龄为 19 ～ 35 岁，至少 1/3 在 15 岁以前发病。发病有两个高峰期，即青少年前期和成年早期。多数研究发现患病率女性高于男性。国外研究报告城市人群的强迫障碍患病率高于农村，但国内研究未发现城乡患病率差异。

强迫症患者心身存在巨大痛苦，症状较重的患者社会功能受到损害，甚至无法正常生活、工作和学习。

（二）临床特征

临床上根据其表现，强迫症状分为强迫观念（obsessions）和强迫行为（compulsion）两类。两者虽有不同之处，但共同点更值得注意：①症状反复、持续出现，患者完全能够觉察；②症状具有"属我"性，即非外力所致，但又"非我所愿"；③症状往往令自己内心焦虑、痛苦；④患者明知症状表现不应该、不合理、不必要或无意义，并有一种强迫抵抗的欲望，但难以控制和摆脱。

1.强迫观念　是强迫障碍的核心症状，是指反复进入患者意识领域的思想、表象或意向。这些思想、表象或意向对患者来说，是没有现实意义的，不需要的或多余的；患者意识到这些都是他自己的心理活动，极力摆脱，但又无能为力，因而感到十分苦恼和焦虑。包括强迫思维、强迫表象、强迫性恐惧、强迫意向等。

2.强迫行为　强迫行为又名强迫动作，是指反复出现的、刻板的仪式化动作，患者感觉到这样做不合理，别人也不会这样做，但不能不做。强迫行为常见下面几种形式：强迫洗涤，强迫检查，强迫询问，强迫计数，强迫整理，强迫仪式行为，强迫性迟缓。

患者能够认识到强迫症状来源于自身，干扰了自己的日常生活、学习和工作，并为之感到苦恼，试图加以排除或对抗，以及迫切要求治疗。

除了强迫观念和强迫行为，强迫障碍患者还会合并许多情绪体验，如患者通常会体验到严重的广泛性焦虑、反复的惊恐发作体验、无力的回避感觉以及严重的抑郁体验。而且所有这些情绪症状的发生都会与强迫障碍的症状同时发生，并且这些情绪和强迫症状之间又有着相互影响、加重的趋势。两类症状的交叠使患者痛苦不堪。

（三）治疗

强迫障碍是致残性较高的疾病，对患者的婚姻、职业、情感、社会功能都有影响，也给家庭成员造成重大的负担。

强迫障碍治疗目标：最大限度减少症状的频率和严重性，改善患者的社会功能和生活质量（家庭、社会、工作/学习、居家、为人父母和休闲方面）。

强迫障碍的治疗过程往往比较长，并且每个患者的症状、疾病的自我认知、能接受的治疗条件都不尽相同，因此需要根据患者的个体情况来决定相应的药物和（或）心理治疗的长期综合治疗方案。

1. 药物治疗 目前治疗强迫障碍的推荐一线用药包括舍曲林、氟西汀、氟伏沙明和帕罗西汀等 SSRIs 类药物。治疗应从首选的药物开始，按照治疗流程，治疗效果不佳的患者逐步进行换药或者联合治疗。SSRIs 治疗强迫障碍的有效率为 65% ～ 70%，但症状仅改善30% ～ 60%。SSRIs 类药物抗胆碱能不良反应较小，但仍存在一定的副作用。

2. 心理治疗

（1）认知行为疗法：是强迫障碍一线的心理治疗。强迫障碍的认知治疗原理包括认识评价模型、识别闯入性想法、认知重构策略等；行为治疗主要包括暴露和反应预防。CBT 的有效率可达 60% ～ 90%，且能维持远期疗效。

（2）精神分析疗法：以无意识理论为基础，重视患者的童年创伤和无意识动机。认为强迫障碍的产生是由于其童年的经验、创伤被压抑到个体的潜意识中，在后天环境的偶然刺激下以强迫行为表现出来。主要通过自由联想、释梦和积极想象等技术挖掘患者的无意识动机和欲望以及所遭受的精神创伤，然后进行合理的解释，让患者领悟到症状的真正意义，体验和感受症状的幼稚与可笑。症状因失去存在的意义而消除，从而调整精神活动，逐渐建立新的行为模式。对患者潜意识的心理冲突和不成熟的防御方式进行理解和调整，达到缓解症状、促进患者人格成熟的目的。

（3）森田疗法：由日本的森田正马博士创立，是治疗强迫障碍的经典疗法。该方法的治疗原则是顺其自然，为所当为。该方法认为，强迫障碍症状的存在是无法通过自己的意志克服的，只有坦然面对和接受，接受各种症状的出现，把心思放在应该去做的事情上，在症状存在的同时以自然的态度去追求自己的生活目标，这样才能打破"思想矛盾"，阻断焦虑的发生。

（4）认识领悟疗法：是具有中国特色的精神分析疗法，该疗法认为患者因为现实生活中遇到某种诱因难以应对时，便退行到儿童遭受精神创伤经历的恐惧状态中，以强迫动作去缓解恐惧，而回避成年人的现实困难。该疗法治疗的要点是揭露患者"幼年自我"的幼稚性和愚蠢性，要患者认清盲目的、不符合正常人逻辑的恐惧情绪的本质以及为解除这种幼年恐惧所采取的手段都是幼稚可笑的。让患者"划清界限"，尽可能站在"成年自我"的立场上放弃"幼年自我"所策划的行动。

（5）正念疗法：是指对当下经验不加评判地意识与注意，它通常要求个体以一定的距离观察自己此时此刻的想法和感觉，但不去评判其好坏对错。正念认知疗法强调接纳当下发生的事情，不管是我们的思维还是行为，个体只需要接纳。和暴露与反应阻止法相比，患者不必体会到强烈的精神痛苦，脱落率低。

三、强迫障碍的心理机制

精神分析理论认为强迫障碍是心理冲突与心理防御机制相互作用的结果，患者在幼年生活经历中常常有某些精神创伤，患者对过去创伤的执着及情感需要无法得到满足而产生了心理压抑，当他们遭遇到生活事件后，被压抑的情感体验就会通过转移、置换等心理防御机制而转化成强迫症状。由于防御机制不能处理好强迫性格形成的焦虑，于是产生强迫症状。强迫症状形成的心理机制包括固着、退行、孤立、解除、反应形成以及对不容许的性和攻击冲动的置换。

行为主义学说认为所有的行为都是通过学习而得来的，包括强迫障碍等心理问题。通过经典的条件反射，由某种特殊情境引起焦虑，为了减轻焦虑，患者产生了逃避或回避反应，表现为强迫性仪式动作。如果借助于仪式动作或回避反应可使焦虑减轻，则在第二阶段，通过操作性条件反射，使这类强迫行为得以重复出现，持续下去。中性刺激如语言、文字、表象和思想与初始刺激伴随出现，则可进一步形成较高一级条件反射，使焦虑泛化。

认知理论认为，患者常常存在许多错误的信念，比如"想到什么行为，这个行为就可能被做出来""人应该完全控制自己的思想，如控制不住则说明无能"等等。强迫障碍患者存在错误的初级评估，高估了威胁的可能性以及结果；错误的次级评估，低估了自己应对觉察到危险的能力。初级和次级评估又建立在错误的信念之上，就是错误的信念导致了患者的焦虑和痛苦。

人本主义学说认为强迫障碍患者是由于缺乏安全的需要，他们不信赖自己及外部世界，他们有一种对自身内部的冲动和情绪的恐惧，怕这种冲动和情绪会失去控制，故他们一方面严密控制自己，另一方面又把这种内心的情绪和冲动投射到外部世界并力求控制它。为了便于控制自己的世界便压缩外部世界，为了避免恐惧，他们安排、规范自己的世界，使它变得可以预测并可以加以控制。

四、正念如何对强迫障碍起作用

基于正念的强迫症治疗方法强调通过有意识地练习正念冥想，关注当下的体验，而不加以评判。这种方法可以加强注意力的控制、提高对当下体验的觉察和接纳。通过将觉察转换为经验，人们可以意识到体验的短暂性，怀疑思维的现实准确性。通过对自己思维、情感和行为模式的更多觉察，人们有机会选择自己的行为。

根据强迫症的行为和认知理论，基于正念的认知行为治疗对强迫症应该有三个好处。

首先，从行为的角度来看，正念鼓励参与者以非评判性的态度观察自己的想法，包括不愉快和不想要的侵入性想法和负面感受，减少经验回避，鼓励对经验的非判断性观察；正念可以促进对侵入性思维的习惯化，并减少适得其反的思维抑制努力。经验回避的概念是"当一个人不愿意与特定的私人经验（如身体感觉、情绪、思想、记忆、图像）保持联系，并采取措施改变这些经验的形式或频率或发生这些经验的背景时，就会发生的现象"。经验回避是强迫症的一个中心问题，表现为许多策略，如寻求安全的行为、仪式，寻求安慰等。最有效的心理治疗形式往往会减少经验回避，帮助患者接受他们所恐惧的内心状态的各个方面，无论是以行为方式还是通过鼓励患者与治疗过程中出现的痛苦或恐惧的想法和情绪保持联系。正念的实践鼓励患者暂停他们与自己的思想和情感进行的"斗争"，并放弃无效的经验回避策略，直到那时，他们已经用这些策略来保护自己不受经验内容的影响。

其次，正念练习可以促进元认知的改变。具体而言，正念可以在激活因素和个体元认知过程之间的过渡点进行干预。因此，正念状态可以被视为一种元认知前的态度或模式，防止患者陷入维持或过度激活心理病理问题的特定评估、判断和偏见中。

最后，正念疗法邀请参与者意识到行为意图和冲动以及可用的行为选择。在强迫症方面，可以鼓励人们有意识地应对它们，而不仅仅对它们直接做出反应，注意到有人教促他们进行无助的强迫行为（例如洗手或检查），并做出其他更有益的行为选择。

五、正念认知行为疗法用于强迫障碍的具体操作

正念认知行为疗法认为，人们可以观察自己心智工作的过程，并可以决定多大程度上参与这个过程。强迫症患者可以观察心智所接收的一切，观察心智如何跟随想法进行活动，而非屈从于强迫思维，进一步导致强迫行为。

（一）了解强迫症，了解正念

向患者介绍强迫症的神经生理机制，介绍强迫症的认知行为机制，特别是使他们认识到他们通过强迫行为来控制和回避焦虑的方法是强迫症的原因之一，要开始学习如何与焦虑共处。

正念是指有意识地、非评判性地、对当下发生的一切保持觉知。正念鼓励参与者以非评判性的态度观察自己的想法和负面感受，认识到"思想不是事实"，减少经验回避，意识到行为意图和冲动以及可用的行为选择。

（二）练习以身体和呼吸为基础的正念意识

鼓励患者闭上眼睛，或将视线停留在面前的固定点上，保持身体静止。最初的一两分钟是用来在身体中建立意识的。冥想从接触点的感知开始，然后在身体中向上移动，如身体扫描，注意到存在的任何感觉，并试图放松所经历的任何紧张。身体意识是正念的基础。身体扫描后，引导患者慢慢地将意识带到自己的呼吸中。呼吸有助于将意识锚定在适当的位置和时间。

（三）觉察强迫思维，区分想法和事实

强迫症患者存在反复闯入性强迫思维时，往往会认同自身头脑里的想法，而不管这些想法是不是对当下客观事实的恰当反应。正念练习允许患者获得并发展有意识地识别和接受不想要的想法和情绪的能力，以替代激活习惯性、自动和预先编程的模式，这些模式往往会使困难长期存在。此外，它还教会患者如何"观察"他们的体验，而不必进入元评估模式。基于正念的疗法让参与者认识到"思想不是事实"，把这些想法只当成心理事件，不试图改变它们。这能改变个体对待想法和体验的态度，帮助患者以新的态度对待自己的想法，即"想法只是想法"，它们只是参考，反映的并不一定是事实。这种"去中心化"可帮助患者有意识地应对它们而不仅仅对它们直接作出反应。

正念观察想法：后退一步，观察你脑海中的想法。想象站在海边，观察脑海中的想法像波浪一样，来来往往。不压抑想法，不评判想法，承认它们的存在。不把思想留在身边，不去分析想法。观察自己的想法会帮助我们将想法和事实分离，让我们更容易分辨什么是想法、什么是事实，以及对想法的情绪反应，从而帮助我们在事件发生之时不会做出过度反应，获取更多自由。

练习的方法如下：

1. 使用不同的词语或语调一遍又一遍地说一个想法，尽可能快；非常非常缓慢；以不同于自己的声音；用卡通人物的声音；用唱歌的方式；或制作为搞笑视频等。

2. 放松脸部表情和身体，想象接受你的想法作为你的大脑的感觉。

3. 想象一下，如果你不再相信你想的一切，你会怎么做。

4. 在你的脑海里排练，如果你不把你的思想视为事实，你会怎么做。

5. 实践爱自己的想法。当该想法出现的时候，允许和感谢它的出现，之后再核实该想法是否符合事实。

6. 重新把注意力集中在我因担心或灾难性而避免的感觉上。

7. 允许我的想法来来去去，因为我专注于观察我的呼吸进出。

8. 把想法贴上一种标签，说"想法（描述该想法）出现在我的脑海里"。

9. 问："想法从何而来？"

10. 从我脑海中退后一步，仿佛我在山顶上。

11. 在扫描身体感觉和扫描想法之间来回穿梭。

12. 想象一下，在我的脑海里，想法正在从传送带下来；好像河流上的船只；铁轨上的火车车厢；写在顺流而下的叶子上；有翅膀，可以飞走；漂浮在天空中的云；或在我脑海的门口进出。

（四）觉察感受和情绪，提高痛苦忍耐能力

强迫思维会引发强烈的焦虑，对焦虑的回避是强迫症的核心。正念练习可以帮助患者更好地觉察焦虑、和焦虑相处，进而提高痛苦忍耐能力。

正念在焦虑中的应用包括使焦虑本身成为我们非评判关注的对象。我们有意地观察恐惧和焦虑，就像痛苦一样。当你靠近你的恐惧，当它们以思维、情感和身体感觉的形式出现时，去观察它们，你将会更好地认识到它们是什么，并且知道如何对它们做出适当的反应，那么你就不会那么容易被它们淹没或被带走，或觉得你必须最终以自我毁灭或自我限制的方式进行补偿。

（五）停止强迫行为，鼓励建设性行为

正念疗法在患者觉察到强迫思维并试图用强迫行为进行反应时，在两者之间留出反应的空间，故而"正念又是等待的艺术"。另外，它强调将精力投入到此时此刻、有建设性的事务而非病理性的强迫行为上来。

当强迫症患者抵制强迫行为时，无论在抵制心理审查、强迫洗手、逃避或是寻求安慰，患者都要接纳不确定性的存在。"你抵制的每一个强迫行为都有个强迫思维作为回报。这个回报通常是极端的情绪痛苦。不管你抵制的是可怕的伤害性想法，还是再碰一下插头来达到某个正确的数字，痛苦是相同的。正念疗法就是让你看到那片痛苦的土地，然后张开双臂拥

抱它。让这些痛苦成为滋润和浇灌你的雨水，而不是成为压垮和埋葬你的风雪。"

具体操作可以参考 Stop 技能：

Stop 停：不要只是反应。停！不许动！你的情绪可能会让你冲动行事。控制住！

Take a step back 退后一步：休息一下。先放下。深呼吸。不要被情绪控制冲动行事。

Observe 观察：注意你内外的情况。情况如何？你的想法和感受是什么？其他人在说什么或做什么？

Proceed mindfully 有意识地行动：有意识地行动。在决定做什么时，要考虑你的想法和感受、情况以及其他人的想法和感受。想想你的目标。问问智慧心念：哪些行动会让事情变得更好或更糟？

六、案例

患者 L，男，34 岁，自 16 岁起反复怀疑自己的言行是否正确，是否写错字、说错话，并反复检查试卷、反复找他人核对是否讲错话，因此影响学习、人际关系。

通过正念治疗，L 开始了解正念治疗的原理，学习正念呼吸、正念散步和躯体扫描等基础练习，逐渐开始学习如何与焦虑共处。L 反馈自己忍耐焦虑和痛苦的能力有所提升。

通过学习正念观察想法：强调时刻观察体会自己的想法、思维、冲动和情绪等内心活动过程，学习只是将它们视为内心的事件，体会这些心理现象自行变化的属性。开始时 L 对观察这些想法感觉很难受，很容易分心、陷入焦虑中，通过反复练习回到当下，逐渐能和自己的思维、冲动、情绪和平相处。L 反馈"观察、不评判"帮助自己找到了久违的平静感。

随着治疗进展，L 学习选择行动，将精力投入到此时此刻、有建设性的事务而非病理性的强迫行为上来。L 反馈感觉自己更自主、更有力量管理自己的生活。

七、总结、讨论及展望

强迫障碍的主要特征是反复出现的强迫观念或者强迫行为，患者能认识到自己的症状过度和不适当，试图摆脱或对抗，但又无能为力，因而感到十分苦恼和焦虑。这种对症状的洞察力使得患者特别容易受到正念疗法的影响。事实上，强迫症状本身可以很容易地成为患者观察的自然对象，患者被引导以更清晰和有意识（正念）的方式观察症状，并启动一个从内心状态中分离和认同的过程。现有的研究也发现正念疗法能够明显改善强迫症的症状、提高患者的生活质量。正念疗法对强迫症的起效机制可能包括引导非评判性观察侵入性思维、减少经验回避、鼓励行为选择等。正念疗法对强迫症的作用机制还面临进一步的探讨。

另外，部分研究发现，强迫症患者进行正念疗法的脱落率低于认知行为疗法和暴露反应阻止疗法，说明个体或团体正念疗法是强迫症的一种重要治疗选择。

第六节　创伤及创伤后应激障碍

一、简介

创伤这个词来自希腊语中的"伤口"，从心理学角度，它指的是可以影响一个人的正常功能难以承受的痛苦经历。心理创伤与痛苦和影响内在心理过程的外部事件有关。值得注意的是，创伤不是在真空中或在孤立的环境中发生的，环境因素也会影响遭遇的创伤以及随后的反应。创伤的影响不仅限于创伤后应激障碍，其复杂反应会影响个人的关系、功能水平以及自我生活的能力。一些调查表明，普通人在一生中至少会面临一次潜在的创伤事件。创伤被定义为某人"经历、见证、面对涉及实际或威胁死亡、严重伤害、威胁自己或他人身体完整性的一个或多个事件"的经历。虽然一些人在遭遇创伤事件后表现出心理困扰或压力的迹象，但大部分人在没有外部干预的情况下都可以恢复先前的功能水平。尽管被标记为"疾病"，但创伤后应激障碍和急性应激反应被许多人认为是对极度紧张的生活事件的正常反应模式。

正念强化的行为治疗（mindfulness enhanced behavioral treatments）可以为不愿意或无法参与传统暴露治疗的来访者提供一种替代方法。本节将简要介绍创伤和正念的文献以及正念构建在整合行为治疗方法中的应用，并解释正念、接受以及关系等概念是如何与创伤症候群的行为治疗相联系的。

二、创伤后应激障碍的流行病学、临床特征和目前治疗手段

创伤及应激相关障碍（trauma and stress related disorders）指一组主要由心理、（环境）因素引起异常心理反应而导致的精神障碍。创伤后应激障碍（post-traumatic stress disorder，PTSD）是创伤及应激相关障碍中临床症状严重，预后不良，可能存在脑损害的一类应激障碍。创伤及应激相关障碍的流行病学患病率资料差异较大，如：暴力犯罪幸存者急性应激障碍的发生率为 19% ~ 33%，美国老兵中战争相关创伤后应激障碍的患病率为 2% ~ 17%，终身患病率为 6% ~ 31%。美国"911"恐怖袭击后 1 ~ 2 个月，幸存者创伤后应激障碍患病率为 7.5% ~ 11.2%，交通事故后为 1.6% ~ 41.1%；汶川大地震 1 ~ 3 个月后创伤后应激障碍的患病率为 12.4% ~ 86.2%，6 ~ 36 个月后患病率为 8.8% ~ 41%，5 年后患病率为 9.2% ~ 13.8%；家庭暴力受害女性创伤后应激障碍的患病率为 19%。儿童及成人适应障碍的患病率为 2% ~ 8%，延长哀伤障碍在我国的时点患病率为 1.8%。在西方国家，丧亲人群延长哀伤障碍时点患病率为 3.7% ~ 12.8%。

创伤事件是指任何压倒一个人应对能力并随后阻碍其有效运作能力的事件。创伤的最初定义和概念化假设任何暴露于非正常人类事件的个体都会产生某种形式的心理痛苦。现在的研究表明，潜在的创伤事件比最初假设的要"正常"得多，并且心理痛苦的发展不是对该事件的必要反应。

急性应激反应是一种以恐惧感和包括现实解体、人格解体、分离性遗忘、麻木的主观感觉等解离症状为特征的精神疾病。在急性应激反应中，这些症状在创伤事件发生后的 1 个月内出现，超过 1 个月的痛苦被考虑为 PTSD。针对急性应激反应的治疗原则为：①简短、及时、就近、集中干预；②帮助患者尽快脱离创伤情境，解决安全、生理需求问题；③学习面对困境，增加有效的应对技能，并解决其他相关问题。

创伤后应激障碍的核心症状即创伤性再体验症状、回避和麻木症状、警觉性增高。PTSD症状群本质上是互相影响的，一个群的症状会影响其他症状群的行为表现。例如，如果一个人正在重新体验这个事件，他们可能也很难集中精力工作，或者他们无法正常睡觉。这强调了全面评估的重要性，以便确定干扰的范围并准确了解当事人的情况。目前针对 PTSD 的主

要心理治疗有：①针对创伤的认知行为治疗（trauma focused cognitive behavior therapy，TF-CBT）；②眼动脱敏和再加工（eye movement desensitization and reprocessing，EMDR）；③认知加工治疗（cognitive process therapy，CPT）；④延长暴露疗法（prolonged exposure therapy，PET）。

复杂性创伤后应激障碍（complex post-traumatic stress disorder，C-PTSD）是指长期、反复经历创伤事件后出现的一种精神障碍，除了创伤后应激障碍的核心症状外，C-PTSD还存在严重的人际关系障碍、负性的自我认知和情绪调节障碍。ICD-11将复杂性创伤后应激障碍归入创伤及应激相关障碍中，因其对社会功能的损害程度较大，自伤自杀的风险较高，治疗上需要特别关注。

三、创伤后应激障碍的心理机制

莫勒的双因素理论提供了一个广泛接受的模型来解释创伤后应激障碍的发展和维持方式。双因素理论认为精神症状具有经典条件反射和工具性学习的功能。双因素理论的行为表述提供了一个可以概念化PTSD的发展和维持的框架。第一个因素提出恐惧是通过经典条件反射习得的，第二个因素详细说明了随后发生的以防止接触到条件性线索的回避行为，从而降低了消除该行为的可能性。通过工具性学习的过程，个体避免了引起焦虑的条件性线索。个体认为通过避免厌恶性刺激他们的焦虑减轻了，从而强化了他们的回避行为。在PTSD患者中，回避、再次体验或极度觉醒都可以帮助患者避开引起焦虑或痛苦的线索。

四、正念如何对创伤后应激障碍起作用

第三浪潮疗法的基础是一种情境行为方法，认为真正理解行为的唯一方法是在行为发生的情境中对其进行检查。它的一个显著特点是强调行为的功能和形式之间的区别，识别并针对行为的根本原因的能力对治疗具有重大的意义。体验回避是一种用于概念化与创伤相关的功能相似行为的框架结构，可以解释长期的创伤症状。体验回避是指个体不愿意与特定的内心体验（例如：躯体感受、情绪、思维、记忆与行为倾向）保持接触，并采取行动改变这些内心体验的形式、频率及相关情景。体验回避作为一种功能性诊断维度，可用于理解不同形式心理障碍的特征，包括PTSD、创伤相关症状的病例中，行为的最初表现是多种多样的，但它们所起的作用是相似的。因此，为了有最显著的效果，首要目标是针对患者生活中的行为功能，例如，患者可能会出现严重的物质使用问题，并报告频繁的自我伤害。虽然表面上这些行为似乎有所不同，但根本原因和功能都是用来避免与之前的创伤有关的不愉快想法和感觉。因此，回避本身成为治疗的目标。但体验回避并不总是有害的，可以战略性地利用回避，从而使个人在应对竞争性环境要求时能够以适应的方式发挥作用，而当体验回避影响到患者以有价值的方式充分生活的能力时，它就可能需要治疗了。

有较多研究表明，回避是维持创伤症状的核心组成部分。虽然创伤幸存者的情感反应、想法和记忆本身并不是问题，但试图回避或消除这些体验却成为问题。努力控制自己的情绪和想法最后只会适得其反，不仅导致体验的持续存在，而且还可能导致适应不良。Polusny和Follette（1995）在对性虐待史相关问题的回顾中提出，创伤幸存者试图以各种方式避免痛苦，包括药物滥用、自我伤害和亲密回避。虽然这些行为提供了一些短期的缓解，但从长远来看，体验回避的程度越高，创伤症状和其他情绪、精神症状也会增加。

体验回避相关的心理灵活性是一种可操作化的结构，即"将当下作为一个有意识的人联系起来，并根据这种情况提供的信息，按照自己选择的价值观行事"。心理灵活性使个人能够根据重要的生活价值观坚持改变自己的行为。

研究发现，对暴露疗法治疗无效的 PTSD 患者的特征有：缺乏忍受痛苦和情绪调节的有效技巧，应激状态下易出现分离症状，以及难以与治疗师保持良好的治疗关系。而在暴露之前通过正念练习进行情绪调整与人际效能技巧训练可以达到比单独使用暴露疗法更好的效果，故而正念的增强暴露疗法为 PTSD 患者提供了更优的治疗方案。

正念的核心组成部分包括接触当下、以非判断的方式观察当下。正念练习中一种被广泛认可的方法是冥想。基于正念的干预措施主要是为了强化对一个人的内在体验的非判断态度。

正念鼓励接受而不是回避，可以提供一种工具帮助人们接触恐惧的刺激。我们不认为正念作为一种控制形式，而是在应对情绪体验时增加心理意识和灵活性。在某种程度上，正念是为患者提供技能以帮助他们管理参与暴露工作时发生的痛苦的一种方式。

数据表明，自我调节情绪的能力与心灵充实和整体心理健康有关。许多患者报告在注意、标记和调节与情绪相关的内部体验的能力方面存在缺陷。正念是帮助个人学习技能的一种潜在策略，这将增强他们自我调节的能力，从而使他们能够管理痛苦。

对于一些经历过创伤的人来说，无论是明显的回避还是高度警觉症状，在过去可能是一种生存机制，但这种应对方式在当下可能是无效甚至是危险的。正念的目标是促进个人了解当前生活经验的能力，以便为充分参与治疗和生活奠定基础。

五、正念治疗创伤后应激障碍的具体操作

我们的治疗方法以情境行为方法为指导，基于理解行为的功能而不仅仅是它的表现形式是最有效的这样一个基本假设。这种方法旨在针对症状减少痛苦，并解决或调解痛苦的机制。这项工作的另一个目标是帮助患者向前迈进，并确定与有意义的生活相关的价值观和目标。

（一）负性情绪体验

许多创伤幸存者不具备治疗负性情绪体验所需的情绪调节技巧，我们可以通过正念技术来缓解来访者的情绪失调，增强其面对和处理情绪的能力，有效帮助来访者在不尝试任何回避和逃离反应的情况下接受各种内心体验。具体可以通过以下这些正念技术。

1. 不加评判地观察、描述和全身心地体验内在和外在体验（正念技术）。

2. 忍耐和接受所有当下的痛苦内心体验，不采取任何使情况变得更糟的行为（压力忍受技巧）。

3. 识别和标注情绪，理解情绪的功能，降低对消极情绪的易感性，增加积极的情绪体验，避免与特定情绪相关的冲动行为（情绪调节技巧）。

4. 在面对痛苦的内心体验时，能有效地向别人提出请求或敢于说"不"（人际效能技巧）。

正念练习的具体要求包括：患者放松地坐在椅子上，闭上双眼（但是，有许多创伤幸存者感觉这样很不舒服，此时也可选择睁开双眼）；然后，注意自己的各种感受，例如呼吸、腿压着椅子的感觉，或身体的紧张；治疗师通常会让患者关注自己体验到的想法、记忆或情绪，并指导来访者如实体验此时所发生的一切，既不回避也不坚守什么。

（二）侵入症状

你可采取诸如慈心禅等正念冥想技术来帮助自己。

慈心禅：在这安静的时刻，将你的意识带到你自己的心的感觉上，回想一个曾让你感到温暖、温柔和富有同情心的人。这可以是你的孩子、配偶，甚至是一只宠物——只要一想到他（它）你就会微笑。你的目的是自然地唤起温暖和温柔的感受，想象为何与你所爱的人或物的联结会让你有这种感受。

一旦这些亲切的慈爱和悲悯的感受升起，在你内部创造真诚的温暖和善意，就可以轻轻地放下那个所爱之人的影像，仅仅关注你心脏区域的感受。现在，将温暖的感受扩展到你自己。珍爱你自己，深情而纯粹地就像珍爱你自己刚出生的孩子那样。我们并不习惯向内去爱，所以这需要耐心和练习以真正地实现它。首先，在这发生之前，你可能需要把整个练习时间都用来将爱导向你自己。

祝词："愿我（我们、他，她或他们）平安。愿我快乐，愿我健康，愿我自在。"缓慢而安静地对自己重复这些短语。当你将你的注意力从自身转向日益扩大的他人的圈子时，也用它们来培养真诚的温暖和温柔。

当你结束禅修时，温柔地提醒自己：你练习的目的是让你自己的心和情绪条件反射化，以便让你在任何希望的时刻容易产生这些慈爱和温暖的感受。

（三）过度警觉症状

正念的稳定化技术。

呼吸禅修：你首先要找到一个既舒适又能让你保持警觉的姿势。除非你现在就觉得昏昏欲睡，否则的话，你可能会发现闭上双眼将会更有利于保持专注。请依次按照下面所列方法努力专注于自己的呼吸，每种方法尝试五分钟（可使用表或其他计时工具）。如果你觉得这样做有助于观察自己的体验，在你完成后，记录下你对使用每种不同方法的体会，以及你认为哪种方法最适用于什么样的心情或心态。

1. 安静地体会呼吸时腹部的感受。
2. 体会呼吸时腹部的感受，同时在心中暗念"起""落"二字。
3. 安静地体会呼吸时鼻尖处的感受。
4. 体会呼吸时鼻尖处的感受，同时在心中默念"进""出"二字。
5. 体会呼吸时腹部或鼻尖处的感受，在每次呼气的同时从 1 数到 10，数完后从头再数。

为了证明正念实践与综合行为范式的结合，我们将使用一个临床案例。

小王是一名 32 岁的女性，她从 11 岁开始，在六年的时间里经历了性虐待，并提出治疗，以消除她所经历的内疚感。虽然她与生父关系密切，但在她七岁时，生父因车祸突然去世。她母亲三年后再婚。她的继父在与小王的母亲结婚大约一年后开始虐待她。

当描述她此时寻求治疗的原因时，小王描述了她感觉自己好像"做了什么"来加速虐待，并且她在工作或生活中难以集中注意力。她报告说，这些困扰使她很难维持一段感情，而这正是她想要的。小王表示，在过去的 15 年里，她用酗酒和自残来应对生活中的困扰。此外，她还报告说，继续接受治疗非常困难，因为治疗师要求她做一些对她来说非常困难的事情，所以她之前两次终止了治疗。

在治疗的初始阶段，目标是帮助患者发展一套技能，在不进行自我伤害的情况下处理痛苦的想法和感受。为了让她能够忍受这项工作，建立牢固的治疗关系是必要的。为了与综合行为方法保持一致，我们建议从正念和痛苦容忍技能的结合开始。从某种意义上说，我们使用痛苦容忍技能作为来访者安全的桥梁，长期目标是"彻底接受"，超越情绪管理。如前所述，正念练习将有助于让患者体验当前的时刻，因为它不是患者看上去的样子。也就是说，在这一刻创伤已经结束，患者在一个安全的地方，思想和感情不是作为现实而被接受的，而是作为对先前经历的习得反应而被接受的，患者不必逃跑、隐藏、自残或做任何其他行为来摆脱自己的内心体验，相反，她可以坐在这一刻，注意到自己的思想和感受的范围，注意到它们不会杀死或伤害她，让她学会只是在这一刻。为了给这项工作提供背景，我们还与患者讨论了她想要过的生活的价值观。这项工作有助于患者在治疗过程中进行投入，并为他们所做工作的重要性提供理论依据。在创伤治疗是一项艰巨的工作中，这种有价值的生活是至关重要的一步，患者对工作的方向有意识是很重要的。

在正念练习的初级阶段，以更基本的练习为基础开始是很重要的。用心的呼吸练习是一个很好的开始。

让我们先闭上眼睛，注意你的呼吸。有人指出，有时创伤幸存者不愿意闭上眼睛，这很好，他们可以睁着眼睛做这些练习，引导他们看房间里的某个中性点。注意空气进入他们的身体并通过他们的肺部。注意你呼吸的吸气和呼气。注意你吸气时的感觉，以及你呼气时的感觉。你并没有改变你的呼吸方式，你只是注意到你的呼吸和你身体的感觉。当你分心或注意力转移到别处时，注意是可以的。只需注意这一点，并将注意力放在呼吸上。

这是临床医生用于来访者的基本正念练习的一个例子，尤其是在治疗的早期阶段。回归到呼吸是大多数正念练习的核心，它提供了一种可以随时使用的基本技能。与所有行为一样，正念是一种可以发展的技能，就像任何其他技能一样，它需要练习。

治疗师可以介绍不同形式的正念练习，始终以患者关注当下为目标。从针对身体或身体感觉的正念练习开始通常是最容易的。除了呼吸正念之外，涉及外部刺激的正念练习（例如房间中的颜色、食物的味道和环境中的声音）可能是有用的。这些练习涉及环境的物理方面，并为患者提供切实的起点。当患者展示对这些概念的掌握时，治疗师可以引入与注意内部思想和感受有关的正念概念。随着治疗进展到基于暴露的工作，适当整合正念和其他自我调节策略非常重要，纳入这些技能将促进患者和治疗师之间的融洽关系，并允许患者学习如何照顾自己。这些是在整个过程中照顾来访者的重要步骤，同时朝着他/她想要的方向改变生活。

对于像小王这样的患者，这些练习将有助于让她投入治疗过程中，这在过去一直是治疗的障碍。此外，治疗师将帮助她更好地评估自己目前的生活状况，并确定她想要的生活是什么。这部分过程将帮助她确定朝这个方向前进所需要采取的步骤。结合正念练习和价值观练习的目标是许多创伤幸存者在生活中体验和展示的体验回避。这些都是帮助患者与他/她自己联系的有力方法，因此可以充分投入治疗过程中。

六、总结、讨论及展望

对任何人来说经历创伤事件都是困难的。一种常见的反应是回避任何关于创伤的事情，但最终可能是不适应这种生活方式的。正念干预的方法提供了一种通过经验回避范式对案例进行概念化的方法，该范式涵盖了与创伤史相关的一系列行为问题和缺陷。它强调检查与主诉相关的近期和远期因素，以便临床医生考虑所有相关因素。这种方法帮助患者专注当下，然后开始向他们重视的方向发展；致力于提高心理灵活性，最终将扩大他们有效应对的能力。除了在有效的环境下与患者合作外，治疗师在开展这项工作时必须同时同情来访者和自己。这项工作很困难，但回报是巨大的。我们相信，在认知行为疗法的基础上，使用正念和接受策略将增加创伤治疗师的临床工具储备。

第七节　进食障碍

一、简介

进食障碍（eating disorders，ED）是一种复杂的多维行为综合征，其特征是在食物摄入、情感和认知的自我调节方面存在核心缺陷：食物摄入的自我调节障碍与难以识别饥饿和饱腹感的生理信号以及将这些信号与情绪的躯体信号区分开来有关；情绪调节障碍反映了在识别、管理和适应性利用情绪方面的缺陷；认知障碍反映了对饮食行为、完美主义以及对体重和体型的扭曲思考的认知限制中的极端僵化。即使在心理和生理健康状况显著恶化的情况下，ED也经常持续存在。鉴于其发病率不断上升，以及与之相关的复发和并发精神病理学的高风险，有必要对现有治疗方法的疗效给予更多关注。新出现的证据表明了正念方法可以通过改善自我调节进行干预。

二、进食障碍的流行病学、临床特征及目前的治疗手段

临床和学术界公认的三种主要ED包括神经性厌食症（anorexia nervosa，AN）、神经性暴食症（bulimia nervosa，BN）和暴食症（binge eating disorder，BED）。

神经性厌食（即厌食症）是以患者有意通过严格限制能量摄入、清除和增加能量消耗的行为使体重明显下降并低于正常水平为主要特征的一类进食障碍。最常见于青少年和年轻女性，男性患者相对少见，成人神经性厌食的终身患病率为0.6%，其中女性和男性的终身患病率分别为0.9%和0.3%。该病死亡率高达5%～15%，在所有精神障碍中死亡率最高。目前的心理干预手段中，青少年患者家庭干预−基于家庭的治疗（family-based treatment，FBT）效果最佳；成人中常用的包括认知行为治疗、焦点精神动力学治疗等，但尚无循证证据说明哪种疗法更有效。

神经性贪食（即贪食症）是以反复发作性暴食及强烈控制体重的先占观念和削弱食物"发胖"效应的补偿行为为主要特征的一类进食障碍。与神经性厌食患者不同的是，神经性贪食患者体重正常或轻微超重，30%～80%的神经性贪食患者有神经性厌食史。成人神经性贪食的终身患病率为1.0%～4.2%，其中女性和男性的终身患病率分别为1.5%和0.5%。针对神经性贪食的心理治疗目前证据最充分的是认知行为治疗（一线治疗选择），其次是人际心理治疗和辩证行为治疗。

暴食障碍是以反复发作性暴食为主要特征的一类进食障碍。暴食障碍与神经性贪食主要的区别在于前者无不恰当的补偿行为，该类患者易出现肥胖。成人暴食障碍的终身患病率为3.0%，女性和男性的比例为3∶2。暴食障碍的心理治疗首选认知行为治疗，也有研究显示人际心理治疗、辩证行为治疗和行为减重治疗对暴食障碍有一定的治疗效果。

三、进食障碍的心理机制

一项引人注目的研究表明，进食障碍的核心缺陷源于自我调节的无效尝试。严重的热量限制、暴饮暴食和不适当的代偿行为被认为是应激反应的产物。从功能性自我调节的角度来看，有四个概念模型作为基石：情绪调节理论；认知-行为约束理论；认知回避和心理控制理论。这些理论认为 ED 症状试图通过以下方式调节：①通过行为控制情绪；②通过认知控制行为；③通过行为控制认知（心理控制）。但生理过程将这一尝试的每一步混淆了。

（一）试图通过行为来调节情绪

进食障碍的患者在适应性情绪自我调节方面存在显著缺陷，也就是说，他们很难准确识别、管理，并适应地使用情绪。准确识别情绪需要有一个内在的方向，精确关注情绪体验的生理成分，并区分真实情绪和其他身体状态（例如饥饿、疲劳）。不良的相互感知意识是 ED 的一个标志，情绪的生理信号常常与食欲调节线索混淆：严格节食的人对饥饿信号没有反应，饥饿会与消极情绪配对并混淆；倾向于暴饮暴食的人不仅在识别饥饿信号方面有困难，而且在辨别胃饱腹感和味觉饱腹感的躯体信号方面也有困难。情绪识别技能不仅依赖于高度协调的相互感知意识，还通过接受情绪体验来促进；相反，当情绪被标记为病态时，个体倾向于通过暴饮暴食、使用物质或解离，来试图降低对情绪的意识。此外，进食障碍患者可能会回避情绪，部分原因是他们对情绪的性质和后果持有不准确的信念。

进食障碍的患者难以适应地管理和利用情绪。他们倾向于用吃东西来避免或逃避消极的情绪状态，并创造更多的积极状态。例如，压力、疼痛和负面影响是暴饮暴食的常见原因，当面对消极情绪时，进食障碍患者的情绪调节策略有限，暴饮暴食和补偿行为通过完全逃避自我意识来逃避厌恶体验。在广泛的临床和非饮食失调样本中，情绪饮食已成为一种更普遍的回避应对方式。ED 患者也可能使用饮食和补偿行为来产生更积极的情绪状态。例如，催吐通常是为了缓解暴饮暴食后所经历的压倒性情绪困扰。

（二）试图通过认知僵化来调节行为

进食障碍人群在饮食模式、完美主义和外貌相关思维方面的认知是僵化和扭曲的。为了减肥而节食的人会将一套严格的饮食规则内化，导致热量摄入受到高度限制，从而剥夺身体的基本营养和能量。作为对这种慢性"饥饿"状态的回应，一些人会有体验过度暴食的冲动，以至于无法避免。这种生理冲动压倒了不灵活的饮食规则，违反禁欲的效果往往会导致全面的饮食狂欢。因此，节食和相关的思维模式是产生和维持饮食病理学所固有的因素。

与外表有关的想法是进食障碍中常见的一种完美主义思维形式，在完美主义中，个人在表现、外表、成就方面拥有极高的标准，并且往往对不符合个人标准的结果有很差的容忍度，由于衡量成功的标准往往过于不切实际，患有 ED 的完美主义者长期不满足于无法实现的饮食、体重和体型相关目标，并且经常感到羞愧。

（三）试图通过行为来调节认知（心理控制）

心理控制理论说明了：通过避免厌恶性自我意识可以维持不良行为专注于身体形象；消极的自我概念与进食障碍症状学密切相关；饮食病理学通常植根于以体重和体型为中心的狭

隘且僵化的自我概念。患有 ED 的个体自尊心较低，并且倾向于对自我和人际关系持有不适应的核心信念，BN 和 BED 患者对威胁自我概念的线索表现出选择性注意偏见使这种倾向复杂化。由于注意力一直集中在破坏性的想法上，他们随后倾向于暴食或催吐，以此作为避免或逃避长期暴露于这些想法的一种手段。

反刍是一种持之以恒的认知过程，在这个过程中，注意力集中在脑海中重演令人不快的事件和（或）重复的消极自我批判认知流，试图避免强烈的负面影响，并在重要目标尚未实现的情况下赋予意义。思维抑制是一种隐蔽的自我调节行为，用于限制暴露在令人不安的想法和图像中。长期试图压制不必要的个人想法会引发反弹效应，从而使令人不安的形象或想法变得更具侵扰性。在这种情况下，反刍可以被描述为思维抑制的"失败"，其中注意力会集中在人们希望避免的非常不愉快的认知上。因此，一个人越是压制食物或消极自我概念的想法，他就越关注食物或消极自我概念。据推测，这种有意识地将注意力转移到或远离某些认知内容的能力受损，是由于过度投入这些想法的可信度。因此，暴饮暴食和补偿行为似乎是抑制和控制不安或消极想法的行为尝试。

四、正念如何对进食障碍起作用

正念适合于解决刚性认知过程与 ED 中功能失调行为之间根深蒂固的相互作用（释放刚性锁定）。正念训练可以同时：①培养非批判性和接受性态度；②提供更有意识的注意力控制；③证明思想只是思想。正念是一种关注的质量，其中一个人故意将非批判性意识带到他或她现在的经历（即思想，感受和身体感觉）中，并愿意、好奇和接受什么。从理论上讲，实践越多，发展这种不批判或接受就越多。当一个人有意识地接受他或她的内在经验时，这种"辨别觉醒"增强了对灵活和适应性的控制，而不是冲动或僵硬的经验反应的控制。

当正念直接应用于饮食时，参与者将接受培训，以引导人们注意饮食和饱腹感的全部感官体验。他们学会以更轻松、非批判的方式接近饮食，并改善食欲调节的线索。后者涉及减少内部身体状态的误用，并且更加适合利用生理食欲线索来启动和结束进食期。最后，正念的方法可以进一步为采用更加流畅和广泛的自我意识以及在进食障碍患者中进行更多自我接受行为奠定基础。

因此，正念被视为一种自我调节过程，通过这个过程，关注不断的思想、情绪和身体感觉，并磨练自己改变方向和与经验关系的能力。这种自我调节过程实际上起着强大的学习范式的作用，在这种范式中，个人成为自己有能力的专家，可以中断个人功能失调的自我调节过程，从而改变根深蒂固的模式。

五、正念治疗进食障碍的具体操作

正念饮食觉知训练（MB-EAT）

MB-EAT 是第一个专门为治疗进食障碍而创建的基于正念的方法，将正念应用于 CBT，并开发了引导图像，以解决体重、形状和进食相关的自我调节过程。这个方案进一步发展产生了目前的 15 周方案，称为增强正念以防止体重反弹（enhancing mindfulness for the prevention of weight regain，EMPOWER）。在 EMPOWER 方法中至少有 9 项对从饮食失调中恢复至关重要的核心技能有帮助：

1. 非批判性地观察驱动行为的反应性思维、情绪和身体感觉。

2. 将情绪与这一系列反应分开：情绪是短暂的事件，通常不需要回应。

3. 把思想从这一堆反应中分离出来：思想只是思想，是通常不需要回应的短暂事件。

4. 从这束反应中分离并容忍行为冲动。

5. 阐明饥饿和饱腹（胃饱）的生理信号。

6. 注意品尝特定的饱腹感。

7. 从情绪中辨别食欲调节线索（5 和 6）的生理特征（例如，焦虑和饥饿的差异；平静和紧张的差异）。

8. 辨别反应性背后的真正需求。

9. 就解决这一真正需求做出明智的决定。

六、案例

以品味苹果为例：

首先，把一个苹果放在你面前，离开你的手。如果闭上眼睛感觉太不舒服，请闭上眼睛并向下凝视。把手放在肚子上，然后做 4 ～ 5 次深呼吸。不是强迫呼吸，而是把它一直吸引到肺的底部。你可能会感觉到你的胸部起伏。你可能会感觉肋骨向两侧伸展并放松。当呼吸轻轻地到达肺的底部时，你可能会感觉到腹部在吸气时扩张，在呼气时收缩。所以，让身体休息一下，同时把注意力转移到胃和嘴上。注意你此时的身体感受，注意到你的任何想法和情绪，及意识到身体感觉与思想或情绪之间的差异。无论你经历了什么，只要观察它，尽量不去评判它。注意你正在经历的一切，不是试图改变它，只是注意到它。即使你感觉不到任何特别的感觉或想法，也没关系。只要注意它，不管它是什么。

在下一次呼吸中，或者在下一次呼吸之后，让你的眼睛完全睁开，但保持向下的凝视，拿着手中的苹果，轻轻地把它打开。继续意识到任何通过你头脑的想法或情绪。现在，看着苹果，用你放平的手握住它，注意到它，就好像这是你第一次看到苹果一样。如果你是画家，你会怎么画？注意到它的形状、大小、颜色以及光线反射的方式……（长时间停顿）

现在把你的注意力转移到苹果的味道上。把它放在鼻子下面，再闭上眼睛……只是注意到了气味。你鼻子里有苹果的味道？你能闻到它的哪些方面？只要注意到你所能注意到的气味……（长时间停顿）

现在，在你的嘴唇上摩擦这个苹果，这样你就得到了一丝味道。让你的眼睛闭着……你尝到了什么？你注意到了什么？它是圆的还是方的？冰冷的还是温热的？只要去感受这一丝苹果味道的复杂性。

现在把苹果咬一口，把它放在嘴里，先不要咀嚼它。你现在注意到它的味道了吗？把它绕着嘴转。它在你口腔的不同部位味道不同吗？再慢慢嚼它，嚼的过程中你注意到了什么？让你自己完全沉浸在这一口中。你注意到你的唾液有什么变化？关于你的嘴本身？随着时间的推移，味道会发生变化吗？以什么方式？只要你愿意把苹果嚼烂，并充分体验吃它的感觉，就可以。你能感觉到它从你的嘴里移到你的喉咙里吗？从你的喉咙到你的胃？意识到任何经过的想法或情绪，将想法或情绪与味觉区分开来……如果你大部分时间都这样吃呢？观察你现在所看到的一切，而不是评判它……（停顿了很长时间）准备好后睁开眼睛。

七、总结、讨论及展望

患有进食障碍的参与者在食物摄入、情绪和认知的自我调节方面存在缺陷。有强大的理论，并有新出现的关于其有效性的文献支持将正念应用于这种失调。一些方法使用更传统的 MBSR 技术，而另一些方法将这些正念技术直接应用于进食障碍特有的进食和代偿机制。EMPOWER 方法将正念概念化为一种强大的自我学习工具，个体在其中探索自我调节的新方法；一些方法是通过纯粹的正念来教授的，而另一些方法则将正念应用于其他行为改变技巧（例如目标设定）。额外的研究对于评估基于正念的治疗方法在治疗特定问题的各个方面的疗效非常重要。

第八节　成瘾行为

一、简介

从精神病学的角度看，成瘾指对某些化学物质，如乙醇、阿片类物质的冲动性使用及强烈渴求。狭义的成瘾是指个体长期沉醉于并反复使用精神活性物质（如乙醇、尼古丁、可卡因，及阿片类物质等），表现为强迫性使用精神活性物质，且为获得精神活性物质而不择手段。酒精成瘾和其他药物滥用已成为全球最为严重的公共健康问题之一（世界卫生组织，1991）。成瘾的核心要素为失控、渴求、耐受性与戒断状态。自 20 世纪八九十年代起，心理学家和精神病学家注意到，外界的非物质刺激也会引发一些与成瘾的核心症状类似的行为。为此，学者们开始重新考虑成瘾的内涵，并提出了"非药物成瘾（non-drug addictions）""非物质相关性成瘾（non-substance related addictions）"或"行为成瘾（behavioral addictions）"等术语来指代这些由环境线索诱发、行为介导的，有类似于物质成瘾的生理和心理变化。

认知行为治疗（CBT）和十二步疾病模式疗法（以明尼苏达模式为代表）这两种常见的干预一直是最广为传播并得到实证检验的药物滥用治疗方法。针对药物滥用的 CBT 在研究文献中颇受关注，许多研究证实，CBT 能有效治疗不同人群的各种成瘾障碍。鉴于酗酒和药物滥用是一种习得性行为，CBT 治疗便试图确定药物滥用的社会、情感和认知因素。一旦确定不良行为的原因，治疗便将聚焦于改变或减少那些引发药物滥用的高危因素（例如：负性情绪、紧张、同伴压力）。认知行为治疗的干预方法（例如：应对技巧训练、复发预防、线索暴露、行为婚姻疗法）将识别和矫正应对技巧方面的缺陷（例如：在物质线索出现的情况下不能抵制诱惑）、提高自我效能感（例如：鼓励积极行为）以及降低积极的结果期望（如挑战一个人认为他/她必须通过饮酒才能获得彻底放松的信念）整合应用。

二、成瘾行为的流行病学、临床特征及目前的治疗手段

成瘾行为包括物质和非物质的。

物质的成瘾主要指使用能够影响人类精神活动（如思维、情绪、行为或改变意识状态）的各类化学物质，并让使用者产生依赖，如：乙醇、可卡因、苯丙胺类物质、阿片类物质等等。心理社会干预主要针对这些成瘾物质使用的心理社会原因、依赖后的心理行为表现、复

吸的原因及影响依赖者康复的心理社会因素进行，包括动机强化治疗、认知行为治疗、行为治疗等；根据心理行为治疗形式可有个体治疗、小组治疗、家庭治疗等。

非物质的成瘾指与化学物质（如成瘾性物质）无关的一种成瘾形式，特点为反复出现的、具有强迫性质的冲动行为，尽管成瘾者深知此类行为所产生的不良后果，但仍然执意坚持，从而对躯体、心理健康甚至社会安全产生不良影响。目前受到广泛关注的成瘾行为包括赌博障碍（gambling disorder）、游戏障碍（gaming disorder）。

赌博障碍是一种以持续或反复发作的赌博行为为特征的精神行为障碍。赌博障碍患者的赌博行为具有以下5个临床特征：①持续性、发作性或反复性；②在起始、频率、强度、持续时间、终止及场合等方面失去控制；③相对其他生活兴趣及日常活动，赌博行为的优先程度不断提高；④尽管赌博导致了不良后果，但是仍然继续甚至增加赌博；⑤赌博的行为模式严重到足以导致显著的个人、家庭、社交、教育、职业或其他重要领域的功能损害。

在已发表文献中，病理性赌博的患病率在全球的差异较大，在美国普通人群中的终身患病率为0.4%～1.0%，但在有些国家和地区患病率可能更高，如新加坡和中国香港报告的现患病率分别高达1.2%（2008年）及1.8%（2013年）。基于循证证据推荐的心理治疗主要有动机访谈、专门针对赌博障碍设计的认知行为治疗及正念治疗等。

游戏障碍是指一种持续或反复使用电子或视频游戏的行为模式，临床特征主要表现为游戏行为失控，游戏成为生活中的优先行为，不顾后果继续游戏行为，并持续较长时间。游戏障碍患者以男性、儿童青少年人群为主，亚洲国家患病率可能高于欧美国家。中国多项相关调查研究显示，游戏相关问题患病率为3.5%～17%。综合既往相关研究结果，游戏障碍患病率约为5%。游戏障碍患者的临床表现具有以下5个特征：①持续或反复的游戏行为模式；②失控性游戏行为，表现为无法控制游戏行为的发生、频率、持续时间、终止时间等；③相比其他兴趣及日常活动，游戏行为成为生活优先事项；④尽管游戏造成负面后果（如人际关系破裂、职业或学业受影响、健康损害等），仍然无法停止；⑤游戏行为模式导致明显的个人、家庭、人际关系、学业、职业或其他重要功能领域损伤。近年来的临床实践认为，认知行为治疗、动机激励访谈、家庭治疗等社会心理干预对减少游戏障碍者的失控性游戏行为、增强戒断动机、纠正认知偏差及促进长期康复有效。

三、成瘾行为的心理机制

狭义上的成瘾需要使用物质来创造一种改变的意识状态，并且以一种强迫性和破坏性的方式来进行。但在最广泛的意义上，所有的人都会上瘾。我们对寻求快乐和避免痛苦的强迫性模式上瘾。成瘾者只是碰巧以特殊的方式——通过药物和乙醇——或者延伸到赌博或性等行为来实现这一点。这只是人类基本问题的一种形式，即把知觉世界分成对立面的原始问题。

成瘾的人是希望找到一个简单的解决方案来解决这种存在的困境。他想避免生活的痛苦，又希望以一种简单、可靠、容易重复的方式找到更多的快乐。在短期内，药物确实能提供快乐。一方面，一个人最初服用药物可能是为了加强积极的体验；另一方面，她可能用药物来回避痛苦。但随着为这些目的使用药物的趋势逐渐增加，药物同时也开始失去其积极作用。由于生理和心理上的耐受性，她试图使用越来越多的同一种物质，试图回到原来那种吸引人的精神状态，那种毫不费力的、天堂般的感觉，但最终不能以这种方式重新进入天堂。

无论如何，一旦依赖的模式建立起来，使用药物就远远不是一种良性的改变状态，在这一点上，使用药物与快乐没有什么关系。许多已经上瘾很长时间的人报告说，实际上，他们使用药物已经没有什么乐趣可言了。其中一个原因可能是，身体已经习惯于在某些时间和地点或在某些条件下预期药物的引入。以乙醇为例，身体为引入抑制性药物做准备，在与药物作用相反的方向上进行预期性的平衡调整。也就是说，举个例子：乙醇会减慢心率和呼吸，并降低血压，所以身体就会预期乙醇的引入而会提高心率、呼吸和血压，甚至会在药物被引入之前就会出现。一旦这种调节建立起来，成瘾者需要更多的药物来达到同样的效果。当使用的快感消失或至少在很大程度上减弱时，剩下的只是一种强迫性模式。就条件反射而言，它现在几乎完全是一个负强化或避免的问题。与其说使用是为了提高愉悦的状态，不如说现在是为了避免痛苦或不适，包括生理性戒断的不适。但更重要的是避免在所有重要方面都已恶化的生活的痛苦。

如果药物滥用是一种回避模式，那么解决方案的方向不在于回避。正念是一种帮助一个人记住而不是忘记、提高意识而不是降低意识的方法，可以提高一个人面对当下真相的能力。正念教导我们要保持当下的状态，即使是面对痛苦的事情。事实上，当我们充分学会做到这一点时，我们也会遇到许多当下积极的元素，这些元素是我们在一心想要避免痛苦时错过的。在这个意义上，正念最终可以成为重新进入天堂的一种方式，以获得佛教徒称之为涅槃的深刻的心理平衡状态。

四、正念如何对成瘾行为起作用

如果成瘾涉及不觉知和回避，那么所需要的就是提高意识和能力，以平静和清晰的方式清楚地体验生活，而不是回避。正念正是这样一种实践。它是一种非评判性的、逐时逐刻的对经历的开放。然后，治疗师帮助促进其意识的转变，让使用的负面后果更加突出。然而，鉴于上文提到的记忆效应，以及强大的调节效应，这尤其具有挑战性。

所需的意识类型随着改变阶段的不同而变化。Prochaska 和 DiClemente（1986 年）对人们在改变成瘾行为时经历的阶段进行了因素分析。在完整的六个因素模型中，这些阶段是"预想、沉思、决心、行动、维持和复发"。对处于"预想"这一阶段的人来说，需要的是明确的证据，证明存在着问题。治疗师在这里的工作不是说教和说服，而是引出这个人有问题存在的任何证据；"沉思"这个阶段进行关于问题是否真实的内心对话，治疗师此时再次寻求使个人经历的问题方面更加突出、克服记忆扭曲和社会背景（吸毒者与吸毒者交往）的正常化影响，始终注意从个人身上汲取关注，而不是告诉他们应该关注什么。"决心"是一个不总是从因素分析中出现的阶段，在这个阶段，人已经准备好改变。为了进入下一个阶段，个人必须意识到有一些选择使改变成为可能。"行动"阶段是个人采取实际步骤进行改变的地方，他可能会参加一个小组、寻求治疗或制订自己的计划。这种计划可能涉及的内容包括：确定戒烟日期，处理药物和用具，将他的计划告知重要的人，避免高风险的情况等等。然而，"行动"阶段涉及的技能与随后的"维持"阶段所需的技能不同，如保持戒酒涉及一些技能，如预测可能出现的困难情况（如婚礼上会有酒），向朋友解释行为的改变，在不喝酒的情况下管理压力等；大多数人在改变成瘾行为的第一次尝试中都没有成功，因此进入"复发"阶段，在这一阶段，个人需要一种方法，尽可能迅速地再次通过前面的阶段，而不迷失在内疚、羞愧或无望的感觉中；意识到这些阶段，并了解可预测的过程和潜在的困难，对试图改变成瘾模式的人是很有帮助的。正念表明，当复发的想法和感觉出现时，我们最好意识到它们，而不是试图否认它们的出现。

"动机式晤谈法"详细介绍了帮助成瘾者度过这些变化阶段的程序，以一种特定的方式提高一个人的意识水平，使其成为一个提高心智的过程。

五、正念治疗成瘾行为的具体操作

正念复发预防（mindfulness-based relapse prevention，MBRP）是一种为期八周针对戒瘾恢复期人群的团体治疗方法。MBRP 被设计为一种"事后护理"，将正念练习和原则与认知行为预防复发相结合。MBRP 以对自己和自己的经历，采取非评判性、富有同情心的态度为基础。它的目的是通过正念的练习，帮助遭受着成瘾和内心折磨的人战胜诱惑，提高人们对触发因素、破坏性习惯模式和"自动"反应的意识水平。

生活问题的心态：SOBER 静坐冥想练习，参与者现在被提供了一种练习，旨在通过一种迷你冥想，将这些练习持续地结合到日常生活中。这种冥想来自于 MBCT 的呼吸空间练习，在这里被称为清醒呼吸空间。SOBER 是一个缩略词，概括了这种做法的步骤：

（1）停止（stop）：第一步是简单地停下来，或暂停一下，特别是在一个压力或触发的情况下。这是最重要的一步，因为它创造了一个机会，打断以前的自动反应。

（2）观察（observe）：第二步是观察当下所产生的任何感觉、思想或情绪。

（3）呼吸（breath）：第三步是收集意识并把它带到呼吸的感觉上，即使只是一两次呼吸，也可以帮助我们走出故事、想法以及可能出现的反应，集中意识体验当下发生的事情。

（4）扩展（expand）：参与者随后将他们的意识扩展到身体、大脑和情境，同时也注意到这种扩展的意识有能力容纳他们当前所有的经历。

（5）回应（respond）：最后，参与者会意识到他们在那一刻所面临的一系列行为选择。即使有存在的感觉、情绪、思想和可能存在的冲动，他们仍然可以选择以更强的意识和同情来回应自己，而不是自动做出反应。

六、案例

案例 1：

李某从大学时代开始长期大量饮酒，他不知道除了乙醇外，还能从其他什么地方找到快乐，家人对其劝说也几乎都不管用，直到他遇到了一个修习禅修的女孩——陈某。在陈某的劝说下他开始尝试使用正念来帮助自己，李某尝试了"动机式晤谈法"。从一个方面来看，乙醇给李某带来"快乐"，让他感到放松，让他有事可做，让他觉得自己很酷。自从上大学起，喝酒便成为标志他身份的一个部分。如果要放弃的话，李某担心自己在聚会中觉得既无聊又尴尬，他可能也不会像原来那么酷了。从另一个方面来看，他很不喜欢在喝酒后第二天早上那种宿醉的感觉。在开始练习禅修后，他的这种感受就越来越明显。另外一件引起他注意的事情是他发现在喝了两杯酒后就很难再让自己停下来。自从和陈某共同练习禅修以来，他越来越有兴趣去了解自己的想法和情感，但他真的搞不明白为什么会出现这样的情况。通过进一步锻炼自己的专注力，尤其是在练习了麻醉剂的正念使用之后，他开始注意到，在喝了两杯酒后，他会觉得出现了某种让他感到害怕的事情：他很担心在喝了两杯酒后出现的那种兴奋与自由自在的感觉无法持续下去，害怕自己会因此而烦恼，这种感觉在促使他不停地喝下去。一旦稍微有了点醉意，他的思维就难以控制了，于是，他就这样一直喝下去，直到醉得不省人事。

通过正念练习，我们可以应对自己的迫切需求感，使我们的行为不受影响。下面介绍"应对迫切感的冲动冲浪"。

闭上双眼，请感受身体中所产生的想要使用某种麻醉剂的冲动。将自己的呼吸看作自己的冲浪板，它让你沿着波涛上下起伏，使你不会被淹没。将你迫切的需求想象为海面上的一阵波涛，请注意它是如何由较小的波浪逐渐变化为巨大的波涛的。请使用你的呼吸来驾驭波涛——不用担心，只要你专注于自己的呼吸，你就不会被自己的情绪所淹没。只管驾驭每一阵波浪，让它尽其所能地到达顶点，直到它慢慢减弱，消失于岸边。

我们可以将迫切需求感的波涛理解为条件反射。你可能还记得俄国科学家伊凡·巴甫洛夫的那个实验：他在每次摇铃时就给狗喂食，像这样经过不断重复之后，每当那只狗听到铃声响起时就会流口水。经过一段时间后，即使是只摇铃不喂食也会让狗流口水。同样，如果我们以前一直靠使用麻醉剂来摆脱难以应对的情绪，这样的话，无论在什么时候，当陷入了痛苦的情绪或困境时，我们就会形成一种迫切需要麻醉剂的条件反射。这个练习可以让我们沿着冲动的波涛上下冲浪，而不是屈从于自己的冲动，因为这样做只会加强在负面情绪和麻醉剂使用之间的条件反射联系。这项练习最终可以将这两者间的联系逐渐弱化，使我们在下次冲动冲浪时变得更加容易。

李某在喝下两杯酒后还想一直再喝下去的冲动就类似于上面的这种条件反射。一旦稍有醉意，他就很难抵制住继续喝下去的诱惑。在陈某开始考虑要因此而离开他时，李某终于决定要认真来尝试一下了。他给自己定下每次只能喝两杯啤酒的规则，在遇到困难时，他就使用正念练习来应对想要一直喝下去的冲动。在担心良好的感受将会消失的想法出现时，他发现自己身体中的紧张情绪便会增加。他努力尝试使用正念来经受住这种考验。尽管并不是每一次都很成功，但他发现这个方法有时的确有效。他能够应用冲动冲浪坚守住自己的规定。有的时候，他甚至尝试整天晚上都不喝酒。结果并不像他想象得那么糟，他同样可以玩得很高兴，而第二天也自然就不会有宿醉的感觉。在坚持练习正念之后，李某更好地处理了自己和乙醇的关系，从而使他和陈某之间的关系也得到了更好的发展。尽管他有的时候还会喝多，但毫无疑问，他现在已经能够控制得很不错了。

案例2：

"我现在状态很好，我要感谢遇到正念。是它帮助我把酒戒掉，又帮助我把状态调整得那么好。其实学习正念是一件很简单的事情，但是坚持下来就比较困难了。我遇到过很多的病友，他们经常非常痛苦自己为什么好不了。我会推荐他们坚持练习正念，因为只要坚持就会有效果，只是有的人花时间短，有的人花时间长而已。"

王某某，男，52岁，是一名国家公务员。饮酒32年，嗜酒26年，反复出现大量饮酒的行为，曾多次就诊于精神专科医院进行戒酒治疗。戒酒成功后能坚持一段时间，但由于工作原因等复饮，严重时出现精神症状。30多年来一直摆脱不了酒精依赖的困扰，患者的生活、工作、家庭均受到了不同程度的影响，身心也受到了乙醇不同程度的损害。如今借助正念这一法宝成功戒了酒。让我们来一起认识一下他的求治经历吧。

1985年患者16岁，就读于当地一所高中时开始饮酒，读大学时仍偷偷饮酒。1991年参加工作时仍有饮酒行为，后逐渐严重到每天都喝，常因饮酒耽误工作。1998年因酒后出现凭空视物被送往当地精神专科医院就诊，后患者仍有大量的饮酒行为。2003年就诊于笔者所在医院（北大六院）门诊进行药物治疗，2009 年 6 月第一次在笔者所在医院住院治疗，住院 106 天，好转出院。停酒 1 年余，2011 年下半年复饮，又开始大量饮酒，再次出现凭空视物、心慌、精力下降，无法安心工作。2017 年 10 月因长期饮酒导致手抖、心慌、情绪低落、烦躁、腹泻，第二次住我院治疗。

多年的饮酒、嗜酒及复饮史，使得此次的治疗非常困难。2017 年患者在北大六院第 2 次住院期间，听到病房有正念团体治疗，刚开始特别不屑，认为跟戒酒没什么关系。后来听到病区护士和其他病友都在说正念、做正念，心态有些改变了，觉得"反正住院期间不让出去，也没什么事情做，索性就练一练吧"，但内心对它还是持怀疑的态度。通过一段时间的练习，患者渐渐悟出了正念的核心力量，开始慢慢认可正念，不仅意识到正念能够帮助自己克服一些躯体不适，还能提高自我觉察心理及情绪变化的能力。后来就喜欢上了正念，没事的时候基本上就在病房内自己练习，每晚 20:00 参加患者们自行组织的正念团体治疗，经常与护士长、主管护士及病友们分享学习及练习心得，患者经常告诉那些酒精依赖的患者："正念可以帮助我意识到很多东西，它可以让我感受到自身的变化，包括身体上和心理上的。当我意识到有变化时，我会用一些别的方式来应对。正念不仅让我时刻保持清醒，也让我有更多更好的选择，请相信我们，一定可以战胜酒精依赖。只要能帮助我们戒酒，就值得尝试。正念帮助我克服了三十多年的酒瘾，我可以说是如获珍宝。"后来患者的状态很快得以恢复。此次住院共四十多天。患者现在状态很平稳，至今未复饮。

患者现在仍坚持每天练习正念，坚持在群里打卡。他以身试法向其他病友展示了正念疗愈的力量，同时也用自己的亲身经历告诉那些半途而废的患者朋友，不能放弃，要相信自己，要坚持不懈。患者在自我康复的道路中，也帮助、鼓励了别人。我们猜测患者现在每天坚持练习正念跟最初的目的肯定是有区别的，但是仔细想一想，在正念的路途中，患者一直都在自我疗愈，与最初又有什么区别呢？

七、总结、讨论及展望

团体提供的正念干预也为团体中的个人提供了一个机会，以形成一个正念实践者的社区。小组的形式为每个人提供了确认共同斗争的机会，并对其他小组成员的经历感同身受。通过小组传递的正念干预形成的正念社区可能会提供类似于十二步骤小组的好处，如戒酒互助会（alcoholics anonymous，AA）。重要的是，通过 AA 团体出席和参与获得的社会支持程度一直被证明对治疗后的乙醇使用结果有中介作用。

MBRP 的小组团体形式的另一个潜在价值是参与者与他们的同伴看到的共同性，参与者越来越能够识别他们的思维模式，他们看到了其他人报告的相似之处。这说明思维过程不一定是个人化的，这可以减少对思维倾向的认同和判断。

第九节　注意缺陷多动障碍

一、简介

注意力非常重要，它是增加我们觉察经验的一扇门，我们每日的经验、与自己以及他人的关系以及我们的生活质量都由我们注意的事物和注意的方式所决定。注意力在认知、情绪及行为的自我调节中扮演了极其重要的角色。注意缺陷多动障碍（attention deficit hyperactivity disorder，ADHD）是一类在有差异的基因、发育和环境基础上发展起来的自我调节能力障碍的疾病，而正念觉知训练可以增强自我调节。

本章阐述了正念觉知训练应用于治疗 ADHD 不同方面的理论框架，从认知情感神经科学以及我们自身基于正念治疗范式的治疗经历展开叙述，该范式被称为正念意识练习（mindful awareness practices，MAPs），适用于青少年和成人。

二、ADHD 的流行病学、临床特征和目前的治疗手段

ADHD 是最常见的神经发育障碍，患者主要表现为与年龄不相称的注意力不集中、过度活动、行为冲动，通常智力正常或接近正常，但常伴有学习困难以及多种共病，导致社会功能受损，是物质依赖、反社会人格、违法犯罪的高危人群。流行病学研究显示患病率在全球范围内相似，儿童、青少年患病率为 6.7% ～ 7.8%，成人患病率为 2.1% ～ 3.1%。

注意障碍、活动过度和冲动是注意缺陷多动障碍的核心症状。活动过度常出现于幼儿期，患儿表现为过分喧闹、不好管理，常伴有攻击行为；进入小学后注意障碍等核心症状的表现更为显著，注意力集中时间短暂，容易受环境影响而分散，影响学习效果，导致学习困难。注意缺陷多动障碍患者由于自控能力不足和行为冲动，常对一些不愉快刺激做出过分反应，以致产生攻击破坏行为，影响同伴交往。注意缺陷多动障碍的症状可能随着年龄增长而发生变化，注意障碍可能持续到成年期，而多动症状常在青春期至成年期减轻。

关于 ADHD 的非药物治疗，对其核心症状改善证据最强的是行为治疗和父母培训，特别是对于低龄儿童。适合于儿童的行为治疗包括行为矫正和执行功能训练，可有效改善儿童的行为表现。针对家庭教育模式、行为管理方法等的家庭心理教育和父母培训，可给予家长指导和帮助。对伴有学习困难的儿童应进行特殊教育，包括学习技能、学习方法和学习内容。

三、ADHD 的心理机制

过去几十年的神经生物学研究改善了我们对 ADHD 病因的理解。注意 / 认知、情感、应激反应性这三个内部联系的区域，在 ADHD 的病因方面扮演关键角色。这三个方面的异常是 ADHD 中自我调节障碍的基础。

ADHD 常与内化和外化问题一起出现。在成人 ADHD 的内化行为中，焦虑、抑郁等消极情绪经常出现。在外化行为方面，患有 ADHD 的成年人表现出更高的求新性（对新刺激的探索性兴趣）、冲动的决策、脾气暴躁和对挫折的厌恶。内化和外化行为可能反映了潜在的情绪调节障碍。此外，情绪调节障碍会因认知扭曲而变得复杂，成人多动症患者情绪调节障碍的患病率在 34% ～ 70%，尤其是愤怒相关的情绪调节问题。此外，伴有情绪调节障碍的 ADHD 通常与更严重的注意力不集中和（或）多动有关，社会或职业功能更差。

四、正念如何对 ADHD 起作用

注意 / 认知、情感、应激反应性这三个内部联系的区域的异常同样是正念觉知训练进行

干预的靶点。既往研究显示：正念练习能够借由改变神经回路而强化注意力和执行功能。成年人与青少年，无论有无罹患 ADHD，通过正念练习都能使注意力明显增强：大脑扫描的结果也显示，在禅修者身上发现注意力区域得到活化、强化；注意力测验前短暂的正念练习，似乎也能提升注意力表现；这表明短暂的正念练习，可以大大提升测验成绩或学习的专注力。

从心理机制上看，正念可以提升个体的记忆、注意、情绪、觉察等各方面能力。记忆、注意、觉察等基本认知能力的提升，将直接有助于个体对内外部刺激加工，而信息加工方式的变化对于注意力缺陷患者的认知过程改善是有很大影响的。

在正念中，记忆不是对过去经历的回忆，而是要对当下的每个时刻都保持觉察和注意。经过正念训练的个体，其记忆能力也发生了变化。

正念要求个体对当下保持持续的注意，经过正念训练后，个体的注意品质、注意功能都有显著改变。有研究发现，对儿童进行正念训练后，他们在完成任务时，可以显著提高其注意的稳定性，以及对抗干扰刺激的能力。还有研究发现，正念训练不仅可以显著提高儿童的注意力，也同样可以提高成人的注意品质，从整体上提升认知功能。还有研究者采用实证研究，比如注意网络测试，去探察正念对注意的影响。注意网络测试主要从定向、警觉和执行功能这三个方面考察正念对注意功能的影响作用。结果表明，通过正念训练，可以有效改善注意不同层面的功能，从而使与注意相关的行为反应得到提升。总之，正念训练既可以改善个体的总体注意品质，还可以改善注意子系统的功能。

大量研究表明，经过正念训练的个体能有效地调整自己的情绪状态，显著改善情绪调节能力，增加正性情绪体验，增强同理心，减少负性情绪体验，减少攻击性行为，从而提升个体的生活满意度和幸福感。这种改善的情绪调节能力，可能是正念临床疗效的一个重要因子。

正念训练个体以接纳的态度对待一切，要求个人承受痛苦，进而练就更强大的机体。正念主要通过"不评价的接纳"起作用，更有利于生存。经过正念训练的个体，不同感觉通道感知灵敏度变化的方向有差异，比如，有对疼痛的感知敏感度降低，而对视觉的敏感度增加。而对于视觉刺激，在闪光灯等环境条件下，需要个体快速识别危险信号，检测目标信号。正念训练个体时刻保持警醒，有清晰的觉察，要求个人做出快速准确的反应；正念主要通过"对此时此刻的关注"起作用，进而提升个体的身心健康水平。

五、正念治疗 ADHD 的具体操作

（一）强化注意力

重新发现五种感觉：我们现在继续练习从自动飞行员到现在的意识转变，将我们的注意力转移到我们的五种基本感官上。

1. 看
2. 听
3. 嗅
4. 品尝
5. 触摸

通常，为了回应我们的感官输入，我们通常会自动开始思考、比较、反应或记忆。例如，如果我们看到或听到警笛声，我们可能会开始考虑救护车。下面的练习反而会让我们留在感官的直接体验中，比如注意到没有意见或评价或比较的声音。这个练习是一种变得更加全面的练习，而不仅仅是陷入习惯性的反应。另外，专注于五感可以帮助我们感到更轻松，更活跃。这是让大脑休息的一种方式。

调整五感：

想象一下，你正在调谐收音机上的不同电台。第一个站点拾取一个视觉信号，第二个站点发出声音，第三个发出气味，第四个发出味觉，第五个接触。我们依次通过电台实践"只是体验"，保持开放的态度。

看。用你的眼睛探索你的周围环境。注意你周围的事物，就好像你是一位摄影师，想要在你的视野中捕捉有趣的线条、颜色、纹理和角度。你可能会注意到你所看到的不同的判断或想法，但不要陷入其中。单纯地练习"只是看到"。

听。收听周围的声音。在来来往往的时候注意听到的声音，并注意两者之间的沉默时刻。练习对声音的意识，而不会陷入每种声音的心理联想中。如果您开始分析声音，请将您的注意力轻轻地转回"只听到"，甚至对不愉快的噪音开放。练习接收熟悉的声音，就像割草机一样，只是以一定的强度或质量听到声音。如果你碰巧在一个安静的空间里阅读这篇文章（尽管当你打开声音的时候很少人完全沉默），你可以挠头并注意声音。

闻。注意周围的气味，注意任何气味或异味。如果没有可闻的气味，请注意没有异味。在您的环境中寻找机会，让您了解气味。例如，您可以将手放在您的鼻子上，并注意您的手背、手掌或指尖上有什么异味；也许是一丝肥皂气味，或者你处理过的食物的香味，或者只是出汗。像以前一样，不要考虑气味；相反，练习"嗅到"。你也可以拿起一些水果，打开一个标记，或闻一朵花或一棵植物。到底是什么，拿起你的鞋，闻一闻。有创意！

品鉴。接下来，调整味觉。选一小块食物，如葡萄干、葡萄、巧克力或饮料。当你咬入食物或喝一口饮料时，注意口味的基本品质（咸味、酸味、甜味、苦味等）。实践"只是品尝"，就好像你第一次吃这种食物一样。为了增强这种体验，尝试一种以前没有吃过的食物。

接触。最后，注意你的触觉。作为婴儿，我们用我们的手和整个身体来了解这个世界（经常与我们一起谈论我们所能掌握的一切）。看看你是否可以通过寻找不同的东西和表面来触摸和感受，探索这种感觉。例如，您可以将手背放在嘴唇上，轻轻触摸它，注意到这种感觉。如何触摸本书封面并注意其质地？也许你会注意到平滑或粗糙、冷静或温暖的感觉。试着将手指按在你的大腿上，探索压力的感觉。或者把你的手搓在一起，看看你的手掌后感觉如何。想要更强烈的感觉，尝试拿着冰块。

（二）管理情绪

我们了解到，我们可以观察到日常的想法和感受心怀意念，就像看着天空中的云彩一样。但是，这不是那么容易，有时困难的情绪像黑雨云或飓风一样：洪水威胁的先兆。防雨练习可以以平衡的方式帮助你体验困难的感受：即使如此你弄湿了，你不会淹死。

在 RAIN 实践中，每个字母都提醒我们如何做一次正念观察：

R ＝识别

A ＝接受

I ＝调查

N ＝不认同

RAIN 的练习将让你使用最近的沮丧记忆事件来探索每一步。之后，你可以在日常生活或某个引发强烈的感觉的时刻使用这种方法。

舒适地坐下来，背部自然挺直，深呼吸几下让自己放松。闭上眼睛，或稍微睁开。

现在请回忆一下您可能遇到的困难情况，或想想最近的一件令人不安的事情。记住是发生了什么让你心烦意乱。

从字母 R 开始，识别并标记任何你注意到的感受，例如："悲伤""愤怒""伤害"或者"尴尬"，或者只是一种麻木的感觉。只是对这些感觉保持好奇。

继续字母 A，全然接受你注意到的感受，你没有必须喜欢它——只要接受你的经验的现实。不去批评自己是否有特定的反应。欢迎所有的体验。

接下来，用字母 I 来调查你的经验。把你的注意力放在身体上，注意那里的任何感觉：也许胸部有些紧张，胃或许有下沉的感觉。了解你的身体感受。当你调查时，你是否注意到任何额外的想法或反应？也许是对困难情绪的反应，或者是一种愤怒或羞愧感？保持认识和接受所发生的一切。

当你这样做时，对自己善良温柔，如果在任何时候感觉太困难或者痛苦，把你的注意力转移到呼吸或其他舒适中立的地方。在你准备好这样做的时候再回到困难中。

最后，就像 RAIN 中的字母 N 一样，练习时不去认同困难的经历代表全部的我。毕竟，这只是一组反应而已：你没有定义它。只需观看你的体验并从中学习。

结束时，感谢自己勇于面对困难的经历。你知道，即使一种情绪或想法可以感觉强烈或真实，它不需要抓住你。你可以保持正念。

六、案例

张某是一位 30 多岁的编剧。小时候被诊断患有多动症，她接受了兴奋剂利他林的短暂治疗，但由于不能承受药物副反应，在几个月之后停止使用兴奋剂。从那以后，她在没有治疗的情况下额外花了一年的时间参加很多补习班才完成了大学学业。后来她开始从事编剧工作，但经常怀疑自己作为编剧的能力，并间断出现抑郁和焦虑的症状。她因自己的注意力不集中、记性差、对自己想法的归纳总结困难备受困扰，她认为自己有很多很棒的剧本点子，但是无法落到实处；她还经常自责自己行动困难，觉得是自己懒惰或者无能。

当她 9 岁的女儿确诊 ADHD 后，她重新振作起来接受治疗，但服用药物后情绪更加不稳定，更加焦虑；因此，张某决定采用非药物方法来改善自己的多动症症状，她参加了 MAPs。在训练期间，从 5 分钟的静坐练习训练开始，并为任何体验带来正念意识，包括分心或不耐烦。她发现仁爱冥想特别有帮助，当她在与 ADHD 相关的过程中出现反应性的自我批评时，她能够远离批评。她发现当她没有过度反应时，她就可以解决问题并且更有效地工作。培训结束后，她还报告了更好地集中精力完成任务的能力。她说"你可以看到自己分心的想法，然后可以把自己带回来，这可能是最关键的事情。就像练习冥想的经验一样——离开然后回来。所以，当我现在意识到我正在从一项任务中分心时，我能够更好地看到它并早点重新开始"。

七、总结、讨论及展望

注意缺陷多动障碍是由复杂的遗传易感性和环境危险因素暴露相互作用所致，这类患者存在广泛的认知缺陷，包括执行功能如控制、视空间和言语工作、记忆、警觉和计划等障碍。ADHD 的 MAPs 项目使用了不同的训练方法来练习身体意识（散步，短时间的运动和伸展运动，身体–呼吸–声音冥想和情绪的正念），但是并未使用在 MBSR 和 MBCT 中经常使用的更长时间的身体扫描（45 分钟）和瑜伽姿势。我们希望在不同的临床或研究环境中平衡训练的强度和实施的容易程度，因此，我们进行了这种修改，并且省略了 MBSR 或 MBCT 中通常包括的半日静修。总的来说，该项目旨在提供一个适合于初学者水平的正念意识训练，使训练对 ADHD 患者友好，并促进其终身参与。

（钱　英　石　扩　高兵玲　常　蕾）

第十章 特定人群的正念使用

第一节 正念在儿童青少年心理治疗中的应用

一、正念如何帮助儿童青少年进行情绪管理

正念是一种融合了东方禅修智慧与西方科学心理学的方法，疗效得到了众多研究的证实。正念能够有效提升儿童青少年的注意力、记忆力与创造力，使学习更有计划性；帮助儿童青少年改善情绪，缓解考试焦虑，改善睡眠与饮食习惯；不仅能够提升个体的心理健康水平与身体素质，还能够促进社会性的发展。正念可以减少欺凌、暴力等消极行为，增强个体的同理心；对于自闭症、多动症和注意缺陷多动障碍群体也有良好疗效。

2010 年，Semple 等发现被试者的注意力和自控能力得到提高；Enoch 发现为儿童提供正念治疗有助于增加儿童持续的注意力。我国学者马超对小学四年级学生进行注意力正念训练和执行功能训练，发现正念训练对于注意更具有综合效果。耿岩基编制的正念健心操应用在中学生群体，发现正念水平与正性情绪呈正相关，与负性情绪呈负相关。Klco 等对小学生进行 10 周正念冥想训练后，发现其创造力有显著的提升。美国纽约州史密斯敦市 Accompsette 中学采用正念对学生进行训练发现，学生提高了自我行为意识和规则意识，减少了同龄人之间的争吵和欺凌行为，并在一定程度上培育了良好的心态，包括耐心、同情、慷慨等。

正念儿童疗法旨在增强关注当下的能力，促使他们对自己的经历保持开放和关注。与孩子们一起练习正念需要采用与他们的发展水平相一致的方法，加强他们"关注自己内在过程和外部体验"的能力。邀请孩子们参与体验这种有趣的、实验性的，并符合现实经验的训练方法；在发生的那一刻以清晰的洞察力观察体验，使心灵从痛苦中解放出来。这个过程可以训练注意力，促进情感平衡，并培养同情心。

通过这个过程，鼓励孩子们进行内省，感受正在发生的经历。学会同步客观地观察内部过程和外部过程，包括行动和反应的倾向性如何，以及如何与他人互动，包括设定界限和管理冲突；以及自己与他人和环境之间的联系。

本章将探讨如何使用正念治疗帮助儿童与青少年减轻情感上的痛苦，帮助孩子们缓解困难情绪，并更好地去感受他们的情绪体验。当面对困难的情绪时，孩子和帮助者（包括他们的老师、家长，以及其他与孩子一起工作的人）会经常想要大喊大叫或者迅速离开。正念帮助孩子们走出困难情绪体验，可以通过帮助他们停止或者慢下来，帮助身体平静，观察内部世界和外部世界的变化，然后才能很好地运用正念。

有个 13 岁的男孩说："我的情绪很容易失控，但正念可以帮助我平静下来。考试的时候，我被一些问题困住，没办法集中注意力。'专注呼吸'的正念练习帮我赶走了混乱的思绪，重新回到了正轨。"通过正念练习，这名男生觉察到他的内部过程是"他很容易生气"，外部过程是"他在测试中失去了注意力"，然后把他的内在体验、外部体验和正念联系起来（正念呼吸通过帮助他冷静和专注让他回到了正轨）。

将情感视为访客

在佛教心理学中，情感被视为一位"偶然的访客"。情绪可以分为健康的情绪和不健康的情绪，将对人的行为产生不同的影响，并体会不同的幸福感。需要提醒的是，这种情感观点其实是一种简化后的理解方式，提出它只是作为一种实用的治疗方法来处理复杂的情感过程。而将孩子们的情感拟人化，就更容易看清心理层面的痛苦。

负面情绪往往会让孩子们有非常强烈的体验与感受。小朋友都是天生的思想家，有敏锐的洞察力和感受力。但同时他们可能会以为那种负面情绪是内在的自己不够好，进而陷入消极的错觉和痛苦的情绪状态。

在练习正念的过程中，孩子们和带领者将有机会一同看到每个情绪是如何产生和变化的。孩子们从中可以体验负面的情绪，意识到它们是短暂和情境化的，而不会一直持续下去。

考虑到负面情绪的影响，我们可以通过以下方式去调整改善。

1. 把情绪看作闯入的"不速之客"。孩子可能无法阻止困难情绪这个"访客"的到达，但在治疗师的帮助下，孩子可以选择是否邀请它们留下来；帮助孩子们放慢他们的生活节奏，以便他们可以开始识别并接纳自己的情绪，阻止自己不恰当的行动，并看看他们将会如何改变。

2. 在治疗师的陪伴下，通过有目的的关注，孩子们可能会发现一些方法，以控制自己对情绪的反应。虽然孩子们不能选择自己的感觉，但在指导和支持下，他们可以学习和练习新的应对方法。

3. 强调我们可以选择如何接待"不速之客"。这一思路可能会开辟新的可能性。孩子可以和他们的治疗师一起讨论，讲讲他愿意和这位"客人"在一起待多久？可以为这个游戏设定一个日期或者时间，看看是让"客人"在这里度假，还是让他们搬进来，完全接管你的世界并不断制造麻烦？甚至让它阻碍自己的成长……

4. 帮助孩子认识到自己可以不被这位"不速之客"打扰，他依然可以放松地做自己。享受这些时光，并庆祝胜利的时刻。将这些经验视为一个契机，以安静的非言语交流的方式去体验当下——这是一个重要的正念方法：可以完全不讲话，而是通过专注、安静的方式进行正念练习；这也是如何在现实中使用正念的方法，并能够由此感受孩子的感受。

依恋表现在一个孩子通过治疗师的眼睛所感受到的安全、舒适和释放，是一种完全的体验。随着所有的情绪"访客"在孩子的身边来来去去，治疗师自始至终一直陪伴着孩子，体现了对孩子内在的理性和智慧的信任。随着对治疗师的信任与合作逐渐加深，一个孩子可能能够更好地整合治疗师的积极观点，使其内化成为自己的观点。

二、注意事项

正念是一种洞察心灵的力量，突显意识的积极方面，可以把思想看得非常清晰。它贯穿在整个生命过程中，而不是将注意的对象分离出感知。所有正在发生的一切，都是一种准确的反应，仿佛一面清晰的镜子；它只是反映现实。

我们可以把孩子们的心态描述为一种好奇心和善意。正念有助于儿童理解识别情绪，并对情绪进行观察，理解情绪只是反映了他现在的感觉，现在发生了什么……作为一个友好的和公正的观众去看待情绪，帮助他们建立自信。完全站在他们的立场去观察，这需要符合他们的发展阶段。

需要注意的是：如果儿童患有创伤后应激障碍，那么必须提前考虑到"闪回"出现的可能性，特别是在课堂环境下。因此，保证安全性和灵活性非常重要。

当创伤性记忆和（或）强烈的情绪出现时，治疗师可以通过帮助孩子将注意力从对内心感受的意识转向对外部世界的意识来支持他们。通过设置来保证孩子和同龄人安全。通过体现正念，治疗师既可以建立界限，也可以像孩子一样传达对孩子的理解与合作。正念能够帮助孩子建立自我同情和理解的能力。

一个孩子从正念疗法中获益的程度与父母参与的程度高度相关。父母反思自己内心世界和孩子内心世界的能力，也可以是孩子与父母建立安全依恋的一个重要预测因素。因此，研究与实践都是很重要的。从系统的角度教给孩子正念，有条件的话让父母参与其中。

正念需要实际感受到身体中微妙变化的感觉，这在日常生活中往往被忽视。试着开始意识到我们的身体和运动，同时将思想和身体带到同一个地方。令人惊讶的是，当你看到大脑中的身体很少出现在当下，而不是思考某件事或其他地方时，我们从字面上理解了正念，我们观察到直接的感官体验，打开了所有的感官，"感知"包括触觉、声音、感觉、嗅觉、视觉等的非语言世界。

正念练习的重要组成部分是清晰地意识到自己的思想，通过正念感知自己的思想、感受和行动。关注自己的正念，关注自己如何走路，是最有效的正念技能。正念能够加强执行功能，同时执行功能也强化了正念。

这些技巧可以增强感官意识，通过真正保持正念来建立正念的技能。如前所述，正念既是我们练习的手段，也是我们练习的终点；最能加强正念的是正念练习本身。有6个练习正念的指导方针可以参考：

1. 正念需要练习，有一个学习曲线。

2. 洞察力和同理心是不能被强迫的体验。

3. 你的成就感来自于亲身体会到耐心地做这个练习时的清晰和温柔。

4. 当你继续练习正念冥想时，对孩子的见解很可能会自发地产生。你可能会发现，你的直觉变得更敏锐，你也变得更愿意相信它。

5. 增加对这个过程的熟悉度，从而创造性地以适当的方式把它介绍给和你一起工作的孩子们。

6. 尽可能多地从其他在该领域做过开创性工作的人那里学习经验。

三、与儿童工作的准则

1. 正念是注重关系和合作的，是一种连接。分享关注和关心可以加强治疗师和孩子获得一个平静和清晰的精神状态的能力。

2. 很重要的一点是，治疗师有特定的正念练习经验。许多人都用风车来教孩子们正念呼吸，但要想有效地使用这种练习，你必须知道如何将其应用于不同的学习目标——你如何使用风车来训练集中的注意力？需要培养广阔开放的意识吗？需要安抚孩子的身体吗？当熟练地使用时，这种练习可以用来帮助孩子感受这些品质：专注、平静等等。

3. 当成人一起练习正念时，孩子们会学习更有效地建立自己的正念技能。拥有和保持一个确定的正念干预方法是这项工作的先决条件。

4. 正念游戏和活动可以为不同年龄和发展能力的孩子专门构建，从学龄前教育到成年期都可以采用这种方式。

5. 趣味性是与孩子们一起练习正念时的一个关键点。如果这些活动不有趣，那么天性好玩的孩子们就可能会产生抵触情绪。

6. 因为儿童的注意力持续时间相对较短，而且根据他们的年龄，记忆可能没有得到完全的发展，可以进行短时间的反思练习，并经常重复。

7. 练习正念需要时间，效果并不总是很明显。耐心是过程的核心，关注实践本身而不是特定的目标或结果；不只是盯着结果而专注过程，往往有助于减轻痛苦。

8. 正念能够教会孩子们注意和标记情绪。注意是一个有效的工具，从而才能意识到情绪，并能够意识到它们只是"偶尔的访客"。

9. 使用正念技巧来训练孩子们的注意力，辅以训练和关怀，以及学习如何与他人交流。

10. 通过对自我和治疗师所体现的同理心，一个孩子展示了她有能力发展一种新的关系，这一关系是建立在洞察力和勇气的基础上。

11. 在课堂上，孩子们几乎从来都不适合陷入沉思或反省的状态。治疗师必须注意观察学生的状态。如果一个孩子看起来很难安静地坐着或变得悲伤，那就应该稍微放松一下，将反思类型的练习调整为一个更活跃的练习。

12. 正念呼吸本身对所有年龄段的人都是一个非常有价值的工具，如果方法正确，它本身就是一种正念的练习。

13. 重要的是，父母要了解你工作的各个方面，并尽可能多地进行整合。我们建议在孩子们学习正念技能前后举行一次家长聚会。我们经常在课程结束时给孩子们提示（或家庭作业），如果父母参与家庭实践是有帮助的。

14. 练习有意识地注意可能不适合每个人，如果孩子不舒服或者不适应，坚持让他进行练习并不是恰当的处理方式。

案例

一名13岁的女生，初中在读，诊断为童年情绪障碍。睡眠差、情绪差1年，加重伴紧张、担心1周。自2021年9月初一开学后，感觉学业压力大，难以适应学校环境，睡眠差，入睡困难，情绪逐渐低落，学业可勉强完成。2021年11月患者和父亲说感觉太累了，想休学。患者父母劝其坚持上学，在学校患者出现腹部不固定疼痛，恶心干呕，紧张；注意力不能集中，担心用脑过度，认为父母不爱自己，老师不理解自己。然后有一周未上学，在家休息，夜间睡眠差，每晚只睡2～3小时，有不想活的念头。躺在床上胡思乱想，容易烦躁，无故向父母发脾气，总担心同学会出事。整天感觉身体疲惫，食欲差。2021年11月在某中医院就诊，考虑"焦虑"，给予中药及罗拉片、三辰片治疗，患者服药后焦虑症状略好转，但睡眠及情绪仍不好，后至某精神专科医院精神科门诊就诊，考虑"抑郁状态"，建议住院治疗。给予药物治疗配合物理治疗、中医治疗及正念疗法。

患者初入院时表情愁苦，卧床不起，讲话虚弱，表示"已经好几天没睡觉了，感觉身体无力且疼痛，觉得活着没意思，还不如死了算了"，交谈时流泪。治疗师首先给予情绪安抚，待患者停止哭泣，建议患者在治疗师带领下做身体扫描练习，缓解当下痛苦体验，患者表示配合。

治疗师：首先，请您安静地躺在床上，使身体放松，慢慢地闭上双眼。让我们花点时间来觉知自己的呼吸和躯体感觉。尤其是你的身体和床接触部位的触觉或压力的感觉。每次呼气，放松你自己。随后依次注意躯体的各个部位，尽最大可能让自己觉知你所发觉的各种感觉。现在将你的注意力关注于下腹部的感觉上，在你吸气和呼气时，觉知小腹部的感觉变化。在觉知腹部之后，就将觉知聚焦于你的左腿，进入左脚，依次关注左脚的每一个脚趾，逐步好奇地去体验你觉察到的每一种感觉，可能你就会发现脚趾之间的接触，麻麻的、暖暖的，或者没有什么特殊的感觉。现在，当你准备好的时候，在呼气的时候，释放对脚趾的觉知。觉知扩展到脚的其他部位，脚踝、脚趾头以及骨骼和关节。随后将注意力慢慢向上移动，觉察左小腿、膝盖、左大腿当下的体验。就这样依次带着觉知和好奇心来探索躯体的其他部位，右脚、右腿、骨盆、后背、腹部、胸部、手指、手臂、肩膀、脖子、头部和脸。在每个区域里，最好都能够带着具有同样细节水平的意识和好奇心探索当前的躯体感觉。当你离开每一个主要区域时，在吸气时把气吸入这个部位，在呼气时让气从这个部位出去。当你觉知到紧张或躯体某个部位的其他不适感时，你能够对着它们"呼吸"——逐步地吸气，觉知这种感觉，尽你最大的可能在呼气时，感觉让它们放松。

治疗师结束带领后，患者呼吸均匀，表情自然。询问患者的感受，患者表示："已经很久很久没有这样放松的感觉了，刚开始，注意力很难集中，脑子就像过电影一样，不停地想不开心事情，但没过多久，整个人就似乎安静下来，觉得身子很沉很沉，就像陷进了床垫里。在扫描身体时，我发现不适的部位，当我好好观察它、陪伴它的时候，它却不那么难受了；再后来，我好像睡着了一会儿。做完后有种意犹未尽的感觉，真希望每天都能做这样的练习。"

治疗师："很好，说明这次练习对您帮助很大，以后我们可以每天坚持练习，每次保持30～45分钟，逐渐延伸其他练习。相信您的症状会很快好转。"

四、总结

复杂的情感是成长过程中自然的部分，正念帮助孩子们从复杂的情感中慢下来，放缓他们的身体，放慢他们的思想，而当痛苦的情绪涌现时，通过正念的方法，以言语或非言语的方式，帮助孩子们反思和感受内心和外在的体验，进而采取行动。

始终帮助孩子们保持觉察，每时每刻地觉察，关注内心和周围发生的事情。

治疗师的正念经验是这项工作的基本前提，发自内心地理解工作植根于正念，正念工作的目标是教育、治疗和服务。在绘制儿童树的过程中，根植于意识实践，服务以树干为代表，它是基础，支持家庭、学校和临床或社区环境中的儿童工作。为了使工作真正传播，它必须与它的主干和根相连——与正念实践中的服务宗旨相连。

一遍又一遍的正念练习其实是一个发自内心理解孩子经历的机会，给孩子一个深刻被看到和理解的机会，对所有经历过它的人都有深远的影响。内在的注意有可能改变对待孩子的冷酷方式，以及治疗师与孩子之间的情感、他们的关系和他们的世界。持续的正念练习会对孩子的生活产生显著的影响。

第二节 老年群体的正念干预

一、正念如何帮助老年人及其照料者

正念是一种有意识、不评判觉察自身的方法，个体专注于开放、接受、好奇地觉察当下身体、情绪及环境等内外体验。MBSR 作为非药物治疗方法，通过将注意力集中当下，关注身心的体验且不加以主观评判，可有效地帮助老年人解决情绪障碍。正念练习能够预防或延缓衰老相关认知功能退化，研究证实了正念在脑功能维持和细胞老化预防中的效用；并且作为一种自我导向干预方法，对时间和空间限制少。

正念老年护理（mindfulness-based elder care，MBEC）对 MBSR 模型做了一些调整，以使其更适合老年人群体。在 MBEC 小组中，练习者学习冥想、温和的瑜伽和正念技巧，并讨论如何将这些技巧融入他们的日常生活中。通过正念练习培养对生活的意识，让他们面对疾病、痛苦和丧失，增加存在感与平静的体验。

基本原理

全世界 65 岁及以上的人口每月以近 80 万人的速度增长。由于婴儿死亡率下降、出生率上升，人口的整体死亡率下降，估计这一趋势将继续下去。在 65 岁以上的人口中增长最快的是 80 岁以上的人。寿命的增长并不意味着可以同步提高我们的生活质量，相当多的老年人遭受慢性疾病和各种功能丧失的影响。在美国，65 岁以上的人口中，至少患有一种慢性病的占 80%，至少患有两种疾病的占 50%。认知和身体健康对老年人的生活质量会产生深远的影响。国外有研究表明，65 岁以上的人群患痴呆症的比例为 5%，80 岁以上的人群患有痴呆症的比例则高达 20%。全球大约有 2400 万人患有痴呆症。到 2040 年，这一数字将上升到8100 万。

疼痛和压力会影响老年人的生活质量。在养老院生活的老人面临更高的疼痛风险。在一家养老院开展的研究表明，71% 的老人至少报告过一次疼痛，34% 报告持续疼痛。在一项对 14 家养老院的研究回顾中，发现养老院老人的疼痛患病率从 27% 上升到 83%。此外，朋友、家人、家庭和健康的多次损失可能会导致绝望和其他情感问题。美国最近的统计数据发现，社区居住的老年人患有重度抑郁症的比例是 1% ～ 5%。需要家庭医疗保健的老年人占 11%。

疾病和残疾的状况对一个国家的财政、卫生保健服务和护理需求有重大影响。有研究者预测，"健康预期寿命"将成为与今天的预期寿命一样重要的衡量指标。老龄化人口的增长对正式和非正式的照顾者都有影响，主要表现在对照顾者的情感和身体健康的影响。这些人需要多种干预措施来保证他们的生活质量。

二、理论基础

正念练习可以为老年人和他们的照顾者提供一种方式，通过重新建立与内在心灵的连接，从而形成新的意义和理解。

单纯的药物治疗往往不能解决身体的疼痛和内心的痛苦，并可能产生不必要的副作用。以治疗为重点的干预措施并不一定都适合老年人。老年人往往有多重复杂的身体和认知障碍，需要运用综合方法进行干预。老年人逐渐接受慢性疾病可能无法治愈的事实，但可以通过疾病管理与症状和谐共处，这同样可以使生活过得很充实。

　　对于老年人和他们的照顾者来说，正念练习可以全面缓解衰老带来的多重丧失。老年人和他们的照顾者经常感到被传统的治疗模式剥夺了动力、耐心和能力，甚至感到耗竭。老年人总是在被不断地提醒他们的丧失。而在正念练习中，他们关注的是其内在的力量和资源。老年人的照顾者每天都会面临着分离、痛苦和死亡等深刻的精神问题，也承受着巨大的压力。

　　与衰老相关的慢性疾病、疼痛和残疾可能会导致无助和挫折感。家庭中的照顾者也会同时承担很大的压力。他们可能觉得自己没有时间或技能去承担这个角色。同时照顾者还必须面对他们自己对衰老、疾病和死亡的感受。正念减压的治疗小组和技能训练可以为这些照顾者提供缓解压力的重要工具。

　　照顾老年人的工作人员往往承受压力并面临风险，尤其是照顾那些存在意识障碍的、有攻击性的老人是最耗费体力和情感的工作之一。从养老院的老人们的状态，就能够看出他们的护理人员身体和情绪状态如何，他们之间是相互影响的。

相关研究

　　已有研究证实，放松技能、冥想练习和家庭作业的压力管理训练有助于减少老年人的紧张和焦虑。对养老院的老年人进行放松训练可以提升他们的精神状态，减轻疼痛。为 65～85 岁的健康老年人开设为期 6 个月的瑜伽课程之后，老年人在幸福感、精力和疲劳、平衡和灵活性方面均有所改善。正念练习可以减少老年人的焦虑和痛苦体验。

　　对老年痴呆患者的照顾者进行正念干预能够有效改善抑郁症状、减轻感知压力、提高生活质量，但对焦虑状态和负担方面效果不明显。近年来，在我国护理研究领域中，正念干预因操作简单，且成本低、方式新颖，已用于慢性疼痛、癌症、风湿性关节炎、纤维肌痛综合征、心血管疾病等的治疗中。

　　Smith（2004，2006）为患有轻度认知和身体障碍的社区老年人提供了略微修改的 MBSR 课程；还研究了三个基于意识层面的认知治疗组，研究对象是 65 岁以上至少有三次抑郁症发作但没有明显认知障碍的成年人。在这门课结束一年后，62% 的参与者报告了"非常有用"。林奇（Lynch）、莫雷斯（Morese）、门德尔森（Mendelson）和罗宾斯（Robins）（2003）发现，34 名患有抑郁的老年人（60 岁及以上）接受了辩证行为疗法（DBT；与只接受药物治疗的一组相比，DBT 的核心实践是正念），显著缓解了他们的抑郁症状。2005 年，林德伯格（Lindberg）发表了一篇过去 25 年里关于老年人、冥想和灵性的研究综述。她发现了身体和情感能够产生积极影响的证据，而且老年人，即使是那些在养老院的人，都可以使用冥想练习。

　　针对照顾者的正念培训也可以使照顾者受益。西班牙一项研究为虚弱老年人的非正式照顾者提供了一个压力管理项目，包括认知重组、膈肌呼吸和增加愉快事件的家庭作业。采用压力管理的照顾者表现出更明显的抑郁焦虑的缓解。

三、针对不同环境下老年人的正念操作流程

（一）养老院的正念老年护理

MBEC 干预方法在养老院具有很强的可行性，并且已经融入了与老年人一起工作的教学实践之中。考虑到老年人的适应能力欠缺、听力或视力差、身体限制、需要更长的时间以及认知障碍的可能性，可以采用更短的时间设置（大约一个小时），以提高持续性，这被证明是更有效的策略。同时，也可以采用温和的瑜伽练习方法。在和体弱老年人一起的团体中，治疗师需要更多的指导性、较少的开放性。笔者教的技能包括横膈膜呼吸、冥想、温和的瑜伽和非正式的正念练习。笔者也使用引导图像。

养老院的老年人要应对创伤、丧失、残疾、疼痛和生活。虽然传统的 MBSR 程序对那些有这些身体和认知限制的人来说可能是不适用的，但对该模型的调整可以提高它的适用性。老年人和他们的照顾者通常愿意参加正念小组，很多人报告有效果。让认知和身体障碍患者适应正念教学的关键是治疗师自己的正念练习。在交流正念时，保持灵活和创造性是有帮助的。

在一个机构中运行的组织所面临的环境挑战也应该如此。小组可能在繁忙的餐厅或其他场所授课，可以使用芳香疗法和温和的音乐，尽可能创造一个平静的环境。小组讨论和组员间的相互支持是重要的组成部分。家庭作业依从性可能并不理想。

鼓励参与者使用深呼吸技巧，并鼓励他们在小组之外的时间里使用正念，关注潜在的能力与资源，而不是只看到丧失与无能的部分。MBEC 的实践始终提醒练习者：还有哪些仍在他们的控制之下？这对于提高他们的掌控感至关重要。

（二）独居的老年人

有些老年人由于实际情况无法参与上述小组，或者存在沟通或认知问题，这时可以提供个性化的正念练习。例如，瑜伽伸展运动可以适合那些坐在轮椅或床上的人。身体残疾的参与者特别容易接受其相对适应的姿势。这些姿势提供了一个强有力的信息，正如 Kabat-Zinn（1990）所说的那样，我们的对比我们的错更多。

MBEC 可以创建一个支持环境，帮助患者和照顾者充分体验悲伤，但欣赏每一个活着的时刻。芳香疗法和手部按摩可能会有所帮助；也可以通过沟通、观察呼吸的节奏、保持同频的呼吸等方式建立联系。

（三）居家老人照料

现实中很多老年人都在家中居住。对于这些老年人，可以通过电话会议的方式为他们提供帮助。例如，研究者曾为 8 名居家的老年人提供了一系列减压课程，课程一共有 5 节，每节 50 分钟。参与者事先都收到了邮寄的讲义和作业练习用的磁带，以便于提供全面的展示并布置课堂作业。对他们进行正念技能的口头指导，小组成员分享问题并作反馈。小组活动结束之后，学员报告他们会继续使用这些技能，尤其是深呼吸。其中一个参与者 C 女士说，"在过去的 6 年里，正念指导和那盘美妙的磁带让我继续活着，并帮助我成为今天真正的我。如果没有你的帮助，我永远也活不到 90 岁生日。在我亲爱的儿子去世后，我有勇气去了佛罗里达。"

正念音频、视频的使用　在一个长期的家庭保健项目中，冥想、身体扫描和其他正念练习的音频、视频，能够有效帮助居家的老年人和他们的照顾者。社工或治疗师提供初步的使

用指导，之后照顾者就可以按照音频、视频的带领进行操作。老年人和照顾者都能受益于一起完成正念练习的过程。

对照顾者的减压课程和正念培训可以使照顾者和老人同时受益。时长大概 60 分钟的课程可以包含以下内容：介绍压力与压力管理的内容；讲解压力和身心之间的联系；教会他们如何做深呼吸；用椅子和站立瑜伽进行短暂的正念体验；指导他们进行冥想。此外，提供一些应对策略等实用建议是很有帮助的。养老院的员工每天都会面临工作压力，为希望寻求进一步帮助的人提供可用的资源清单。

采用一些方法可以提高护理人员的正念和减压能力。最成功的经验是提供"迷你休息时间"。"迷你休息时间"持续约 15 分钟，虽然冥想和瑜伽练习对许多人来说都是陌生的，却能够被广泛接受。

传统的 MBSR 课程需要参与者做出实质性的承诺以增加参与度。研究者曾为 100 名员工提供了一个为期 7 周、每周 1 小时的传统 MBSR 课程。鼓励员工参加所有的课程，并要求他们完成练习和作业。小组课程结束后，组员的参与率为 100%，护理人员的满意度有所提高。

参与小组的护理人员经常在小组之外练习这些技能，甚至与家人分享。比如他们会说，"深呼吸让我如此放松，并能帮助我进行自我反思，它让我更多地看到自己。""我很感激在白天有压力的时候，能够用一些时间学习如何回到平衡的方法。""当我感到紧张和愤怒时，我学会了如何控制自己。""面对持续的工作需求，为护理人员和被照顾的老年人创造机会参与减压项目是很有必要的。"

（四）患有痴呆症老人的正念练习

随着人口老龄化加速，衰老相关神经认知障碍已成为全球公共卫生所关注的焦点。我国轻度认知功能障碍患病率高达 14.71%，痴呆患病率为 5.3%。衰老所伴随的认知功能下降表现为相关神经活动和结构的退化，体现在记忆力、执行功能及流体智力的减弱上。

患有痴呆症的老年人经常表现出身体和语言上的问题。虽然传统的沟通技能可能会因痴呆症而失效，但这些患者在支持性环境中也能够获得安慰和掌握技能。对于痴呆症老年人的正念课程遵循一个简单重复的结构，但也有一定的灵活性，允许发生不可预测的突发事件。

MBSR 及正念冥想都是目前针对老年认知功能正念练习中较为常见的干预法。MBSR 流行于 20 世纪 70 年代，在近 20 年医学心理临床实践中被广泛应用并证明疗效。通常为 8 ～ 10 周、单次 2.5 小时的团体减压干预，干预技术主要包括身体扫描、呼吸练习、瑜伽等，还要求参与者在干预外居家日常完成短时作业。正念冥想是冥想中的一种强调非评判地全身心感知当下感受和内外体验的实践。

课程通常从关注自己的呼吸开始，然后是腹式呼吸。芳香疗法和音乐帮助人们在嘈杂的环境中创造一个放松的空间。治疗师通过简单的言语解释及演示，并在需要时提供帮助。以身体扫描或想象放松的方式来结束课程，同样是使用简单、具体的语言。专注于非语言交流的正念练习，使用身体语言、声音语调和节奏，及面部表情来传递信息并感受存在。当治疗师专注而冷静时，即使是那些不能听从或跟随指示的老年人，通常也会做出积极的反应。

国内有 MBSR 在老年情绪障碍治疗中采用不同的干预方法。刘典英等采用 MBSR 干预方案治疗周期为每周 1 次，共计 8 次；研究者指导老年人练习要点、布置家庭作业，要求老年人记录分享每周练习体会。具体包括：①躯体扫描：从头至脚按顺序体会身体各部位感觉；②觉察散步：留意身体在行进中的感觉；③感知呼吸：当觉察身体不适、有强烈的情绪体验等时，将注意力拉回到当下的呼吸中；④观察想法：观察冲动思想的产生、发展及消失过程。将上述方法运用到日常生活中，要求老年人以不批判、开放的态度去接受和体验，而不是努力改变。

张丽萍等采用的MBSR治疗周期为12次，具体包括：第一阶段（第1周）为建立干预关系阶段，研究者与老年人建立良好关系，向其渗透正念内容、要点等。第二阶段是第2～11周，其中第2周进行正念饮食练习，体会有意识进食的益处；做身体扫描，跟随指导语从头至脚觉察身体。第3周，正念呼吸练习，使老年人专注于呼吸所带动的腹部起伏。第4周，正念运动练习，指导老年人专注于当下运动，培养集中灵活的注意力。第5周，采用半微笑渐进性肌肉松弛练习，指导老年人留意肌肉松紧感觉。第6周，从视、触、味、听、嗅五个方面，指导老年人以不批判、不反应的态度觉察事物，接受所处环境。第7～11周，带领老年人重复前5周的正念练习，体会练习中情绪、思维等的产生及消失的过程并客观评价。第三阶段是第12周，复习基本方法，巩固成果，鼓励老年人采取练习分享结合法继续正念练习。

（五）通过正念支持老年人的照料者

正念小组也可以为那些参与照顾老人的亲友提供支持和教授技能。非正式的照顾者经常报告压力和与压力相关的疾病，而非正式的照顾者往往发现很难照顾自己。正念小组鼓励在提供护理的背景下，同时进行自我护理。这些小组需要一个半小时，通常在傍晚时分为机构里的老年人提供护理。

许多小组成员报告躯体不适有所减少，而对照顾者角色的满意度增加。照顾者可以和他们爱的人在一起，"活在当下"，而不是担心过去或未来。一名小组成员回答说："我对压力的焦虑比以前少了。我想到的是顺应'海浪'，而不是为它们感到焦虑或'对抗'海浪。我觉得我不必为谁的幸福去负责。"

小组成员还报告说，他们学到了应对压力的新方法，比如在感到不安时使用深呼吸。体验"团队"的存在也很重要，正如这位成员所分享的那样："我认为最有帮助的是你从团队中得到的能量。每个人似乎都在那里，想要参与和学习。"

1. 具体技术方法

（1）冥想： 坐着的冥想练习适合最初比较陌生的老年人和护理人员。治疗师提供指导和鼓励。重要的是刚开始的练习时间要相对短一些，之后再循序渐进地逐步加强练习。实践中发现，有认知和身体限制的老人是能够参与冥想体验的。即使是在痴呆症病房里，许多小组成员静静地坐着，他们闭着眼睛，在一段时间内遵循简单的解释和演示进行练习。

（2）深呼吸和正念呼吸： 任何人都可以参加小组课程。当组员存在残疾状况时，让老人们知道他们仍然能做什么，这将会很有帮助。沉思冥想通常从专注呼吸开始，而不是试图改变呼吸，只是注意它是快是慢，是深是浅。腹式呼吸是有意和定向的。腹部是柔软的，鼓励参与者用空气深深地填充腹部、肋骨和上胸部，然后，慢慢地释放它。

住院医生和护理人员都报告说，腹式呼吸是最常用的干预措施。它只需要几分钟，可以随时随地在任何地方使用。腹式呼吸也可以提供我们需要的空间，在强烈的时刻做出适当的反应。

（3）正念饮食： 通常正念练习中的食品是由治疗师准备或给予的。例如，小组成员得到一些葡萄干，并被要求慢慢吃它们，同时观察身体的感觉、思想。只是观察葡萄干，而不需要判断。参与者可能仅仅通过放慢速度和集中注意力，就会发现对感觉的意识增加。

实际上，由于各种因素的限制，有一些老年人可能无法完成全部的练习内容。比如他们可能有吞咽困难，或者患有一些存在饮食禁忌的疾病。对此可以考虑使用不同的食物或者不同的活动来替代，以保证更多的老年人能够得到帮助。

（4）小组讨论：在养老院中开展的小组讨论很自然地会关注机构的医疗条件和日常生活，尤其是会谈到当下的、真实的痛苦。老人们可能会感到失去了控制感，无法左右他们生活中的任何事情。在 MBEC 小组中，治疗师将会带领大家讨论并学习面对痛苦，习得一些应对痛苦的新方法。老人们可以发现他们仍然有能力控制自己的感知，并在如何反应方面有更多的选择。

例如，小组讨论的一个情境是有老人抱怨只能等着护工为他们提供食物，或是抱怨身体的疼痛。那么我们将不是专注于解决这些具体的问题，而是讨论我们在小组中实践和学习的方法如何应用于这些情况。举例来说，如果一位老人因为要等着喝一杯水而感到难过，我们可能会讨论他在等待的时候能做些什么。他可以深呼吸，练习冥想或做一些伸展运动。这种注意力的转移使老人能够对他们以前感到受伤和依赖的情况有更多的控制感。

一份定性研究报告显示，小组经验是最受小组成员重视的部分。有几位老人讲了他们的感受："在这里我可以进入一种安静、放松的状态，从那时起我就一直喜欢这个小组了……""还有，我感到很振奋。""我意识到我们都有痛苦。我们一起谈论如何与痛苦相处，如何生活。和别人在一起是很重要的。"

护理人员也在网络上发布了他们的团体工作经验。"我的压力源"通常是一个最初的主题。随着小组的发展，组员开始分享他们如何使用正念技能来应对这些压力源。此外，一起工作的护理人员之间也可以相互支持和彼此提醒。需要强调每天进行一定时间的练习。

正念课程鼓励参与者探索他们的局限性，知道什么时候可以扩展它们，什么时候需要尊重他们。

2. 师资要求　MBSR 课程包含非正式和正式的实践，如果能够坚持使用，可能会带来深刻的生活改变。下面列出了一些为老年人及其照料者所专门设计的一些正念练习，希望他们的带领者可以有正式的正念实践经验，参加过 MBSR 教练培训，并有与老年人一起工作的经验。从业者也可以考虑与具有互补专业知识的人合作。在本章中，不可能根据个人或群体的需要和能力详细说明干预的各种情况。最不可或缺的是治疗师的正念练习。我们能提供的最重要的干预是我们自己，我们专注在每一刻，始终和对方在一起，感受我们的联系，并以言语和非言语的形式来表达这种感觉。

案例

一名 76 岁的男性患者，因家庭关系问题出现情绪及睡眠障碍。药物治疗效果一般，后来出现自卑、不敢出门、不敢见人，焦虑、心烦、坐立不安，面容愁苦，药物结合电休克治疗效果不理想。后在治疗师的指导下参与每天的正念团体治疗，并让患者家属陪同练习。患者病情有很大的改善。患者情绪逐渐平稳，食欲更好，后好转出院。出院后患者依然坚持每天晚上进行正念练习，完成练习后入睡。现在情绪平稳，身心放松，睡眠较好。

第三节　孕产妇的正念干预

一、正念对孕产妇的帮助

对孕产妇有疗效的正念干预方案可以分为两类，在不同的场景中单独或同时使用。

一类是适用于大众群体的正念干预方案，包括正念减压疗法（mindfulness based stress reduction，MBSR）和正念认知疗法（mindfulness-based cognitive therapy，MBCT）；一类是专门针对孕产期女性的正念干预方案，包括以下几种：

正念分娩与育儿教育（mindfulness based childbirth and parenting education，MBCP）

正念分娩教育（mindfulness-based childbirth education，MBCE）

正念宝贝身体计划（mind baby body program，MBB）

孕期正念应对焦虑计划［coping with anxiety through living mindfully（CALM）pregnancy］等。

所有的孕期正念干预方案都是以正念减压疗法（MBSR）为基础。学者结合 MBSR、孕产期生理心理特征、育儿领域知识等，进行整合与实践，进而提出对应的正念干预策略。

二、理论基础与框架（研究基础与实证参考）

女性在妊娠期会经历生理心理的巨大变化，包括生活方式、自我形象、角色与责任、亲密关系与广义人际关系等等，可能导致孕产妇的压力增加、焦虑抑郁情绪的出现，从而对母婴健康造成严重后果。有些孕妇由于担忧孩子发育是否正常、胎儿性别、合并妊娠疾病、孕期反应程度、交际减退、家庭经济、自身形象等导致产前抑郁。研究显示，10%～15% 的妊娠期妇女易出现多种心理问题，尤以妊娠期抑郁症最为常见。

第一，孕期焦虑、抑郁会加强早孕反应，提高孕晚期睡眠障碍及疼痛的发生率，可能诱发吸烟、饮酒、暴食、自杀等有损健康的行为，产后抑郁的发生风险也随之提高。

第二，孕期焦虑、抑郁还会直接影响胎儿的生长发育，影响正常分娩。研究指出，焦虑抑郁会导致孕妇下丘脑—垂体—肾上腺素轴过度活化，导致糖皮质激素大量分泌，并通过胎盘参与胎儿循环。过多的糖皮质激素会引起胎儿宫内生长受限，导致胎儿早产和低出生体重。同时孕期焦虑和抑郁还会增加非计划性剖宫产、产后出血的风险。

第三，孕期焦虑和抑郁还会导致胎儿表观遗传发生改变，这种改变具有不可逆性，并在孩子出生及成长过程中，对认知、情绪、行为多个方面产生深远影响。

研究表明，孕妇的高水平焦虑会影响婴儿对声音反应的敏感性，甚至引起大脑灰质密度和体积改变。

第四，孕期长期处于焦虑、抑郁状态，孩子在婴幼儿时期出现易哭闹、睡眠紊乱等问题，并伴随认知和神经运动功能问题；在幼年时期易发生注意力缺陷综合征；在成年时期易患精神分裂症。

总之，保持孕产期心理健康对母亲和孩子都至关重要，但抗焦虑、抗抑郁药物不利于成长发育。正念干预作为一种新兴替代疗法，已被国内外诸多研究与实践证实疗效，能够有效促进孕产期心身健康。

从心理学角度来讲，焦虑多源于个体对未来的恐惧，而抑郁多源于个体对过去的负性认知。正念干预旨在通过循序渐进的正念练习，培养练习者有意识地觉察与不加评判地接纳当下体验的能力，从而避免负性情绪的持续发酵，进一步缓解练习者的焦虑和抑郁情绪。

从生理学角度来讲，正念练习可以改变前扣带回、杏仁核、脑岛等与注意、记忆和情绪管控有关脑部区域的活动强度，提高练习者的情绪调节能力。另外，正念练习还可以调节交感神经和副交感神经对应激源的反应，减少皮质醇和儿茶酚胺的分泌，使呼吸减慢和心率、血压降低，使个体保持内在稳定，从而提高个体的情绪调节能力。

Zhang 等学者对 66 名孕妇进行了为期 8 周，每周 90 min 的正念减压训练，结果表明正念减压训练可以减少孕妇感知到的压力以及缓解孕期焦虑，多名学者的相关研究均得出类似结论。

我国学者陈雪等在北京某三级甲等医院产科病房招募 76 名妊娠晚期孕妇进行研究，其中干预组（39 人）在由副主任护师、护士、心理咨询师和心理学督导师组成的干预团队的指导下进行为期 1 周的正念练习，验证了正念练习的显著疗效。综上可知，孕期正念干预已被初步验证可以有效调节孕期女性焦虑、抑郁情绪。

正念干预可以提高孕期女性的正念特质水平。正念特质指的是个体在日常生活中避免受消极思维、意识控制的倾向或趋势。研究表明，个体的正念特质与孕期女性的身心健康密切相关，并且还被认为可以影响胎儿的宫内发育。Duncan 等招募 27 名妊娠晚期孕妇，开展为期 9 周，每周 3 h 的 MBCP。MBCP 训练内容包括正念、分娩、育儿相关知识讲解，正念练习、正念技巧在分娩及育儿过程中的应用等。研究结果表明，干预后孕妇自身的正念特质水平提高。此外，研究也表明正念瑜伽训练可以增加孕妇的正念特质水平。

自我同情被认为是个体悦纳自我的能力，且与正念特质密切相关。Goodman 等招募 23 例妊娠中期孕妇作为研究对象，由经验丰富的正念指导师对其进行每周 2 小时、连续 8 周的正念认知干预。干预形式包括面对面的团体训练以及家庭作业。其中团体训练内容为心理辅导、正念练习、认知练习；家庭作业的内容为要求研究对象每天在家进行 30 ～ 45 分钟的身体扫描。结果表明 8 周的正念认知干预有助于孕妇平和地面对自己、无条件地接纳自己，从而提高孕妇的自我同情能力。综上可知，孕期正念干预可以提高孕期女性的正念特质水平及自我同情水平。

分娩自我效能指的是孕妇对分娩和生育的信心和控制感，是分娩应对能力的一个重要标志。分娩自我效能是一种社会心理因素，可以通过实施相关干预措施而改变，分娩自我效能越高，则感知到的分娩疼痛水平及剖宫产率越低。Byrne 等招募 18 名 18 ～ 28 孕周的孕妇，并由专业的正念指导师、产前瑜伽指导师和分娩教育者组成干预团队，开展为期 8 周的 MBCE 干预项目，包括小组活动、角色扮演、决策练习和家庭正念冥想作业。结果表明，MBCE 可以提高研究对象的分娩信心、降低分娩恐惧，提高分娩自我效能。但是在 MBCE 干预方案实施过程中，研究对象家庭作业的应答率较低。MBCE 的核心是将正念融入孕期生活，以更好地应对分娩，因此未来应进一步寻找有效的质量控制措施来提高家庭作业练习的依从性。

Vieten 等对 110 名处于妊娠中期超重或者肥胖的孕妇进行为期 8 周、每周 2 小时的正念妈妈训练，干预过程由具有丰富正念干预经验的母婴健康研究方向硕士、护士以及助产士实施，主要内容包括营养和饮食指导、正念注意力培养（帮助孕妇感知饥饿感、饱腹感以及食物的味道等）、正念减压技巧训练（坐式冥想、正念瑜伽、日常生活中的正念练习、接纳的应对方式）。课程形式包括前期课程回顾、团体练习、经验交流等。正念妈妈训练干预项目显示出较好的可接受性和可行性。同时研究结果还表明正念干预可以提高患者的正念水平、接纳能力以及情绪调节能力，从而避免孕期过度饮食。综上所述，孕期正念干预可以提高肥胖或超重孕妇的饮食自我管理能力。

因此，探索正念干预对于孕期女性心理健康的作用有着深远的意义。

三、操作中的注意点

（一）孕产妇正念干预方案

前面提到的多种孕期正念干预方案内容上有差异，但核心都是正念练习，具体包括静坐冥想、身体扫描、慈心静观、3分钟呼吸空间、正念饮食、正念行走、正念瑜伽等。

在这些方法中，最基本最核心的方法是静坐冥想。静心冥想具体方法是：跟随指导语，练习者对自己的呼吸、外界声音的出现与消失、冥想时涌现的想法、当下身体的感觉进行觉察，关注伴随而来的内心体验，并不加评判地予以接纳。

正念练习有两种分类方式，根据动静状态可以分为静态正念练习与动态正念练习，静坐冥想、身体扫描等属于静态正念练习，而正念行走、正念瑜伽等都属于动态正念练习；根据练习形式可以分为正式正念练习与非正式正念练习。正式正念练习是指练习者专门抽出一段时间进行正念练习，非正式正念练习将正念练习融入日常生活中，如正念饮食、正念洗澡等。

各种不同的正念干预方案都是根据理论及实践经验，将静态与动态正念练习、正式与非正式正念练习有机结合的产物。

孕期正念干预的实施者主要包括正念专家、心理专家、助产士与护士等心理及医务工作者，通过指导孕妇进行6～8周包括坐姿冥想、身体扫描等正念技能课程和家庭正念练习相结合的正念训练，指导她们了解并形成正念态度。频率及时间安排为每周一次，每次90～180分钟，以团体练习的方式进行。配有专门的正念练习指导手册与相应音频，并布置对应的家庭作业，每天需进行30～40分钟的正念练习。

作为正念训练不可或缺的一部分，家庭正念练习的依从性相对较低。可以借助移动平台如手机、计算机等督促孕妇完成正念家庭作业，以达到正念干预的最佳效果。

（二）正念分娩疗法

分娩是每位产妇心理与生理发生应激反应的应激源，在产妇情感方面刺激较大。临床中心理应激反应较大的多数为初产妇，在临近分娩时精神处于高度紧张状态。产妇因对分娩过程缺乏经验，包括自身形象方面的因素，久而久之发生异常心理变化，导致产妇轻中度抑郁症。

分娩恐惧是孕产期焦虑所致身心失调的一种病态心理，严重分娩恐惧的孕产妇可出现失眠、躯体不适、注意力不集中等症状。存在严重分娩恐惧的孕妇可能增加紧急剖宫产及选择性剖宫产的风险。

分娩恐惧（fear of childbirth，FOC）是孕产妇面对分娩、经历分娩过程中对分娩应激、分娩不良事件及未知的恐惧，是孕产期女性常见的心理问题。世界范围内FOC的发生率为16%，我国孕妇FOC的发生率为22.3%。因此，临床中更应对产妇或已有抑郁症的产妇积极做好心理干预，预防孕期及分娩时产程出现异常。在妊娠期进行产前正念分娩教育，可有效减少分娩恐惧的发生。

正念分娩由美国加州大学旧金山医学院助产士Nancy Bardacke于1998年创立，是将正念减压和孕妇认知行为相结合的身心健康课程。正念分娩疗法在正念训练的基础上再教授孕妇孕期和分娩相关知识以及进行应对宫缩疼痛的"握冰"练习等，以帮助孕妇减少对分娩疼痛的恐惧、优化情绪管理及调节心身健康。目前，在国外，正念分娩已在女性妊娠期间广泛使用。

由专职心理治疗师带领进行正念分娩练习，每周 1 次，每次 90 分钟，持续 8 周。具体课程安排如下：

第 1 ～ 2 次课程，向孕妇解释正念分娩的作用、目的及注意事项，通过讲解分娩疼痛的特点、规律和生理心理机制并模拟宫缩疼痛的"握冰"训练，帮助孕妇减少对分娩疼痛的恐惧，从而增强有效应对分娩疼痛的信心和能力。

第 3 ～ 7 次课程，开展正念分娩练习，主要技术包括正念冥想、躯体扫描、正念步行、正念瑜伽和冰块练习。其中正念冥想是正念训练最基础和最关键的一步，帮助练习者察觉内部和外部的各种变化；身体扫描是对身体从头到脚、从上到下的深入觉察，有意识地按一定顺序感知身体；正念步行是通过感知脚和地面的接触，有意识地觉察此时此刻的变化；正念瑜伽是在姿势不断变化拉伸中觉察身体的感受和当下的想法；冰块练习是通过感受冰块对皮肤的刺激，学习应对疼痛以减轻疼痛感，促进孕妇自然分娩。

第 8 次课程，总结分享，巩固训练。

（三）正念瑜伽训练

正念瑜伽（mindfulnessyoga）是正念减压疗法（mindfulness-based stress reduction，MBSR）中一个常规练习，是一种基于正念减压的参与式干预，源自于哈达瑜伽（hatha yoga）的体位法，是将正念中如实观察的技巧融入姿势中，重点强调当下的意识与身体的联结，观察当下的身心实相，并如实接受。

正念瑜伽对降低妊娠糖尿病孕妇血糖水平产生了积极的影响；是妊娠期背部疼痛的有效预防和治疗策略；在妊娠中晚期进行 7 周的正念瑜伽练习可以有效缓解妊娠期生理、心理不适等，改善睡眠。

正念瑜伽训练在专业心理咨询师、高级正念瑜伽师的指导下进行，下面使用的瑜伽姿势均适用于妊娠期孕妇，且每一步练习均有妇产科医生现场监督，以确保孕妇身体不受伤害。每个姿势都有引导语，附有舒缓的背景音乐，且根据每位孕妇的实际情况随时进行调整，并使用道具来满足每位孕妇的需求，如毯子、靠垫等，以保证足够的支撑及舒适性、安全性。具体内容有以下 4 点。

1. 身体扫描 使身体处于舒适的姿势，放慢呼吸，闭上双眼，按照一定的顺序，从头部开始扫描，引导呼吸至头顶、太阳穴，感受眼睛、下巴，依次向下至颈部、肩部、上肢、胸部、躯干、腹部、腰部、骨盆和臀部、腿部、脚踝、脚趾，逐个扫描并觉知身体不同部位的感受，觉知身体各个部位的疼痛和紧绷感，一点点觉察身体中是否有紧张、焦虑。

2. 坐禅 涉及观察人的呼吸、感觉、情绪、声音和思想。在高级正念瑜伽师的引导下，步入美轮美奂的自然场景中，在一呼一吸间逐渐放松身体，缓慢进入禅定状态；用任何腿部交叉的体位法，找到身体的重心，伸展上半身，下半部保持自然的腰椎曲线。

3. 姿势瑜伽 轻柔的身体姿势与呼吸相结合，保证足够的灵活性和平衡，包括仰卧全身舒展式、仰卧伸腿式、单侧腿部伸展、牛式 / 猫式等。例如牛式 / 猫式，双手至肩部直线下垂，膝盖位于臀部正下方，呼气时像发怒的猫一样拱起，骨盆往后倾，夹紧双腿中间的尾骨；吸气时骨盆往前倾，腹部朝地面下垂，头顶和坐骨朝天花板往上伸，背部呈现像牛背一样柔和的后屈线条，伴随自然的呼吸决定动作的持续长度和频率。

4. 正念行走　缓慢而谨慎地行走，把注意力集中在下半身，有意识地觉知走路时每一个细节；每走一步都感受脚底和脚跟，感受散步时脚踩在地上的感觉，感受重心如何转移，感受每一块肌肉的运动；无论路程远近，注意聆听周围一切的声音，唤醒完整的感官体验。

同时布置家庭作业，要求每名孕妇每天在家早晚各练习一次，每次至少20分钟；给每名孕妇发一个日记本，用于记录在家练习情况，可以通过每天微信、电话等方式沟通了解完成情况，也可进行产后随访。

正念瑜伽训练对缓解孕妇焦虑情绪、提升睡眠质量、降低分娩恐惧水平以及促进自然分娩产生积极影响，说明正念瑜伽可作为孕期负性情绪的辅助治疗，具有一定的临床意义。建议在有妇产科医学背景的高级正念瑜伽师指导下，在妊娠早、中期排除高危妊娠状态的孕妇群体中进行正念瑜伽练习，这可以作为常规母婴保健措施在孕妇学校中推广，并延伸至家庭及社区。

（四）正念团体训练举例

团体正念方案包含正式训练与非正式训练的内容，参考方案如下。

正式训练：包括正念呼吸和身体扫描。正念呼吸：每天在同一时间、地点练习正念呼吸5～10分钟。患者坐在椅子上，背部挺直，闭上眼睛，感受周围物质环境，关注与呼吸相关的一切体验，抵抗杂念。身体扫描：保持正念呼吸，将注意力从头顶逐渐向下，感受额头、眉毛、眼睛、耳朵、鼻子等身体每一处。

非正式训练：包括正念步行、正念数胎动、正念沟通、肌肉放松练习。

正念步行：以正常行走方式，察觉身边风、鸟、环境的动静，之后将注意力拉回身体，感受身体的律动，感受身体平衡打破重建。

正念数胎动：孕妇取舒适坐姿，足部垫高，左侧卧位，播放舒缓轻音乐，手心轻贴腹部，呼吸放慢，集中注意力在腹部，感受胎动频率。

正念沟通：不评判事物，感受自己的情绪，接受自己的一切想法，重视自己的需要，同理认同自己与他人，倾听自己的感受，寻求帮助。

肌肉放松练习：产妇先将自身某部位收紧，使之出现紧张感，然后松弛5～10秒，一般在手、手臂、脸部、颈部、躯干、腿部肌肉等部位。

其中正念数胎动是专为孕妇设计实施的正念练习。

团体正念训练可使产妇与产妇相互监督，并且积极参与讨论沟通，效果倍增。正念瑜伽训练时产妇将意念融入瑜伽姿势中，着重强调产妇当前意识与身体以及胎儿之间的关联，接受自己心理、身体、胎儿的变化，提升幸福感，从而弱化产妇焦虑心理与抑郁情绪的发展。

四、总结

正念干预在促进孕妇身心健康方面发挥了药物无法替代的作用，研究已经证实了将其应用在孕期和分娩期的可行性和有效性，具体体现在以下四个方面。

一是缓解孕期女性的焦虑和抑郁情绪，改善情绪状态。

二是提高孕期女性的正念特质水平及自我同情能力。

三是提高分娩自我效能，提升孕妇对分娩和生育的信心和控制感，提高分娩应对能力，降低新生儿窒息风险。

四是增强孕期女性的体质量、饮食管理意识，改善孕期睡眠质量。

总之，正念干预在提高孕妇心理灵活性和接纳当下能力的基础上，可以改善孕期各种心理问题，同时指导孕妇更好地管理疼痛，以维持孕期良好的身心健康状态。

（常　蕾）

第十一章 正念在临床应用中的案例分享

案例1：坚信不疑——持之以恒篇

"在人的整个生命过程中处处需要正念，即时时、处处察觉，尽量使自己活在当下，如果察觉到心已经离开了，要及时拉回当下，活在当下的喜怒哀乐中，不评判、不抵触、全盘接纳并享受其中，要相信人体的自我调节与修复功能非常强大，终究都会平静。"

以上这段文字来自一位46岁的抑郁症患者，该患者5年期间抑郁复发7次，全部的生活就是住院、吃药，坚持按医生的医嘱服药，唯恐漏服一粒药而复发。全家人小心地照顾他，但是抑郁好治、复发难控。一次次的复发，让他感觉到无奈，甚至无助。

2017年5月，患者第7次复发，患者自己回忆当时的状态："情绪降至最低谷，对什么都不感兴趣，自卑，认为自己处处不如人，担心自己的疾病，因此感到心烦，并伴有浑身乏力、脑子生锈变慢及后脑发胀等不适。生不如死。"

此次患者在北京大学第六医院住院期间，第一次接触到了正念。刚开始在病房护士的带领下练习，出院后在爱人的陪伴下，坚持在家规律练习：一般是每天使用老师的引导语坚持静坐练习和身体扫描各一次，大概45分钟。刚开始只是单纯地跟指导语做练习，经过一段时间的练习发现潜移默化地将正念融入了日常生活中。吃饭的时候将注意力放在食物的色香味上，不再像以前边听音乐边吃饭；开车的时候将注意力放在车的驾驶体验及路况上，不再像从前边听小说边开车：用一句话概括，就是"一心不二用"。

练习正念近3年的时间里，患者按医嘱坚持服用抗抑郁药物，并坚持体育锻炼及艾灸等其他辅助治疗手段。现在身心情况均较平稳，情绪波动很少见，生活及工作应对自如；抑郁症没有复发。

案例2：山重水复疑无路，柳暗花明又一村——绝知躬行篇

"如果没有北大六院医务人员的带领，我真的不知道还有正念这种治疗；如果没有正念的帮助，我真不知道自己何时能够成功把酒戒掉。一次一次的戒酒，一次一次的失败，我觉得自己毫无出路可言，感谢正念帮助了我，避免了这一次的复饮，避免了身体上的伤害，也降低了治疗的难度，以后我要坚持多练习。"

患者有 30 年的饮酒史，酒精依赖 15 年，儿子因此离家出走，爱人的身心受到煎熬。患者到医院时，无奈的眼神中有爱与恨及对疾病的无望。

2015 年 11 月，患者又一次无奈地来到北京大学第六医院进行戒酒治疗，也是这一次住院期间接触到了正念。患者动情地说："刚开始我是带着好奇及怀疑的态度，'什么是正念？正念能起到什么作用？正念跟我戒酒有什么联系？难道能帮助我成功地把酒戒掉'？"面对数次的复饮、多次的戒酒失败，在病房护士的鼓励及引导下，患者意识到也没有什么好办法，就选择练练试试吧。在护士的带领下，患者逐渐理解了正念练习的要领，就这样坚持练习了一段时间，后来发现觉察能力和情绪有了提升和变化。

2018 年 5 月，由于调整药物及生活琐事，患者出现情绪低落、睡眠差等不适，通过在家里做正念练习，患者很快意识到自己的情绪变化及身体状况出现了问题，如果不进行调整，很有可能要复饮，于是第 9 次在北京大学第六医院住院治疗。在住院的十多天里，除了药物治疗之外，患者坚持每天团体正念练习，很快自己的情绪就平稳了许多，身心慢慢得到了调整，很快康复出院。

有时候，我们要对自我抱有希望，要多加尝试，同时也要感谢自己，是自我的坚持改变了觉察，是觉察助我们使用其他的应对方式，而不是再次端起酒杯！

案例 3：潜移默化，自然似之——如获珍宝篇

"正念让我变得沉心静气、从容淡定，我现在很少发脾气，也很少会烦躁不安了。面对不喜欢的事物，我学会了冷静思考，由刚开始的对抗、恐惧转变为接纳、包容的心态。正念还有助于我跟家人、同事、朋友的沟通，是受益终身的一件法宝。不仅对有情绪问题的人有帮助，对正常人也一样有帮助！"

田某某，男，66 岁，是一位抑郁症退休老人。2014 年因妻子生病而发病，2015 年妻子去世后病情加重，仍能坚持工作、生活，未就医。2016 年因父亲生病再次出现症状，后至专科医院精神科就诊，坚持药物治疗，未复发。

2016 年 9 月在北京大学第六医院第一次住院治疗，期间首次接触正念。刚开始，白天在护士长的带领下参与正念团体治疗，晚上参加病友自行组织的正念练习。感觉正念练习可以让自己静下心来，不那么烦躁。出院后在护士长的提议下，参加国内正念专家胡君梅老师开办的正念系统学习班。从开始学习正念到现在，患者像获得了一样法宝，爱不释手，这件法宝不仅让身体得到放松，还使自己的心胸变得更开阔、更从容；现在仍坚持正念练习，每天静坐 1 小时。

患者 3 年多的正念练习让自己的心态潜移默化地发生了改变，进而也改变了对事物的认知，学会了面对困境时要采取迂回的方式，而不是恪守执念，陷入负性情绪循环的怪圈，难以自拔。在抑郁症这个汪洋大海中，患者用自己的个人经历给其他病友树立了一盏明灯，他自己并不知道自己影响了多少人，也不知道给他人带来的影响到底有多深。

案例 4：反复鼓励，委以责任——豁然大悟篇

"出院后我在家一直坚持做正念，虽没有之前的频率高了，但还在坚持。正念可以使我的心静下来，使自己的注意力更加集中，这对我参加嗜酒者互助协会是很有帮助

的。正念给我的生活也带来很多益处，它为我提供了一种不再让负性情绪恶化的好方法，让我应对更从容。"

王某某，男，33 岁，是一名高学历职员。反复大量间断饮酒十余年，同时伴有情绪低落与情绪交替十余年，曾因一次性过量饮酒导致食道贲门撕裂，呕血、黑便，后送至综合医院急诊抢救、洗胃。多年来备受酒精依赖的困扰。2009 年患者因父亲去世，渐出现情绪问题，开始大量饮酒助眠，后至回龙观医院就诊，药物治疗好转出院。2011 年 1 月—2019 年 7 月因工作、感情等事宜，多次出现情绪问题，前后复饮共 9 次，先后至精神专科医院住院治疗共 8 次（回龙观医院 3 次，北医六院 5 次）。2019 年 8 月，因与家人发生争吵，为稳定情绪，第 6 次入住我院治疗。

2016 年住院戒酒期间，患者初次接触正念，刚开始的时候，其不以为然，以为与戒酒关系不大，且很少看到患者参与病房的正念团体治疗。后来在护士长及专科护士的多次鼓励、劝说下，才愿意尝试。病房工作日 08:00—16:30 有护士长带领学习如何做正念，到了16:30—00:30 没有专业人员带领，只有病友自行组织，进行团体练习。护士长委派给患者正念团体练习小组长的职务，让其组织、督促、指导其他病友练习。住院期间，患者每天按时完成正念小组长负责的事务，毫不松懈，并渐渐感受到正念可以使自己更加集中注意力，还可以让自己心沉静气。就这样坚持了四十多天，丝毫没有松懈。患者好转出院后，仍坚持在家练习。目前患者情绪较稳定，未发生复饮。

患者坚持正念练习，渐渐悟出了正念的真谛。在参加嗜酒者互助协会 AA 的同时，获得一种稳定、平息负性情绪的好方法，在二者相互协同的作用下使自己的状态变得更好、更稳定；当焦虑、抑郁、愤怒来临时，正念会帮着淡化这些负性情绪，不再需要延续之前举起酒杯的单一应对方式。

案例 5：亲人陪伴，鼎力相助——勤学苦练篇

"我老伴儿现在一天比一天好，心情放松，不焦虑了，每天高高兴兴的，能吃能喝，体重恢复到正常，以前爱嘟囔'小便解不出来，怎么弄？'现在也不说了，现在的她遇到事情也愿意跟我沟通，特别好。我女儿也觉得她母亲恢复得很好。"

以上是来自一位老年抑郁症患者的老伴亲身感受。患者闫某某，女，65 岁，已退休。2014 年 4 月患者因儿女感情及生活事宜出现情绪及睡眠问题。2014 年 6 月症状加重，反复就诊当地精神专科医院，药物治疗，效果一般。2015 年症状加重，自卑、不敢出门、不敢见人。2017 年出现尿频及频繁排便，于当地医院就诊，排除器质性病变，后尿频症状消失，每日排便数十次。患者渐渐担心自己的身体，情绪差，觉得活着没意思，经常做噩梦。2019 年 5 月第 1 次在北京大学第六医院住院治疗，效果欠佳。为巩固疗效，2019 年 9 月第 2 次在北京大学第六医院住院治疗。

2019 年 9 月患者刚住院时感焦虑、心烦、坐立不安，伴愁苦面容，常反反复复进出厕所，虽然采取药物结合电休克治疗，但效果仍一般。后来病房护士们积极鼓励患者参加康复活动，患者虽然愿意参与每天的正念团体治疗，但半信半疑，很少表达内心的感受，也说不上有哪些感悟。意识到患者的病情较顽固，护士长不厌其烦，手把手单独地指导患者如何进行自我正念练习；考虑到患者需要家人的陪伴与支持，护士长还拉动患者的老伴一起练

习，渐渐地患者病情有很大的改善。患者反复大小便的情况消失了，面容也不再愁苦，更有食欲，情绪越来越平稳。一段时间后好转出院。出院后患者延续了医院的练习习惯，每天20:00坚持正念练习，完成练习后入睡，没有放弃过一天。现在情绪平稳，身心放松，睡眠较好。

患者在家人的陪伴下，一直坚持正念练习。虽然她本人并不相信正念可以治疗自身的疾病，但是陪着她的老伴却深信不疑。因为老伴在陪同练习的过程中，看到了患者整个人的改变，诉"变得越来越好，越来越放松"。疾病康复的军功章上也有老伴的一半。可见正念不仅需要一个人持久地、投入地练习，良好的家庭支持也十分必要。

案例6：不念过往，不畏将来——始终一贯篇

"我很感谢在北大六院的住院经历，不仅让我接触到了正念，也让我在很多方面有了收获。正念让我变得更有意愿去接受自己和主动学习，它让我一点一点地往好的方向改变。如果不是学了正念，我可能不会参加医院的那些康复活动。正念让我在积极主动地参加太极十二拍、耳操、情绪管理课程的同时，对这些活动有了更深层次的认识和思考。是正念，让我明白了我为什么要参加这些康复活动，而不仅仅只是参加。正念真的很有用！"

这是一位患有抑郁症的小姑娘，年仅18岁，是一名在读高中生。曾经因为自己身患精神科疾病而焦虑、自卑，多次休学、复学、转学。后经过正规治疗和规律用药，还有自我康复的坚持，好转出院，认识她的人都纷纷称赞"一个很有毅力的小姑娘"。让我们一起来了解一下她的故事。

2014年9月，患者因学校内举办的一次演讲而发病，出现紧张、手抖、背痛、胸闷、干呕等，后因症状加重渐不能坚持学业，先后服用中药、西药，症状有所改善，但不愿上学，休学在家。2015年9月复学，规律服用药物，勉强可以维持学习，但在校期间症状较在家休学期间多。2016年患者升入初三，感到学习压力大，但仍能坚持学业，同时情绪低落、爱哭泣。2017年9月患者考上高中（寄宿学校），因担心同学知道自己服用精神科药物，自行停药，后症状加重，故第二次休学在家，后症状有所减轻。一个月后复学，症状再次加重，故第三次休学在家，直至2018年12月。2019年患者要求复学，后因学习压力大，再次出现不适症状，故第四次休学。自发病以来，患者曾在当地转学两次，休学四次，多次就诊于当地医院、儿童医院、精神专科医院，用药后症状改善可，能够在家协助父母维持商店运营，但复学返校后仍难以坚持完成学业，故2019年3月在北京大学第六医院第一次住院治疗。

从2019年3月到现在，患者每天都坚持做正念，每天坚持在群里完成练习打卡。一般是先跟着指导语做观呼吸20分钟，后完成自我练习。每次做完后，内心的感受如同湖面一样平静，纷扰的思绪也会消失。一年的正念学习，不仅改变了患者的行为及思维模式，也改变了其跟父母的沟通方式。以前面对一些事情，患者常常会很冲动，学习的时候头脑里也会出现许许多多的杂念，这些杂念会干扰正常的思绪，影响学习质量，现在学习的时候几乎没有杂念，注意力变得很集中。以前会因为情绪激动，常跟父母吵架，现在这种情况也少了。以前还会特别在意同学、老师的看法，害怕他们知道自己因生病而不能上学，担心自己被议论，还常常哭泣，现在变得想得开，不再纠结这些让自己不开心的事情。患者现在就读高三，身心状态均平稳，正备战高考，迎接人生的转折点。

高考，是一场心理战的拼搏，也是一场智者的博弈，要放松心态、沉着应对，还要机智灵活、心平气和。我们希望她不仅赢得高考的胜利，同样也要赢得自己的人生。愿少年不负努力，愿少年不负所盼！

案例7：不盲目相信权威，但要相信实践——行之有效篇

"出院后我一直坚持在家做正念，我每天都会在群里打卡。我觉得正念对我的帮助很大。我是在住院期间第一次听说正念疗法的，刚开始没有特别注意，后来想通了，既然最权威的机构都推荐了这种方法，它就一定是科学的，一定可以治病，也一定是有临床疗效的。长时间练习下来我发现，正念对我的疾病康复有很大的促进作用，而且我现在也没有复发，它真的是能够治病的好东西。"

登某某，男，54岁，是一名国家公务员，近半年来间断出现心慌、胸闷、出汗、憋气，伴心烦、睡眠差。2019年1月患者因生活琐事渐出现心慌、呼吸困难、出汗、睡眠差，多发生于家中、街上等没有任何危险的情境中，发作频率从一天数次到数天一次不等，持续时间从数分钟到数小时不等，表现为心悸、大汗、憋气，严重时有濒死感，入睡困难，睡眠浅，常伴有噩梦，总被惊醒，并出现心烦、情绪低落等不安感。2019年3月就诊于当地医院，服用药物后症状缓解。2019年4月症状再次出现，调整药物后症状未见好转。2019年7月为进一步求治，在北京大学第六医院第一次住院治疗。

患者在北大六院住院期间第一次接触正念治疗，刚开始并没有引起特别的注意。后来在护士长的带领下，患者对正念有了初步的认识。在护士长的反复鼓励下，患者开始参与病房团体正念治疗。住院的47天里，每次的正念团体治疗一次不落，后慢慢摸索出了正念的核心理念，也意识到了正念疗愈的要领。出院后患者一直坚持练习，每天跟随指导语练习至少50分钟，并坚持在群里打卡。现在出院七个多月了，身心状态都很平稳。现在很少会出现以前的躯体疼痛、难受。现在的生活轻松愉快，上班跟同事相处从容，下班跟家人沟通融洽，睡眠也比较好。

"实践出真知"。在面对一种新方法、新技术的时候，我们要保持一颗赤子之心，要有勇气去尝试、去探索，因为只有自己去实践，才知道是否适用。

案例8：他山之石，可以攻玉——指点迷津篇

"正念对疾病康复真的很有帮助。虽然刚开始你有可能坚持不下来，但是越是坚持就越会有收获。在这里我推荐那些治疗效果不太好、复发的朋友，真的值得学一学。现在我将正念融入了生活当中，因为平常喜欢走路，所以正念行走做得比较好，正念进食、正念瑜伽做得不太好，要不就是吃完饭才想起来，要不就是坚持一会儿就做不下去了，我们可以选择适合自己的日常练习。我要感谢北大六院姜大夫、护士长的带领，才会让我轻松掌握练习正念的要领。我还要感谢王某某的帮助，要不是他的鼓励，我坚持不到现在，也领会不到正念的真谛，我也不会有现在这么好的状态。"

以上的话来自于一位身患抑郁症的二胎妈妈，黄某某，39岁，是一名个体户。患病5年来，患者复发数次，每次复发总感觉有一座沉重的大山压在自己胸口，情绪总是很低落，高兴不起来。后在北大六院姜大夫的推荐下接触了正念，但是自己没有坚持下来，又复发了。

在北大六院住院期间，在护士长的带领下再一次决心好好学习正念，这一次的学习彻底帮助患者移走了胸口的大山。当然这一次的学习过程也比较曲折，患者还要感谢自己的一位病友，让我们一起来看看她的故事吧。

2015 年 2 月因家中琐事发病，渐渐出现心慌难受、心率快、心情差、食欲差等症状，后就诊于德胜门中医院，给予药物治疗。2015 年 4 月因要二胎，停药，后症状再次出现。2015 年 12 月第一次至北京大学第六医院门诊就诊，调整药物后症状有所好转。后因要二胎再次停药。2016 年 12 月复发，后至北京大学第六医院门诊调整药物，效果不佳。2017 年 3 月进一步求治，第一次在北京大学第六医院住院治疗。

第一次接触正念是 2017 年，是看门诊时一位姓姜的大夫推荐的，当时也报了一个专门学习正念的系统课程，学了 4 天，因为没有什么特别的感悟跟效果就没有坚持。后来 3 月份，在六院住院期间，那位姜大夫再次推荐给患者正念疗法，患者第二次开始了正念学习的旅程。一开始学习正念会感到心慌、难受、坐不住，后来正念学习群里，有一位叫王某某的群友，一直鼓励她，才使得她入了正念的门道、解了正念的谜团，自此患者一直坚持练习正念到现在。现在每天会跟随指导语做 50 分钟正念居家练习，后做 30 分钟正念行走。正念已成为了患者日常生活的一种习惯，每当睡不着的时候，患者会选择做观呼吸练习，它对入睡很有帮助，如果是中午练习观呼吸，即使睡不着，也会感到很放松。经过 3 年的正念练习，患者渐渐悟出了正念的核心思想，即接纳，它是助自己移除内心大山的秘诀！

幸运的是，我们在人生的道路上，会遇到很多帮助我们渡过难关的人。对此我们要感恩，感恩这份相遇，感恩他人的帮助。最重要的是，在之后的日子里，我们也会以同样的方式，帮助另外那些需要帮助的人。

案例 9：相逢情便深——相见恨晚篇

"我现在仍坚持做正念，但是没有之前那么频繁了。正念改变了我很多，它教会我如何放下执念去生活，如何不再过分关注自己的不舒适，如何不去担心还没有发生的事情。我认为正念对预防疾病复发有很大的功劳。如果我没有学习正念，不知道现在的生活会是什么样。如果早一点遇到，可能就不会辗转跑那么多家医院了。"

谢某，男，33 岁，是一名 IT 企业职员，平时工作压力较大。诊断：躯体化障碍。患者 2015 年患病，起初是无明显诱因的头痛不适、心慌，长时间走路后全身发麻，先后于 2015 年、2017 年、2018 年就诊于当地两所中医院、大学附属医院，给予药物治疗，效果均欠佳，症状也逐渐增多，严重时需要坐轮椅来维持体力，难以胜任工作。为进一步改善治疗效果，就诊于北京大学第六医院并住院进行治疗。

2018 年 6 月，患者住院期间第一次接触正念，可以说是对它"一见钟情"。在护士长的带领下，患者每天都会跟随指导语练习，每次做完后感觉整个人身体很轻松，内心很平静，长期的坚持练习以及与病友的交流使得患者很快对正念有所顿悟。一个月后康复出院。自出院至今，患者仍坚持做正念，但没有之前那么频繁了，一般 2 ～ 3 天做一次。患者现在的状态恢复到了没生病以前的时候，体力、精力都很不错，躯体不适也不存在了。从出院到现在，两年多的时间内，未见复发。患者坚信正念除了帮助自己康复之外，还对预防疾病复发起到了很大的作用。

正念对一个人的改变是潜移默化的，也是多方面的，可能改变的是一种为人处世的态度，可能改变的是面对困难、压力的一种应对方式，也可能增加了一种自我关怀的本领。这些东西是可遇而不可求的法宝，只有真正实践过的人才知道是多么珍贵。这种努力过后收获到的东西，可能在某一次困境中，成为一颗救命稻草。

案例10：正念是预防疾病复发的一把自防兵器——勇于尝试篇

"我一直对自己的疾病比较担心，一来担心不能恢复到从前，二来担心会复发。所以我在住院期间一直寻找适合自己的方法，直到遇到了正念。它教我学会接纳、学会放下、学会不争执，当真正将这种态度转化到内在的时候，很多事情就变得不再那么重要了。正念对预防抑郁症复发真的帮助很大。"

以上是一位56岁抑郁症患者的亲身感受。让我们一起来了解一下正念是如何助其预防抑郁症复发的。

患者女，是一名退休人员。2008年首次发病，刚开始心情不好、食欲减退、精力下降、入睡困难等，先后就诊于当地精神专科医院，给予药物治疗，效果均欠佳。2008年12月就诊于北京大学第六医院，给予药物治疗及MECT治疗14次，后好转出院。2016年11月复发，出现入睡困难、心烦、焦虑、情绪低落等，严重时不想出门见人，偶有不想活的念头。为进一步求治，第2次到北京大学第六医院住院治疗。

2016年12月第2次住院期间，刚开始治疗未见什么起色，患者接受了很多次MECT治疗后，情绪也一直高兴不起来，患者因担心以后还会复发而焦虑、心烦，后来在护士长的带领下慢慢加入正念团体练习的队伍，练习正念之后，疗效明显有了起色。1个月后好转出院。现如今患者的状态很好，睡眠质量也可以。患者诉："现在不会因为生活琐事过分担心、反复地想，当真的陷入到嘈杂、混乱的念头中时，也会很轻松地跳脱出来，不再像从前总是纠结。"

对于复发的抑郁症，治疗起来比较困难，不仅医生、护士，患者也一样缺乏康复的信心，因此我们要采取一些科学的方法。另外，目前临床上没有任何药物可以对抑郁症起到预防作用，所以心理康复值得我们探索。我们在没有症状的时候学会一种有助于康复的方法，当真正心烦、难受时，就可以轻松应对。可以说正念是预防抑郁症复发的一剂良药，并且没有任何副作用，值得尝试！

（柳学华　骆　蕾　王晓丝）

附　录

身体扫描练习中常见的疑惑与探讨

1. 练习中很容易睡着怎么办？

- 练习身体扫描，原则上是保持清醒，但其实很容易睡着，有些伙伴是全程睡，有些则是断断续续睡。万一发现自己睡着了，不需要有罪恶感或过度强迫自己，这只是回应身体当下的需要，让身体有适度休息正是自我照顾的基础。

- 许多有睡眠困难的朋友，发现身体扫描练习很有帮助。当这颗心不再一直催促身体时，就已经帮助身体进入一种睡眠所需要的放松状态。睡眠对身体健康的影响很大，因此如果身体扫描练习能够提升睡眠品质，那就欢喜地睡吧。

- 但是睡足后，请记得找机会清醒地练习，不论是躺着还是坐着。建议跟着音频练习，不过度用力或太松散，一个部位接着一个部位地觉察身体的感觉，培养一种自我亲近与关照的能力。

2. 注意力不集中，很容易东想西想，怎么办？

- 这是身体扫描练习中很容易发生的现象，没睡着但脑袋里不停地东想西想，有时候甚至连自己在想些什么也不清楚，念头就是一个接着一个地来来去去。这时跟着音频练习的好处就显现了：有个声音持续温柔地陪伴着，随时可以听到，随时可以轻柔地把自己带回来。

- 脑子里浮现出各种念头是很正常的现象，不需要讨厌，不需要归类为杂念，也不需要给自己贴任何标签（例如我就是静不下来、我就是……），更不需要分析或解释。持续耐心地练习，只要不再继续习惯性地搅和心中这池水，水中的各种物质自然会慢慢沉淀。

- 这是自然现象，就跟没有训练的肌肉比较没力一样。因此，唯一需要做的事情，就是在发现心到处游移时，深深地吸一口气，顺着这一口气，温柔地把心带回来，回到领受当下正在觉察的身体部位。这个温柔带回来的动作，许多正念老师称之为训练正念肌肉。因此注意力的跑掉与带回，正是训练正念肌肉所必需的。

3. 领受不到身体的感觉时怎么办？

- 刚开始练习时，许多伙伴反映领受不到身体的感觉，甚至因而觉得有点沮丧。有些伙伴很聪明地想到，也许可以动一动来增加身体的觉察。这也不是不行，只是太快行动了，反而少了探索自己的机会。

- 如果没感觉，只是还没对上频率，就像听收音机需要调整频道，只有当接收的频

237

道与发送的频道对上了，才会清楚听到。身体扫描的练习也是这样，一开始可能感觉不到某些身体的部位，这很正常，不用刻意移动，不需要给自己贴上任何标签或评价，多给自己一些耐心和爱心，慢慢增加对身体感觉的敏锐度，自然就会对上了。

- 值得一提的是，许多伙伴经常误以为练习时会有某种特殊或神圣的感觉，因此，当没有领受到这种预期中的"特别感觉"时，就觉得什么感觉都没有。实际上，不是什么感觉都没有，只是没出现他所想象与期待的感觉。练习身体扫描，完全没有要追求任何特殊或神圣的感觉，只是学习尽可能地领受当下已经存在的任何身体感觉，这样就很棒了。

4. 为什么要从左侧脚部开始？

- 身体扫描从最远的脚部开始，有助于发展全面熟悉自己身体的能力，这样才不会熟悉之处越熟悉，而不熟悉处依然陌生，尤其如果做到一半就睡着的话。对多数人而言，熟悉头部远大于脚部或脚趾头。毕竟日常生活中一天要照好几次镜子，但很少有人没事会关照需要负荷全身重量的脚部或维持平衡的脚趾头。身体扫描是建立和身体的联结，远近都联结得到才可趋向完整。因此虽然有些方法是从头开始，但在正念训练中还是从最遥远的左脚脚趾头开始。

- 有些伙伴对身体很熟悉，然而这份熟悉却是充满评价的，例如经常评论自己的小腿太粗、屁股太大……与其说这是熟悉身体，还不如说是对身体的各种评价。身体扫描要建立的不是对身体的更多评价，而是对身体不带任何评价的觉察能力。活着，何必老用商业模式建构的审美观来批判自己呢？

5. 不舒服时可以动一动吗？

- 虽然在练习时不需要动身体来让自己有感觉，但也不是都不能动。上述所说的是，如果为了要让自己有感觉而动，那是不需要的。但如果已经躺得很不舒服了，再不调整，所有注意力都会跟这不舒服展开拉锯战，那就更没必要了。

- 这时候调整是必需的，只是在调整之前，记得再次关照一下不舒服的身体部位，感觉想调整身体姿势的强烈意图与需求。之后再慢慢带着好奇与觉察移动身体，看看动到什么程度时身体的平衡感会出现。让这移动本身也带着觉察进行，而不只是全然地被"再不动我就受不了"的想法所驱动。在觉察而非习惯性反应中，选择动或不动，也选择动的范围、方向与幅度。

6. 在做练习时，身体感到不舒服怎么办？

- 当身体感到不舒服时，我们经常迅速对身体进行各种判断或落入惯性反应。举个例子，在身体扫描的练习中，当觉察到腰疼后，大家通常会，

    ——惯性的动作反应：翻身或移动。

    ——惯性的思维反应：分析、诊断这些感觉的由来，例如：躺的地方太硬、这两天太累、腰会不会受伤了。

    ——惯性地思索接下来的行动方案：下课后要去哪家医院、找哪个医师看看。

此时，"思索脑"其实已经接管一切，而"觉察脑"几乎处于停滞状态，没能再继续前进领受身体的变化。

- 在身体扫描的练习中，我们学习不急躁地做任何事情或判断，尤其是在资讯根本不充分的情况下。心很容易被恐惧、担忧、欲望所把持，所做的判断或决定经常存在巨大

偏差而不自知。

- 此时，我们需要再唤醒觉察脑，请思索脑暂歇。于是，在知道腰疼后，
  ——温柔地给身体几个深呼吸，稍微抚慰躁动不安的心。
  ——觉察腰部疼痛的感觉与变化，聆听身体以疼痛形式所发出的声音，在此过程中腰部也许更疼，也许渐渐不疼，也许断断续续地疼；心安住于觉察疼痛本身的变化。疼痛本身未必要命，真正令人受不了的是对疼痛的抗拒、担忧、厌恶、恐惧，以及满脑子想要驱逐病痛的愿望。这些，反而让疼痛迅速膨胀并放大很多倍，成为难以承受的痛苦。
  ——面对不舒服时，不急着启动分析、解释、说明等思索脑的惯性反应。如果已经分析或解释了也无妨，想过后就放下，不需要一直重复地思索。温柔地把心再带回当下，觉察身体所呈现的各种真实感受。
  ——觉察是否因疼痛而导致全身紧绷，这是身体面对不舒服时几乎都会有的惯性反应。可以的话，放下不需要紧绷的部位，例如腰疼，却肩膀紧绷、眉宇深锁、下腭咬紧、呼吸急促，此时，肩膀、眉头、下腭、呼吸都是不需要紧绷的部位。
  ——领受是否需要移动身体或如何移动，例如惯性的反应是翻身，但在觉察中也许发现屈膝更有帮助。
  ——如果还是需要，就带着觉察，温柔地移动身体到比较舒服的状态，领受移动前、移动中、移动后的感觉。
- 当身体不舒服时，经常会引起心情的起伏或大量思索。然而，通常也只有在不舒服时，我们才有机会学习如何把觉察带入，体会如何好好照顾自己。

7. 我会想象到身体各部位的画面，这样对吗？

- 有些伙伴在身体扫描时，随着注意到某部位，脑袋中也会浮现或思考某部位的样子。脑袋中所浮现出的部位画面，其实未必真的是自己的身体，更多时候是相片中、印象中或周围人的样貌。
- 觉察是领受当下的身体感觉，不需要有画面。但如果出现身体部位的画面，其实已经动用到思考了，只是对有些人而言，思考可能进行得很快，毫不费力就浮现，甚至根本没有觉察到自己正在思考。
- 此时，可以深深地吸一口气，深深地吐气，让内在的卫星导航系统重新定位，再次温柔地把注意力带回身体当下直接的感觉即可。觉察身体感觉不需要看着该部位，也不需要思考该部位的样貌，只要领受该部位的温度、触感等具体的身体感觉即可。

8. 练习身体扫描的目的是什么？

- 身体扫描的练习让我们跟身体的关系，从一味地使用与操控的关系，到能够觉察且与身体温柔地同在，对身体逐渐发展出一种友善和慈爱的关系，这其实是在落实自我照顾。
- 这种疑问是许多人都有的惯性，但是它的答案不在外面，而在自己的练习里。因此，与其花力气思辨练习身体扫描的益处，还不如回到自身的练习中，由自己来体验、探索与发现。老实说，除非亲身体验，过多的阐述，意义都不大。这也是正念训练最核心的地方——取得第一手的经验，而非人云亦云。因此，建议先将这个问题放着，持续练习后自己就会有答案了。然后随着练习的深化，答案也会不一样。

课前调查表

亲爱的各位朋友，您好！

欢迎您前来参加正念临床团体课程！

本课程由北京大学第六医院临床心理中心研发，是一种帮助临床患者缓解身心痛苦的心理干预方法，也适用于一般人群的心理健康和情绪保健，目前已经得到全球医学界和心理学界工作者的广泛认可。课程目的在于教导人们运用自己内在的身心力量，增强从痛苦纠缠的身心困扰中走出来的能力，为自己的身心健康积极做一些他人无法替代的事。

在课程开始前，这里有一个课前调查表，其中包括一般资料评估、健康状况调查、相关课程调查、知情同意书以及保密协议，需要您花时间填写，以便我们更好地了解您。当然，我们对您所填表格中的所有内容会做到严格保密，请放心！

感谢您填写此表！

填写注意事项：

- 答案无对错之分，请按照你自己的实际情况和真实想法回答。
- 切勿因某一题而花费过多时间考虑，尊重答题时的第一感觉。
- 仔细阅读题目要求。

第一部分：一般资料评估

1. 您的真实姓名：_____

2. 您的手机号码：_____

3. 您的微信昵称（便于对应）：_____

4. 您的性别：

  A. 男   B. 女

5. 您的年龄段：

  A. 18 岁以下 B. 18 ～ 25 岁 C. 26 ～ 30 岁 D. 31 ～ 40 岁

  E. 41 ～ 50 岁 F. 51 ～ 60 岁 G. 60 岁以上

6. 您所在的医院或单位（选填项）：_____

7. 您的职务或工作内容（选填）：_____

8. 您为什么报名参加本次课程？

_____

9. 您是否有过正念相关学习或练习经验（如有，请说明）？　A. 有 B. 无

_____

10. 本次课程时间为 ×××× 年 ×× 月 ×× 日（详情请查看课程简介），您是否可以按时参加此次课程：

  A. 可以   B. 不可以

第二部分：健康状况调查

11. 您睡眠质量状况如何？

  A. 良好   B. 偶尔失眠   C. 经常失眠

12. 您有饮酒或其他成瘾习惯吗?（如有,请说明）

A. 从不 　　　　　　B. 有（偶尔　　经常）

请说明:＿＿＿＿＿＿＿＿＿＿＿＿＿＿＿＿＿＿＿＿＿＿＿

14. 您是否有被诊断为某种躯体疾病或精神疾病吗?（如有,请说明）

A. 有 　　　　　　　　B. 无

请说明:＿＿＿＿＿＿＿＿＿＿＿＿＿＿＿＿＿＿＿＿＿＿＿

15. 您是否正在服用某种精神类药物吗?（如有,请说明）

A. 有 　　　　　　　　B. 无

请说明:＿＿＿＿＿＿＿＿＿＿＿＿＿＿＿＿＿＿＿＿＿＿＿

16. 您目前在进行身体治疗或心理咨询/治疗吗?

A. 是 　　　　　　　　B. 否

17. 您是否因为身体/心理困扰住过院?（如是,请说明）

A. 是 　　　　　　　　B. 否

请说明（身体上的,或心理上的）:＿＿＿＿＿＿＿＿＿＿＿＿＿＿＿＿＿

18. 近一个月内,您曾经有过以下行为或想法吗?

A. 有自杀/自伤想法无行为? 　　　　B. 有自杀/自伤想法和计划无行为

C. 有自杀/自伤想法和计划也有行为 　　D. 从未有过

19. 近一个月内,您曾经是否有打人或伤害他人的冲动或行为?

A. 从未有过 　　　　　　　　　　B. 有想法无行为

C. 有想法、有冲动无行为 　　　　　D. 有想法有冲动有行为

20. 请花点时间回答下面三个问题:

B. 近期带给您最愉快的是什么? ＿＿＿＿＿＿＿＿＿＿＿＿＿＿＿＿

C. 近期最困扰您的有哪些? ＿＿＿＿＿＿＿＿＿＿＿＿＿＿＿＿＿

A. 对你来说最重要的事情是什么? ＿＿＿＿＿＿＿＿＿＿＿＿＿＿＿

21. 您是从哪儿得知此课程的?

A. 医院 　　　　　　B. 公共信息渠道（公众号/微信朋友圈/朋友推荐/其他）

第三部分:相关课程的调查

22. 课程要求每天进行家庭正念练习,这需要一定的自我承诺,您是否愿意投入时间练习?

A. 是 　　　　　　　B. 否

23. 在正式开始前,您还有什么话或重要信息想对老师说吗?

＿＿＿＿＿＿＿＿＿＿＿＿＿＿＿＿＿＿＿＿＿＿＿＿＿＿＿＿＿＿＿＿＿＿＿

第四部分:知情同意书

本课程由北京大学第六医院临床心理中心开发。我知道,该课程包括正念冥想的技巧训练、温和式伸展（瑜伽）活动、源自认知疗法的练习和基础教育以及有关身心问题的心理教育。本课程更多具体内容、风险与收益将在课程说明会解释给我。

我知道,在每周上课或课后练习中,如果我认为自己无法完成这些技巧训练,或者我认为进行这些技巧训练是不适合的,那么,我可以不参与这些技巧训练,也不参与有可能对我身体造成伤害的活动（如一些伸展瑜伽练习）。如果我在上课过程中遇到情绪问题,我知道,我可以在课堂上及时与老师沟通,或者可以寻求自己的医生、心理咨询师的帮助。我也知道,我有权与老师申请中止课程。

此外，我知道我将要参加六周课程中的每次集中学习和半日止语环节，以及在课程期间每天完成 15～45 分钟不等的家庭练习。

另外，我知道，本小组并非治疗性小组，不可取代药物和其他心理治疗，目前诊断有精神类障碍者请遵医嘱后参加，并请及时告知指导老师。如果参与者有严重伤害自己或他人的想法或行为时，应及时寻求亲友、咨询师等重要他人的帮助，并明确对指导老师予以说明，以便最大限度保证参与者及他人的生命安全。

第五部分：保密协议

课程相关人员都将遵循保密原则，参与者所透露的任何个人隐私，课程相关人员都有为之保密的责任。

课程期间，如果是网络课程，主办方会进行视频录像；但除主办方外，任何人不得进行录像和录音。录像不会提供给所有人，仅用于补课回看，并且每人最多有三次补课回看录像的机会（补课不算考勤）。请注意，课程录像资料不得做商用，不得上传到公共网络空间，不得传给任何与本次课程无关的其他人。否则，主办方有权追求相关责任。

参加学员：×××

授课老师：×××

日期：×××年××月××日

汉密尔顿焦虑量表（HAMA）

填表注意事项：在最适合患者情况中划一个钩"√"，所有项目采用 0～4 分的 5 级评分法，各级的标准为："0"无症状；"1"症状轻微；"2"有肯定的症状，但不影响生活与活动；"3"症状重，需处理，或已影响生活和活动；"4"症状极重，严重影响其生活					
条目	**0**	**1**	**2**	**3**	**4**
1. 焦虑心境	☐	☐	☐	☐	☐
2. 紧张	☐	☐	☐	☐	☐
3. 害怕	☐	☐	☐	☐	☐
4. 失眠	☐	☐	☐	☐	☐
5. 记忆或注意障碍	☐	☐	☐	☐	☐
6. 抑郁心境	☐	☐	☐	☐	☐
7. 肌肉系统症状	☐	☐	☐	☐	☐
8. 感觉系统症状	☐	☐	☐	☐	☐
9. 心血管系统症状	☐	☐	☐	☐	☐
10. 呼吸系统症状	☐	☐	☐	☐	☐
11. 胃肠道症状	☐	☐	☐	☐	☐
12. 生殖泌尿系统症状	☐	☐	☐	☐	☐
13. 植物神经症状	☐	☐	☐	☐	☐
14. 与人谈话时的行为表现	☐	☐	☐	☐	☐

总分：_____分　　　填表日期：_____年_____月_____日

评估人：_____

项目与评定标准：

HAMA 所有项目采用 0～4 分的 5 级评分法，各级的标准为：无症状、轻、中、重、极重。

1. 焦虑心境：担心、担忧、感到有最坏的事情将要发生、容易被激惹。

2. 紧张：紧张感、易疲劳、不能放松，情绪反应，易哭、颤抖、感到不安。

3. 害怕：害怕黑暗、陌生人、一人独处、动物、乘车或旅行及人多的场合。

4. 失眠：难以入睡、易醒、睡得不深、多梦、梦魇、夜惊、睡醒后感到疲倦。

5. 认知功能：或称记忆力、注意力障碍。注意力不能集中，记忆力差。

6. 抑郁心境：丧失兴趣、对以往爱好的事务缺乏快感、忧郁、早醒、昼重夜轻。

7. 躯体性焦虑（肌肉系统症状）：肌肉酸痛、活动不灵活、肌肉经常抽动、肢体抽动、牙齿打颤、声音发抖。

8. 感觉系统症状：视物模糊、发冷发热、软弱无力感、浑身刺痛。

9. 心血管系统症状：心动过速、心悸、胸痛、血管跳动感、昏倒感、心搏脱漏。

10. 呼吸系统症状：时常感到胸闷、窒息感、叹息、呼吸困难。

11. 胃肠道症状：吞咽困难、嗳气、食欲不佳、消化不良（进食后腹痛、胃部烧灼痛、腹胀、恶心、胃部饱胀感）、肠鸣、腹泻、体重减轻、便秘。

12. 生殖泌尿系统症状：尿意频繁、尿急、停经、性冷淡、过早射精、勃起不能、阳痿。

13. 植物神经症状：口干、潮红、苍白、易出汗、易起"鸡皮疙瘩"、紧张性头痛、毛发竖起。

14. 与人谈话时的行为表现：①一般表现：紧张、不能松弛、忐忑不安、咬手指、紧握拳、摸弄手帕、面肌抽动、不停顿足、手发抖、皱眉、表情僵硬、肌张力高、叹息样呼吸、面色苍白；②生理表现：吞咽、频繁打嗝、安静时心率快、呼吸加快（20 次/分钟以上）、腱反射亢进、震颤、瞳孔放大、眼睑跳动、易出汗、眼球突出。

结果分析：

1. 焦虑因子分析：HAMA 将焦虑因子分为躯体性和精神性两大类。躯体性焦虑：七至十三项的得分比较高。精神性焦虑：一至六和十四项得分比较高。

2. HAMA 总分能较好地反映焦虑症状的严重程度。总分可以用来评价焦虑和抑郁障碍患者焦虑症状的严重程度和对各种药物、心理干预效果的评估。按照我国量表协作组提供的资料：总分 ≥ 29 分，可能为严重焦虑；≥ 21 分，肯定有明显焦虑；≥ 14 分，肯定有焦虑；超过 7 分，可能有焦虑；如小于 7 分，便没有焦虑症状。

汉密尔顿抑郁量表（HAMD）

症状	症状描述	得分
1. 抑郁情绪	（0）无； （1）轻度；（2）中度；（3）重度；（4）极重度。	
2. 罪恶感	（0）无； （1）轻度；（2）中度；（3）重度；（4）极重度。	
3. 自杀	（0）无； （1）轻度；（2）中度；（3）重度；（4）极重度。	
4. 入睡困难	（0）无； （1）轻度～中度；（2）重度。	

（续表）

症状	症状描述	得分
5. 睡眠不深	（0）无； （1）轻度～中度；（2）重度。	
6. 早醒	（0）无； （1）轻度～中度；（2）重度。	
7. 工作和兴趣	（0）无； （1）轻度；（2）中度；（3）重度；（4）极重度。	
8. 迟缓	（0）无； （1）轻度；（2）中度；（3）重度；（4）极重度。	
9. 激越	（0）无； （1）轻度；（2）中度；（3）重度；（4）极重度。	
10. 精神性焦虑	（0）无； （1）轻度；（2）中度；（3）重度；（4）极重度。	
11. 躯体性焦虑	（0）无； （1）轻度；（2）中度；（3）重度；（4）极重度。	
12. 胃肠道症状	（0）无； （1）轻度～中度；（2）重度。	
13. 全身症状	（0）无； （1）轻度～中度；（2）重度。	
14. 性症状	（0）无； （1）轻度～中度；（2）重度； （3）不能肯定，或该项对被评者不适合（不计入总分）。	
15. 疑病	（0）无； （1）轻度；（2）中度；（3）重度；（4）极重度。	
16. 体重减轻	（0）无； （1）轻度～中度；（2）重度。	
17. 自知力	（0）无； （1）轻度～中度；（2）重度。	
18. 日夜变化	（0）无； （1）轻度～中度；（2）重度。	
19. 现实解体和人格解放	（0）无； （1）轻度；（2）中度；（3）重度；（4）极重度。	
20. 偏执症状	（0）无； （1）轻度；（2）中度；（3）重度；（4）极重度。	
21. 强迫症状	（0）无； （1）轻度～中度；（2）重度。	
22. 能力减退感	（0）无； （1）轻度；（2）中度；（3）重度；（4）极重度。	

（续表）

症状	症状描述	得分
23. 绝望感	（0）无； （1）轻度；（2）中度；（3）重度；（4）极重度。	
24. 自卑感	（0）无； （1）轻度；（2）中度；（3）重度；（4）极重度。	

总分：_____分　　填表日期：_____年_____月_____日

评估人：_____

项目与评定标准：

0 ～ 4分级

1. 抑郁情绪：无、只在问到时才诉述、在言语中自发地表达、不用言语也可从表情 / 姿势 / 声音 / 欲哭中流露出这种情绪、学员的自发语言和非自发语言（表情 / 动作）几乎完全表现为这种情绪。

2. 罪恶感：无、责备自己，感到自己已连累他人、认为自己犯了罪或反复思考以往的过失和错误、认为目前的疾病是对自己错误的惩罚或有罪恶妄想、罪恶妄想伴有指责或威胁性幻觉。

3. 自杀：无、觉得活着没有意义、希望自己已经死去或常想到与死有关的事、消极观念（自杀观念）、有严重自杀行为。

7. 工作和兴趣：无、提问时才诉述、自发地直接或间接表达对活动 / 工作 / 学习失去兴趣、劳动或娱乐不满 3 小时、停止工作并不参加任何活动。

8. 迟缓：无、轻度迟缓、明显迟缓、精神检查进行困难、完全不能回答问题（木僵）。

9. 激越：无、有些心神不定、明显心神不定 / 小动作多、不能静坐、搓手 / 咬手指 / 扯头发 / 咬嘴唇。

10. 精神性焦虑：无、问到时才诉述、自发的表达、表情和言语流露明显忧虑、明显惊恐。

11. 躯体性焦虑（指焦虑的生理症状，胃肠道–口干 / 腹胀 / 腹泻 / 不消化 / 胃肠道痉挛 / 嗳气；心血管–心悸 / 头痛；呼吸系统–过度换气和叹息 / 尿频 / 出汗等）：无、轻度、中度（有上述症状）、重度（上述症状严重影响生活需加处理）、失能。

15. 疑病：无、对身体过分关注、反复考虑健康问题、有疑病妄想、伴幻觉的疑病妄想。

19. 现实解体和人格解放（指非真实感或虚无妄想）：无、问到时才诉述、自发诉述、有虚无妄想、伴幻觉的虚无妄想。

20. 偏执症状：无、有猜疑、有关系观念、有关系妄想或被害妄想、伴有幻觉的关系妄想或被害妄想。

22. 能力减退感：无、仅于提问时方引出主观体验、主动表示能力减退感、需鼓励 / 指导 / 安慰才能完成日常事务或个人卫生、穿衣 / 梳洗 / 进食 / 铺床 / 个人卫生均需他人协助。

23. 绝望感：无、有时怀疑"情况是否会好转"但解释后能接受、持续感到"没有希望"但解释后能接受、对未来感到灰心 / 悲观 / 绝望，解释后不能消除、反复诉述"我的病不会好了"。

24. 自卑感：无、仅在询问时诉述有自卑感、自动诉述"不如他人"、诉述"我一无是处 / 低人一等"、自卑感达妄想的程度。

0 ～ 2 分级

4. 入睡困难：无、主诉有时入睡困难（即上床后半小时仍不能入睡）、主诉每晚均有入睡困难。

5. 睡眠不深（中段睡眠）：无、睡眠浅多噩梦、晚上 12 点前曾醒来（不包括上厕所）。

6. 早醒（末段失眠）：无、有早醒，比平时早醒 1 小时但能重新入睡、早醒后无法重新入睡。

12. 胃肠道症状：无、食欲减退但不需他人鼓励便自行进食、进食需他人催促或请求应用泻药 / 助消化药。

13. 全身症状：无、四肢 / 背部 / 颈部沉重感 / 背痛 / 头痛 / 肌肉疼痛 / 全身乏力或疲惫、上述症状明显。

14. 性症状（性欲丧失 / 月经紊乱）：无、轻度、重度。

16. 体重减轻：无、也许有、确实有。

17. 自知力：承认情绪障碍或现在没有情绪障碍、承认有情绪障碍但归于伙食太差 / 环境问题 / 工作过忙 / 病毒感染 / 需要休息等、完全否认。

18. 日夜变化（白天重晚上轻）：无、轻度、严重。

21. 强迫症状（指强迫思维和强迫行为）：无、问到时才诉述、自发诉述。

结果分析：

正常：总分＜ 8 分；可能有抑郁症：总分 20 ～ 35 分；严重抑郁症：总分＞ 35 分。

SCL-90 症状自评量表

指导语： 以下表格中列出了有些人可能存在的问题，请仔细阅读每一条，然后根据最近一星期内下列问题影响你的实际情况，在 5 个选项内选择最合适的一项，在答题纸相应一格填上其得分。

题项	从无（1）	轻度（2）	中度（3）	偏重（4）	严重（5）
1. 头痛					
2. 神经过敏，心中不踏实					
3. 头脑中有不必要的想法或字句盘旋					
4. 头昏或昏倒					
5. 对异性的兴趣减退					
6. 对旁人责备求全					
7. 感到别人能控制你的思想					
8. 责怪别人制造麻烦					
9. 忘记性大					
10. 担心自己的衣饰整齐及仪态的端正					
11. 容易烦恼和激动					
12. 胸痛					
13. 害怕空旷的场所或街道					
14. 感到自己的精力下降，活动减慢					

（续表）

题项	从无（1）	轻度（2）	中度（3）	偏重（4）	严重（5）
15. 想结束自己的生命					
16. 听到旁人听不到的声音					
17. 发抖					
18. 感到大多数人都不可信任					
19. 胃口不好					
20. 容易哭泣					
21. 同异性相处时感到害羞不自在					
22. 感到受骗，中了圈套或有人想抓您					
23. 无缘无故地突然感到害怕					
24. 自己不能控制地大发脾气					
25. 怕单独出门					
26. 经常责怪自己					
27. 腰痛					
28. 感到难以完成任务					
29. 感到孤独					
30. 感到苦闷					
31. 过分担忧					
32. 对事物不感兴趣					
33. 感到害怕					
34. 我的感情容易受到伤害					
35. 旁人能知道您的私下想法					
36. 感到别人不理解您、不同情你					
37. 感到人们对你不友好，不喜欢您					
38. 做事必须做得很慢，以保证做得正确					
39. 心跳得很厉害					
40. 恶心或胃部不舒服					
41. 感到比不上他人					
42. 肌肉酸痛					
43. 感到有人在监视您、谈论您					
44. 难以入睡					
45. 做事必须反复检查					
46. 难以作出决定					
47. 怕乘电车、公共汽车、地铁或火车					
48. 呼吸有困难					

（续表）

题项	从无（1）	轻度（2）	中度（3）	偏重（4）	严重（5）
49. 一阵阵发冷或发热					
50. 因为感到害怕而避开某些东西、场合或活动					
51. 脑子变空了					
52. 身体发麻或刺痛					
53. 喉咙有梗塞感					
54. 感到对前途没有希望					
55. 不能集中注意力					
56. 感到身体的某一部分软弱无力					
57. 感到紧张或容易紧张					
58. 感到手或脚发沉					
59. 想到有关死亡的事					
60. 吃得太多					
61. 当别人看着您或谈论您时感到不自在					
62. 有一些不属于您自己的想法					
63. 有想打人或伤害他人的冲动					
64. 醒得太早					
65. 必须反复洗手、点数目或触摸某些东西					
66. 睡得不稳不深					
67. 有想摔坏或破坏东西的冲动					
68. 有一些别人没有的想法或念头					
69. 感到对别人神经过敏					
70. 在商店或电影院等人多的地方感到不自在					
71. 感到任何事情都很难做					
72. 一阵阵恐惧或惊恐					
73. 感到在公共场合吃东西很不舒服					
74. 经常与人争论					
75. 单独一人时神经很紧张					
76. 别人对您的成绩没有作出恰当的评价					
77. 即使和别人在一起也感到孤单					
78. 感到坐立不安心神不宁					
79. 感到自己没有什么价值					
80. 感到熟悉的东西变得陌生或不像是真的					
81. 大叫或摔东西					
82. 害怕会在公共场合昏倒					

（续表）

题项	从无（1）	轻度（2）	中度（3）	偏重（4）	严重（5）
83.感到别人想占您的便宜					
84.为一些有关"性"的想法而很苦恼					
85.认为应该因为自己的过错而受到惩罚					
86.感到要赶快把事情做完					
87.感到自己的身体有严重问题					
88.从未感到和其他人很亲近					
89.感到自己有罪					
90.感到自己的脑子有毛病					

项目与评定标准

该量表包括 90 个条目，共 9 个分量表，即躯体化、强迫症状、人际关系敏感、抑郁、焦虑、敌对、恐怖、偏执和精神病性。

1. 躯体化：包括 1、4、12、27、40、42、48、49、52、53、56、58 共 12 项。该因子主要反映主观的身体不适感。

2. 强迫症状：包括 3、9、10、28、38、45、46、51、55、65 共 10 项，反映临床上的强迫症状群。

3. 人际关系敏感：包括 6、21、34、36、37、41、61、69、73 共 9 项。主要指某些个人不自在感和自卑感，尤其是在与其他人相比较时更突出。

4. 抑郁：包括 5、14、15、20、22、26、29、30、31、32、54、71、79 共 13 项。反映与临床上抑郁症状群相联系的广泛的概念。

5. 焦虑：包括 2、17、23、33、39、57、72、78、80、86 共 10 个项目。指在临床上明显与焦虑症状群相联系的精神症状及体验。

6. 敌对：包括 11、24、63、67、74、81 共 6 项。主要从思维、情感及行为三方面来反映患者的敌对表现。

7. 恐怖：包括 13、25、47、50、70、75、82 共 7 项。它与传统的恐怖状态或广场恐怖所反映的内容基本一致。

8. 偏执：包括 8、18、43、68、76、83 共 6 项。主要是指猜疑和关系妄想。

9. 精神病性：包括 7、16、35、62、77、84、85、87、88、90 共 10 项。其中幻听，思维播散，被洞悉感等反映精神分裂样症状项目。

19、44、59、60、64、66、89 共 7 个项目，未能归入上述因子，它们主要反映睡眠及饮食情况。我们在有些资料分析中，将之归为因子 10（其他）。

结果分析

总症状指数：是指总的来看，被试的自我症状评价介于"没有"到"严重"的哪一个水平。总症状指数的分数在 0 ～ 5 分，表明被试自我感觉没有量表中所列的症状：在 5 ～ 15 分，表明被试感觉有点症状，但发生得并不频繁；在 1.5 ～ 2.5 分，表明被试感觉有症状，其严重程度为轻到中度；在 2.5 ～ 3.5 分，表明被试感觉有症状，其程度为中到严重；在 3.5 ～ 4 分表明被试感觉有，且症状的频度和强度都十分严重。

阳性项目数：是指被评为 1 ～ 4 分的项目数分别是多少，它表示被试在多少项目中感到"有症状"。

阴性项目数：是指被评为 0 分的项目数，它表示被试"无症状"的项目有多少。

阳性症状均分：是指个体自我感觉不佳的项目的程度究竟处于哪个水平。其意义与总症状指数相同。

因子分：SCL-90 包括 9 个因子，每一个因子反映出个体某方面的症状情况，通过因子分可了解症状分布特点。当个体在某一因子的得分大于 2 时，即超出正常均分，则个体在该方面就很有可能有心理健康方面的问题。

1. 躯体化：主要反映身体不适感，包括心血管、胃肠道、呼吸和其他系统的不适，和头痛、背痛、肌肉酸痛，以及焦虑等躯体不适表现。

该分量表的得分在 0 ～ 48 分。得分在 24 分以上，表明个体在身体上有较明显的不适感，并常伴有头痛、肌肉酸痛等症状。得分在 12 分以下，躯体症状表现不明显。总的来说，得分越高，躯体的不适感越强；得分越低，症状体验越不明显。

2. 强迫症状：主要指那些明知没有必要，但又无法摆脱的无意义的思想、冲动和行为，还有一些比较一般的认知障碍的行为征象也在这一因子中反映出来。

该分量表的得分在 0 ～ 40 分。得分在 20 分以上，强迫症状较明显。得分在 10 分以下，强迫症状不明显。总的来说，得分越高，表明个体越无法摆脱一些无意义的行为、思想和冲动，并可能表现出一些认知障碍的行为征兆。得分越低，表明个体在此种症状上表现越不明显，没有出现强迫行为。

3. 人际关系敏感：主要是指在某些人际关系中的不自在与自卑感，特别是与其他人相比较时更加突出。在人际交往中的自卑感、心神不安、明显的不自在，及人际交流中的不良自我暗示、消极的期待等是这方面症状的典型原因。该分量表的得分在 0 ～ 36 分。得分在 18 分以上，表明个体人际关系较为敏感，人际交往中自卑感较强，并伴有行为症状（如坐立不安、退缩等）。得分在 9 分以下，表明个体在人际关系上较为正常。总的来说，得分越高，个体在人际交往中表现的问题就越多：自卑，自我中心越突出，并且已表现出消极的期待；得分越低，个体在人际关系上越能应付自如，人际交流自信、胸有成竹，并抱有积极的期待。

4. 抑郁：苦闷的情感与心境为代表性症状，还以生活兴趣的减退、动力缺乏、活力丧失等为特征。还表现出失望、悲观以及与抑郁相联系的认知和躯体方面的感受，另外，还包括有关死亡的思想和自杀观念。该分量表的得分在 0 ～ 52 分。得分在 26 分以上，表明个体的抑郁程度较强，生活缺乏足够的兴趣，缺乏运动活力，极端情况下，可能会有想死的思想和自杀的观念。得分在 13 分以下，表明个体抑郁程度较弱，生活态度乐观积极，充满活力，心境愉快。总的来说，得分越高，抑郁程度越明显，得分越低，抑郁程度越不明显。

5. 焦虑：一般指那些烦躁、坐立不安、神经过敏、紧张，及由此产生的躯体征象，如震颤等。该分量表的得分在 0 ～ 40 分。得分在 20 分以上，表明个体较易焦虑，易表现出烦躁、不安静和神经过敏，极端时可能导致惊恐发作。得分在 10 分以下，表明个体不易焦虑，易表现出安定的状态。总的来说，得分越高，焦虑表现越明显；得分越低，越不会导致焦虑。

6. 敌对：主要从三方面来反映敌对的表现：思想、感情及行为。其项目包括厌烦的感觉、摔物、争论，直到不可控制的脾气暴发等各方面。该分量表的得分在 0～24 分。得分在 12 分以上，表明个体易表现出敌对的思想、情感和行为。得分在 6 以下，表明个体容易表现出友好的思想、情感和行为。总的来说，得分越高，个体越容易敌对，好争论，脾气难以控制；得分越低，个体的脾气越温和，待人友好，不喜欢争论，无破坏行为。

7. 恐怖：恐惧的对象包括出门旅行、空旷场地、人群或公共场所和交通工具。此外，还有社交恐怖。该分量表的得分在 0～28 分。得分在 14 分以上，表明个体恐怖症状较为明显，常表现出社交、广场和人群恐惧；得分在 7 分以下，表明个体的恐怖症状不明显。总的说来，得分越高，个体越容易对一些场所和物体发生恐惧，并伴有明显的躯体症状；得分越低，个体越不易产生恐怖心理，越能正常地交往和活动。

8. 偏执：主要指投射性思维，敌对、猜疑、妄想、被动体验和夸大等。该分量表的得分在 0～24 分。得分在 12 分以上，表明个体的偏执症状明显，较易猜疑和敌对；得分在 6 分以下，表明个体的偏执症状不明显。总的说来，得分越高，个体越易偏执，表现出投射性的思维和妄想；得分越低，个体思维越不易走极端。

9. 精神病性：反映各式各样的急性症状和行为，即限定不严的精神病性过程的症状表现。该分量表的得分在 0～40 分。得分在 20 分以上，表明个体的精神病性症状较为明显；得分在 10 分以下，表明个体的精神病性症状不明显。总的来说，得分越高，越多地表现出精神病性症状和行为；得分越低，就越少表现出这些症状和行为。

10. 其他项目：作为附加项目或其他，作为第 10 个因子来处理，以便使各因子分数之和等于总分。

自杀风险因素评估量表

项目			说明
一类危险因素	抑郁症		1 轻；2 中；3 重
	自杀观念	有无	1 有；0 无
		频度	1 轻度；2 经常
		程度	1 轻度；2 强烈
		时程	1 短暂；2 持续
	自杀企图	频度	1 偶尔；2 多次
		计划性	1 盲目；2 有计划
		坚定性	1 犹豫；2 下决心
	自我评价		1 自责；2 自罪
	自杀方式	有无	1 无具体方式；2 方法易，待实施
		可救治性	1 易发现可救治；2 隐秘，不易救治
	无望		0 无；1 有
	无助		0 无；1 有
	酒精药物滥用		0 无；1 有

（续表）

项目		说明
二类危险因素	年龄	0＜45岁；1＞45岁
	性别	1女；2男
	婚姻状况	0已婚；1未婚；2离异或丧偶
	职业情况	0在职；1失业
	健康状况	0身体健康；1患多种疾病（未影响功能）；2患多种疾病（严重影响功能）
三类危险因素	人际关系不良	0无；1有
	性格特征	0良好、乐观；1自私、冲动
	家庭支持	0良好；1差
	事业成就	0事业有成；1一事无成
	人际交往	0交友多；1交往少
	应激事件	0无；1有
	自知力	0自知力好；1自知力差

结果分析

30～40分为极度危险　　　　20～30分为很危险

10～20分为危险　　　　　　10分以下为较安全

课前访谈

一、课前访谈的重要性

开始正式进行六周课前，带领人需要对学员开展一个课前介绍会，将正念的有关大致内容和课程安排介绍给大家了解。在课前介绍会之后，带领人对学员进行课前访谈。课前访谈包括课前问卷调查表以及课前个别访谈。通过课前访谈不仅可以挖掘学员可能经历的困难体验以及对课程的期待，以便帮助学员建立坚持学习的计划，而且有助于在前期筛选出存在上课风险的学员，以增强学员上课的安全性。

在问卷调查时，学员们可以得到课前问卷调查表。该调查表内容分为五大模块，分别为《一般资料评估》《健康状况调查》《相关课程的调查》《知情同意书》以及《保密协议》。在问卷调查之后，对于有需要进一步了解和评估焦虑抑郁状况的学员，带领人可以使用此课程提供的汉密尔顿焦虑抑郁评分量表以及SCL-90症状自评量表进行评估。通过课前问卷调查表和临床症状评估后，带领人可以对学员们的情况有大致的了解，包括家庭情况、疾病程度以及学员对疾病的认知程度等。这些基本资料的了解是带领人与学员接下来进行访谈的连接点。

课前个别访谈是针对课前问卷调查表所收集的信息，筛选出大约25%需要进一步了解情况的学员，然后进行一对一访谈。在课前访谈期间，带领人需注意以下几个方面：

◇ 当你进行访谈时，要确定能够给学员足够的时间陈述他们如何与心身问题共处，可能他们会感到自己非常脆弱，以致容易恶化或复发。

◇ 当探讨为什么他们会感受到仍然存在心身问题风险之后，你可以利用学员的例子和经验大致掌握学员的认知现状以及造成身体问题的因素，然后再协助他们了解正念在缓解心身问题过程中所扮演的角色。

◇ 在访谈结束前，对于决定参加此课程的成员，你需要重申课程对他们的期待，以及正念临床团体是如何帮助到他们的，要确保回答了任何学员的提问。

◇ 需要和成员共同决定现阶段进行正念临床团体的学习对他/她是否恰当。

二、课前访谈的内容

1. 是什么让你来到这里的？访谈的其中一个方式就是请成员说出是什么让他们走入此刻的痛苦状态？既往存在不同强度及长度痛苦所形成的累积效应，会对他们自己和家庭造成沉重负担。在陈述的过程中，特别需要注意的是当事人对自己的身心痛苦有何情绪反应？当事人如何解释自己的痛苦？他们如何理解自己的躯体疾病和情绪的关系？

接着，聚焦在最近一次身心痛苦中，当事人所注意到的触发因素是什么？这一次他们面对了什么特别的症状模式？他们如何试着去处理？他们有没有注意到自己有想要抽离、逃避、反刍和压抑内在反应的倾向？并试着探索他们所习惯的调节方法。

最后，通过动机式访谈的研究体式，学员对改变现状的迫切感相当准确地预示了他们对于承诺的治疗课程出席率以及投入，收集这项资料，将帮助带领人决定"现在"是否是此学员学习此课程的合适时间点。

2. 我们如何了解身心痛苦？第一，引述最新的科学知识，说明哪些因素让我们容易罹患痛苦。引述这类内容时，带领人应该询问成员的想法，或问他们这些研究发现是否与他们的经验相匹配，以便将科学与实际联系起来，更好地帮助学员了解痛苦是如何产生的。

第二，传达有关最新的研究信息，如在任何一次身心痛苦期间，负面心情随着负面想法引发不适的身体感觉。然而，在这次的身心痛苦当中，负面心情和同时发生的负面思考模式两者间的联结关系已经被建立起来，这意味着当个人再一次因任何理由甚至只是小小的负面心情感受到难过时，他们很容易再一次认为"我是失败的，我是不足的"，即使这样的思想跟当下的情景并不相符。他们原先以为这样反复思量，就可以帮助他们找到答案，但其实这么做只会延长并且加深情绪旋涡，接着随着时间而来的另一次身心痛苦，可能就会全然爆发出来。

第三，引入正念。正念临床团体所传达的一个主要信息就是我们能够学会退一步，找到不同的方式看待这些思考模式，这个课程的目的就是要协助你找到方法，达成此目标。

3. 正念临床团体如何帮助你？一开始就问学员是否已经对正念有所了解，他们或是第一次接触到这个方法，或是读过关于这个课程的文章，或是在网络上找过相关信息，也或者已经阅读过相关书籍，同时他们想从课程中得到什么，过去有没有接受过认知行为疗法（CBT）或禅修经验。可能一些成员对于课程中间有关认知行为疗法（CBT）的部分并不介意，但当他们得知这个课程的其中一个核心技巧是学习正念练习时可能会有疑惑。此时身为带领人要留意他们的反应，尝试引导学员的好奇心。例如，利用这个大好的机会来告诉正在面临注意力困扰的学员们"本课程的第一部分就是训练专注力"。

此外，你可以继续进行以下说明：关于此课程本身，一些临床研究表示，以正念为基础的课程教你如何觉察内心的运作方式，使你认识到自己可以在哪一点做出选择，避免陷入有问题的思维模式当中，可以帮助你减轻生活中的压力，明显减轻身心痛苦。但是要做到这一点，正念练习是一个主要方法，它涵盖不同的练习，我们会帮助你找到对你最有帮助的练习方法。

最后带领人告知学员：在课程期间，我们会要求你在课堂上及家里尝试所有的练习，我们也强调课堂会提供给你一个以仁慈和温柔的态度来面对任何新的学习，并且能够更好地照顾自己的机会。

4. 结束访谈：在访谈结束前很重要的一步是带领人和学员要决定进入此课程是否是当下最佳的决定。在很多情况下，答案是显而易见的。然而，有时候在具体详述课程即将进行的内容后，由于学员工作或生活太繁忙，可能没有时间坚持下去，或者他们可能感觉复发风险不大，不值得投入那么多时间而使有些成员表达出有所保留的情况，所以作为团体带领人，在考虑这些因素后，你的考量可能也要结合某个学员对团体课程的破坏性、学员过去曾有的创伤经验尚未接受、学员正在接受个别心理治疗或是学员仍在经历身心痛苦的急性症状来决定某个学员目前是否适合参加这个课程。因此有时候建议学员把参加以正念为基础的课程当作未来的一个选项，会让这个人如释重负。

最后，让访谈在带有希望的氛围中结束，并且清楚地表达学员能够走到现在且期盼课程来临是极具勇气的。

家庭作业记录表

第一课

家庭作业记录表

日期／时间	是否练习（√）	练习时间	自我感受	
			正式练习 （身体扫描、正念呼吸）	非正式练习 （正念进食、正念饮水）
日期： 时间：	身体扫描： 是　　否 呼吸： 是　　否			
日期： 时间：	身体扫描： 是　　否 呼吸： 是　　否			
日期： 时间：	身体扫描： 是　　否 呼吸： 是　　否			

（续表）

日期 / 时间	是否练习（√）	练习时间	自我感受	
			正式练习 （身体扫描、正念呼吸）	非正式练习 （正念进食、正念饮水）
日期： 时间：	身体扫描： 　是　　否 呼吸： 　是　　否			
日期： 时间：	身体扫描： 　是　　否 呼吸： 　是　　否			
日期： 时间：	身体扫描： 　是　　否 呼吸： 　是　　否			

第二课

家庭作业记录表

日期 / 时间	是否练习（√）	练习时间	自我感受	
			正式练习 （身体扫描、正念呼吸）	非正式练习 （正念进食、正念饮水）
日期： 时间：	身体扫描： 　是　　否 呼吸： 　是　　否 每日正念：			
日期： 时间：	身体扫描： 　是　　否 呼吸： 　是　　否 每日正念：			
日期： 时间：	身体扫描： 　是　　否 呼吸： 　是　　否 每日正念：			
日期： 时间：	身体扫描： 　是　　否 呼吸： 　是　　否 每日正念：			

（续表）

日期/时间	是否练习（√）	练习时间	自我感受	
			正式练习 （身体扫描、正念呼吸）	非正式练习 （正念进食、正念饮水）
日期： 时间：	身体扫描： 是　否 呼吸： 是　否 每日正念：			
日期： 时间：	身体扫描： 是　否 呼吸： 是　否 每日正念：			

愉悦事件记录表

姓名：＿＿＿＿＿＿＿

在愉悦事件发生时有意去关注它。使用下面的问题将注意力集中在愉悦事件的细节上，随后记录下来。

星期	这个经历是什么	在这个经历中，你的身体具体是什么感觉	伴随着这个事件的情绪和感受是什么	你的脑海中有些什么想法	在你记录下这些内容时，你的脑海中有什么想法
举例	下班后回家的路上停下来，听鸟在唱歌	表情很轻松，双肩很放松，嘴角微微扬起	放松、愉快	"这很好""好可爱"（小鸟），在外面真好	"这件事很小，但是我很高兴我注意到了"
星期一					
星期二					
星期三					
星期四					
星期五					
星期六					
星期日					

第三课

家庭作业记录表

姓名：_____

在家庭作业记录表上记录你每一次的练习。家庭练习中出现的任何事情也都要记录下来，以便于我们在下一次见面的时候进行讨论。

日期 / 时间	是否练习（√）	练习时间	自我感受	
			正式练习（身体扫描、正念瑜伽）	非正式练习（正念进食、正念饮水等）
日期： 时间：	正念瑜伽： 是　　否 呼吸空间： 是　　否：			
日期： 时间：	身体扫描： 是　　否 呼吸空间： 是　　否：			
日期： 时间：	正念瑜伽： 是　　否 呼吸空间： 是　　否：			
日期： 时间：	身体扫描： 是　　否 呼吸空间： 是　　否：			
日期： 时间：	正念瑜伽： 是　　否 呼吸空间： 是　　否：			
日期： 时间：	身体扫描： 是　　否 呼吸空间： 是　　否：			

不愉悦事件记录表

姓名：_____

在不愉快事件发生时去觉知它。使用这些问题来使你的意识集中于不愉快事件发生时的细节。将它们记录下来。

星期	这是什么体验？	你的身体有什么感觉？	你觉察到什么样的心境或情绪？	你脑海中出现什么想法？	当你写下这些时，有什么想法出现？
举例	等待电话公司的工作人员来修复我们的线路，发现我错过了一个重要工作会议	太阳穴跳动，脖子、肩膀紧张，踱来踱去	生气，无助	"这就是他们所谓的服务？""它们不必负责，他们是垄断者"这是一次我不想错过的回忆	"我希望我不会再次经历这些"
星期一					
星期二					
星期三					
星期四					
星期五					

第四课

家庭作业记录表

姓名：_____

在家庭作业记录表上记录你每一次的练习。家庭练习中出现的任何事情也都要记录下来，以便于我们在下一次见面的时候进行讨论。

日期 / 时间	是否练习（√）	练习时间	自我感受
日期： 时间：	静坐 / 立式瑜伽 / 躺式瑜伽 / 身体扫描 是　　否 慈心禅 / 安抚地触碰 是　　否		
日期： 时间：	静坐 / 立式瑜伽 / 躺式瑜伽 / 身体扫描 是　　否 慈心禅 / 安抚地触碰 是　　否		
日期： 时间：	静坐 / 立式瑜伽 / 躺式瑜伽 / 身体扫描 是　　否 慈心禅 / 安抚地触碰 是　　否		

日期 / 时间	是否练习（√）	练习时间	自我感受
日期： 时间：	静坐 / 立式瑜伽 / 躺式瑜伽 / 身体扫描 是　　否 慈心禅 / 安抚地触碰 是　　否		
日期： 时间：	静坐 / 立式瑜伽 / 躺式瑜伽 / 身体扫描 是　　否 慈心禅 / 安抚地触碰 是　　否		
日期： 时间：	静坐 / 立式瑜伽 / 躺式瑜伽 / 身体扫描 是　　否 慈心禅 / 安抚地触碰 是　　否		

第五课

家庭作业记录表

姓名：_____

在家庭作业记录表上记录你每一次的练习。家庭练习中出现的任何事情也都要记录下来，以便于我们在下一次见面的时候进行讨论。

日期 / 时间	是否练习（√）	练习时间	自我感受
日期： 时间：	静坐 / 立式瑜伽 / 躺式瑜伽 / 身体扫描 是　　否 呼吸空间 是　　否		
日期： 时间：	静坐 / 立式瑜伽 / 躺式瑜伽 / 身体扫描 是　　否 呼吸空间 是　　否		
日期： 时间：	静坐 / 立式瑜伽 / 躺式瑜伽 / 身体扫描 是　　否 呼吸空间 是　　否		
日期： 时间：	静坐 / 立式瑜伽 / 躺式瑜伽 / 身体扫描 是　　否 呼吸空间 是　　否		

（续表）

日期 / 时间	是否练习（√）	练习时间	自我感受
日期： 时间：	静坐 / 立式瑜伽 / 躺式瑜伽 / 身体扫描 是　　否 呼吸空间 是　　否		
日期： 时间：	静坐 / 立式瑜伽 / 躺式瑜伽 / 身体扫描 是　　否 呼吸空间 是　　否		

参考文献

［1］弗洛姆，铃木大拙．禅宗与精神分析［M］．王雷泉，译．贵阳：贵州人民出版社，1998.

［2］埃文·汤普森．生命中的心智：生物学、现象学和心智科学［M］．李恒威，李恒熙，徐燕，译．杭州：浙江大学出版社，2013.

［3］巴尔斯．认知、脑与意识：认知神经科学导论：原著第2版［M］．北京：科学出版社，2012.

［4］北京市教育矫治（戒毒管理）局．基于正念的成瘾行为复发预防：临床医生指南［M］．北京：人民卫生出版社，2016.

［5］陈丽珍．乔·卡巴金的"正念修行"心理治疗探析［D］．厦门华侨大学，2013.

［6］崔涛涛，李昌琪，张建一．表观遗传学在神经可塑性中的作用［J］．神经解剖学杂志，2008（06）：661-664.

［7］杜辉，李桂侠，吕学玉，等．失眠的心理生理发病机制探讨［J］．世界中医药，2013，8（05）：507-509.

［8］段登艾，阮冶，周莉，等．正念应用领域的研究进展［J］．中外医学研究，2022，20（10）：178-184.

［9］方方，王佐仁，王立平，等．我国认知神经科学的研究现状及发展建议［J］．中国科学基金，2017，31（03）：266-274.

［10］葛詹尼加．认知神经科学：关于心智的生物学［M］．周晓林，高定国译．北京：中国轻工业出版社，2011.

［11］耿岩．正念健心操对中学生心理健康的影响［D］．北京：首都师范大学，2013.

［12］郭立燕，翟敏，刘佳宁，等．胚胎停育与焦虑抑郁及孕期生活事件的关系［J］．中华行为医学与脑科学杂志，2017，26（2）：167-171.

［13］赫什菲尔德，科博伊．强迫症的正念治疗手册［M］．聂晶，译．北京：中国轻工业出版社，2015.

［14］纪春磊，王丽萍，徐伟，等．我国正念治疗研究进展及评价［J］．国际精神病学杂志，2018，45（04）：584-586.

［15］季力，崔晓．丰富环境对脑神经可塑性的影响［J］．神经病学与神经康复学杂志，2013，10（02）：99-101.

［16］国家卫生健康委员会．精神障碍诊疗规范（2020年版）．2020.

［17］威尔伯，安格勒，布朗．意识的转化［M］．李孟浩，董建中，译．上海：东方出版中心，2015.

［18］李攀，孙凤艳．表观遗传调节在神经发育中的生理及病理学意义初探［J］．生理科学进展，2010，41（05）：335-340.

［19］李清清．佛教"四念处"理论的心理学解读与实证研究［D］．苏州：苏州大学，2019.

［20］李英，席敏娜，申荷永．正念禅修在心理治疗和医学领域中的应用［J］．心理科学，2009，32（02）：397-398.

［21］廖艳辉．正念的科学性研究［J］．国际精神病学杂志，2018，45（05）：769-771.

［22］刘曙．不同方式的正念训练对注意控制功能的影响［D］．北京：北京体育大学，2019.

［23］刘兴华，韩开雷，徐慰．以正念为基础的认知行为疗法对强迫症患者的效果［J］．中国心理卫生杂志，2011，25（012）：915-920.

［24］刘兴华，徐钧，张琴，等．"此刻觉察"正念训练的定义、操作及可行性［J］．中国健康心理学杂志，2016，24（08）：1224-1229.

［25］陆林，沈渔邨．精神病学［M］．6版．北京：人民卫生出版社，2018.

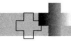

［26］吕勇，王春梅.意识与注意的关系——注意对意识产生的充分性与必要性探析［J］.心理与行为研究，2016，14（01）：127-133.

［27］罗爱菊，李红丽，梁春环.妊娠期团体正念训练对产前轻中度抑郁待产妇心理状态及分娩结局的影响［J］.全科护理，2021，19（30）：4260-4262.

［28］马超.执行功能训练和正念训练对促进小学儿童注意力的比较［D］.呼和浩特：内蒙古师范大学，2013.

［29］马克·威廉姆斯，约翰·蒂斯代尔，辛德尔·西格尔，等.正念之道［M］.童慧琦，张娜，译.北京：机械工业出版社，2015：79-80.

［30］迈克尔·辛克莱，乔茜·赛德尔.正念减压：写给现代人的减压指南［M］.钱峰，译.北京：人民出版社，2016.

［31］彭彦琴，居敏珠.正念机制的核心：注意还是态度？［J］.心理科学，2013，36（4）：1009-1013.

［32］乔恩·卡巴金.正念——此刻是一枝花［M］.王俊兰，译.北京：机械工业出版社，2015.

［33］乔恩·卡巴金.多舛的生命：正念疗愈帮你抚平压力，疼痛和创伤［M］.童慧琦，高旭滨，译.北京：机械工业出版社，2018.

［34］乔恩·卡巴金.正念，身心安顿的禅修之道［M］.雷叔云，译.海口：海南出版社，2009.

［35］沈涛，白晓霞.正念疗法对孕妇心理健康的影响［J］.国际生殖健康/计划生育杂志，2019，38（2）：134-137.

［36］史蒂文·C·海斯，维多利亚·M·福利特，玛莎·M·莱恩汉.正念与接受——认知行为疗法第三浪潮［M］.叶红萍，李鸣，译.上海：东方出版中心，2010.

［37］舒玲，席明霞，吴传芳，等.正念瑜伽训练对孕妇睡眠质量、焦虑情绪及分娩恐惧的影响.专科护理，2018，10（18）：1422-1427

［38］孙媛，陈雪，曹静，等.孕妇焦虑抑郁情绪的正念练习效果研究［J］.中国实用妇科与产科杂志，2017，33（7）：715-720.

［39］唐隆君.卡巴金正念减压疗法的佛教因素探析［D］.西安：西北大学，2019.

［40］唐孝威，陈硕.心智的定量研究［M］.杭州：浙江大学出版社，2009.

［41］瓦雷拉，汤普森，罗施.具身心智：认知科学和人类经验［M］.李恒威，译.杭州：浙江大学出版社，2010.

［42］陈巍.寻找心智的生物学基础［J］.科技导报，2011，29（2）：81.

［43］汪芬，黄宇霞.正念的心理和脑机制［J］.心理科学进展，2011，19（11）：1635-1644.

［44］汪卫东，刘艳骄，慈书平.睡眠障碍的中西医结合诊疗基础与临床［M］.北京：中国中医药出版社，2011：182.

［45］汪晓东，张立春，肖鑫雨.大脑学习探秘——认知神经科学研究进展［J］.开放教育研究，2011，17（05）：40-51.

［46］谢晶.多学科视域中的正念研究：回顾与展望［J］.衡阳师范学院学报，2020，41（05）：159-164.

［47］熊韦锐."正念"疗法产生与发展的历史根由及其理论缺失［J］.医学与哲学（人文社会医学版），2010，31（10）：49-50.

［48］徐华桢，柳娜，王纯，张宁.心理治疗的DNA甲基化机制［J］.中国心理卫生杂志，2019，33（7）：504-507.

［49］徐慰，王玉正，刘兴华.8周正念训练对负性情绪的改善效果［J］.中国心理卫生杂志，2015，29（7）：497-502.

［50］许雅娟，王晓东，刘佳佳，黄建德，孙伟.正念治疗对慢性失眠障碍疗效的探索性研究［J］.中国药物依赖性杂志.2021，30（6）：468-471

［51］叶书红.产前心理护理干预对初产妇分娩方式及分娩后抑郁的影响［J］.河南医学研究，2017，26（14）：2678-2679.

［52］张念峰.正念的力量［M］.北京：中国言实出版社，2015.

［53］张守信，金连弘.神经生物学［M］.北京：科学出版社，2002.

［54］珍·克里斯特勒，艾莉莎·鲍曼.学会吃饭［M］.颜佐桦，译.北京：中国友谊出版公司，2019.

［55］许雅娟，王晓东，刘佳佳，等.正念治疗对慢性失眠障碍疗效的探索性研究［J］.中国药物依赖性杂志，2021，30（6）：468-471.

［56］周统权，徐晶晶 . 心智哲学的神经、心理学基础：以心智理论研究为例［J］. 外语教学，2012，33（01）：8-15.

［57］丹尼尔 · 西格尔 . 正念的心理治疗师——临床工作者手册［M］. 林颖，译 . 北京：中国轻工业出版社，2013

［58］ABOITIZ F，LÓPEZ J，MONTIEL J. Long distance communication in the human brain：timing constraints or interhemispheric synchrony and the origin of brain lateralization［J］. Biological Research，2003，36：89-99.

［59］ALDERDIC F，MCNEILL J，LYNN F. A systematic review of systematic reviews of interventions to improve maternal mental health and well-being［J］. Midwifery，2013，29（4）：389-399.

［60］ALLOPENNA P A. A model for closing schools in suburban school districts［M］. New York：New York University，1977.

［61］ARCH JJ，AYERS CR，BAKER A，ALMKLOV E，DEAN DJ，CRASKE MG. Randomized clinical trial of adapted mindfulness-based stress reduction versus group cognitive behavioral therapy for heterogeneous anxiety disorders［J］. Behav Res Ther，2013；51（4-5）：185-196.

［62］BAER R. Ethics values，virtues，and character strengths in mindfulness-based interventions：a psychological science perspective［J］. Mindfulness（NY），2015，6（4）：956-969.

［63］BAER，R. A. Mindfulness training as clinical intervention：A conceptual and empirical review. Clinical Psychology：Science and Practice，2003，10，125-143.

［64］BAIJAL S，JHA AP，KIYONAGA A，et al. The influence of concentrative meditation training on the development of attention networks during early adolescence［J］. Front Psychol，2011，2：153.

［65］BARDACKE N. Mindful birthing：Training the mind，body and heart for childbirth and beyond［M］. New York：Harper Collins Publishers，2012.

［66］BEDDOE AE，LEE KA，WEISS SJ，et al. Effects of mindful yoga on sleep in pregnant women：a pilot study. Biol Res Nurs，2010，11（4）：363-370.

［67］BEDDOE AE，PAUL YANG CP，KENNEDY HP，et al. The effects of mindfulness-based yoga during pregnancy on maternal psychological and physical distress. J Obstet Gynecol Neonatal Nurs，2009，38（3）：310-319.

［68］BENZO RP，ANDERSON PM，BRONARS C，CLARK M. Mindfulness for Healthcare Providers：The Role of Non-Reactivity in Reducing Stress. Explore，2018，14（6）：453-456.

［69］BISHOP SR，LAU M，SHAPIRO S，et al. Mindfulness：a proposed operational definition［J］. Clin Psychol：Sci Pract，2004，11（3）：230- 241.

［70］BISHOP S R，LAU M，SHAPIRO S，et al. Mindfulness：A proposed operational definition［J］. Clinical psychology：Science and Practice，2004，11（3）：230.

［71］BREIVIK H. International association for the study of pain：up-date on WHO-IASP activities. J Pain Symptom Manag，2002，24（2）：97-101.

［72］BYRNE J，HAUCK Y，FISHER C，et al.Effectiveness of a mindfulness-based childbirth education pilot study on maternal self-efficacy and fear of childbirth. J Midwifery Womens Health，2014，59（2）：192-197.

［73］BYRNE J，HAUCK Y，FISHER C，et al. Effectiveness of a mindfulness-based childbirth education pilot study on maternal self-efficacy and fear of childbirth［J］. Journal of Midwifery & Women's Health，2014，59（2）：192-197.

［74］CARLSON LE，SPECA M. Mindfulness-based cancer recovery：a step- by-step MBSR approach to help you cope with treatment & reclaim your life［M］. Oakland：New Harbinger Publications，2011.

［75］CARSON J W，KEEFE F J，LYNCH T R，et al. Loving-kindness meditation for chronic low back pain：Results from a pilot trial［J］. Journal of Holistic Nursing，2005，23（3）：287-304.

［76］COSTA MA，GONÇALVES FG，TATTON-RAMOS T，FONSECA N，SCHWINN JK，ALVES SG，et al. A Three-Arm Randomized Clinical Trial Comparing the Efcacy of a Mindfulness-Based Intervention with an Active Comparison Group and Fluoxetine Treatment for Adults with Generalized Anxiety Disorder.

Psychother Psychosom，2021，90（4）：269-279.

［77］CRANE RS. Mindfulness-based Cognitive Therapy：Distinctive features［M］. London：Routledge，2009.

［78］CRANE R S，EAMES C，KUYKEN W，et al. Mindfulness-based Interventions：Teaching Assessment Criteria［J］. Assessment，2021.

［79］CRESWELL J D，EISENBERGER N I，LIEBERMAN M D. Neurobehavioral correlates of mindfulness during social exclusion［J］. Unpublished data，University of California，Los Angeles，2007.

［80］DIDONNA，FABRIZIO. Clinical Handbook of Mindfulness［M］. Springer Science+Business Media，LLC，2009.

［81］DUNCAN L G，SHADDIX C. Mindfulness-based childbirth and parenting（MBCP）：innovation in birth preparation to support healthy，happy families［J］. International Journal of Birth and Parent Education，2015，2（2）：30.

［82］EVANS S，FERRANDO S，FINDLER M，et al. Mindfulness-based cognitive therapy for generalized anxiety disorder. J Anxiety Disord，2008，22（4）：716-721.

［83］FANG C Y，REIBEL D K，LONGACRE M L，et al. Enhanced psychosocial well-being following participation in a mindfulness-based stress reduction program is associated with increased natural killer cell activity［J］. The Journal of Alternative and Complementary Medicine，2010，16（5）：531-538.

［84］FERRELL B A，FERRELL B R，OSTERWEIL D. Pain in the nursing home［J］. Journal of the American Geriatrics Society，1990，38（4）：409-414.

［85］FOX P L，RAINA P，JADAD A R. Prevalence and treatment of pain in older adults in nursing homes and other long-term care institutions：a systematic review［J］. CMAJ，1999，160（3）：329-333.

［86］FREDRICKSON B L，COHN M A，COFFEY K A，et al. Open hearts build lives：positive emotions，induced through loving-kindness meditation，build consequential personal resources［J］. Journal of Personality and Social Psychology，2008，95（5）：1045.

［87］GOODMAN J H，GUARINO A，CHENAUSKY K，et al. CALM Pregnancy：results of a pilot study of mindfulness-based cognitive therapy for perinatal anxiety［J］. Archives of Women's Mental Health，2014，17：373-387.

［88］HALE L，STRAUSS C，TAYLOR B L. The effectiveness and acceptability of mindfulness-based therapy for obsessive compulsive disorder：a review of the literature［J］. Mindfulness，2013，4：375-382.

［89］HAYES S C. Acceptance and commitment therapy，relational frame theory，and the third wave of behavioral and cognitive therapies［J］. Behavior Therapy，2004，35（4）：639-665.

［90］HEEREN A，VAN BROECK N，PHILIPPOT P. The effects of mindfulness on executive processes and autobiographical memory specificity［J］. Behaviour Research and Therapy，2009，47（5）：403-409.

［91］HOGE EA，BUI E，MARQUES L，METCALF CA，MORRIS LK，ROBINAUGH DJ，et al. Randomized controlled trial of mindfulness meditation for generalized anxiety disorder：effects on anxiety and stress reactivity. J Clin Psychiatry，2013，74（8）：786-792.

［92］HOGE E A，CHEN M M，ORR E，et al. Loving-Kindness Meditation practice associated with longer telomeres in women［J］. Brain，Behavior，and Immunity，2013，32：159-163.

［93］HUTCHERSON C A，SEPPALA E M，GROSS J J. The neural correlates of social connection［J］. Cognitive，Affective，& Behavioral Neuroscience，2015，15：1-14.

［94］HYBELS C F，BLAZER D G. Epidemiology of late-life mental disorders［J］. Clinics in Geriatric Medicine，2003，19（4）：663-696.

［95］HÖLZEL，BRITTA K，CARMODY，JAMES，VANGEL，MARK. Mindfulness practice leads to increases in regional brain gray matter density. In Psychiatry Research：Neuroimaging，2011，191（1）：36-43.

［96］JIANG S，LIU X，HAN N，et al. Effects of group mindfulness-based cognitive therapy and group cognitive behavioural therapy on symptomatic generalized anxiety disorder：a randomized controlled noninferiority trial［J］. BMC Psychiatry，2022，22（1）：1-11.

［97］KABAT-ZINN J，MASSION AO，KRISTELLER J，PETERSON LG，FLETCHER KE，PBERT L，et al. Efectiveness of a meditation-based stress reduction program in the treatment of anxiety disorders. The

American Journal of Psychiatry. 1992，149（7）：936-943.

［98］KABAT-ZINN J. Wherever you go，there you are：mindfulness meditation in everyday life［M］. London：Hachette Books，2009.

［99］KABAT-ZINN J. An outpatient program in behavioral medicine for chronic pain patients based on the practice of mindfulness meditation：Theoretical considerations and preliminary results［J］. General Hospital Psychiatry，1982，4（1）：33-47.

［100］KABAT-ZINN J，HANH T N. Full catastrophe living：Using the wisdom of your body and mind to face stress，pain，and illness［M］. Delta，1990.

［101］KABAT-ZINN J. Mindfulness-based interventions in context：past，present，and future［J］. Clinical Psychology：Science and Practice，2003，10（2）：144-156.

［102］KAPLAN J B，BERGMAN A L，CHRISTOPHER M，et al. Role of resilience in mindfulness training for first responders［J］. Mindfulness，2017，8：1373-1380.

［103］KATZ D A，MCHORNEY C A. Clinical correlates of insomnia in patients with chronic illness［J］. Archives of Internal Medicine，1998，158（10）：1099-1107.

［104］KEARNEY D J，MALTE C A，MCMANUS C，et al. Loving-kindness meditation for posttraumatic stress disorder：A pilot study［J］. Journal of Traumatic Stress，2013，26（4）：426-434.

［105］KIM YW，LEE SH，CHOI TK，SUH SY，KIM B，KIM CM，et al. Efectiveness of mindfulness-based cognitive therapy as an adjuvant to pharmacotherapy in patients with panic disorder or generalized anxiety disorder. Depress Anxiety，2009，26（7）：601-606.

［106］KINSELLA K G，VELKOFF V A. An aging world：2001［M］. Maryland：Bureau of Census，2001.

［107］KLCO S E. A neuropsychological examination of the effects of mindfulness meditation in elementary school children［M］. Boca Raton：Florida Atlantic University，2010.

［108］KOK B E，COFFEY K A，COHN M A，et al. How positive emotions build physical health：Perceived positive social connections account for the upward spiral between positive emotions and vagal tone［J］. Psychological Science，2013，24（7）：1123-1132.

［109］KOSZYCKI D，BENGER M，SHLIK J，BRADWEJN J. Randomized trial of a meditation-based stress reduction program and cognitive behavior therapy in generalized social anxiety disorder. Behav Res Ther，2007，45（10）：2518-2526.

［110］LINDAHL J R，FISHER N E，COOPER D J，et al. The varieties of contemplative experience：A mixed-methods study of meditation-related challenges in Western Buddhists［J］. PloS one，2017，12（5）：e0176239.

［111］LINDBERG D A. Integrative review of research related to meditation，spirituality，and the elderly［J］. Geriatric Nursing，2005，26（6）：372-377.

［112］LINEHAN MM. Dialectical behavior therapy for borderline personality disorder. Theory and method［J］. Bull Menninger Clin，1987，51（3）：261-276.

［113］LIU X，XU W，WANG Y，et al. Can inner peace be improved by mindfulness training：a randomized controlled trial［J］. Stress and Health，2015，31（3）：245-254.

［114］LOUIS E K S，LANSKY E P. Meditation and epilepsy：a still hung jury［J］. Medical Hypotheses，2006，67（2）：247-250.

［115］LYNCH T R，CHAPMAN A L，ROSENTHAL M Z，et al. Mechanisms of change in dialectical behavior therapy：Theoretical and empirical observations［J］. Journal of Clinical Psychology，2006，62（4）：459-480.

［116］MCBEE L. Mindfulness-based elder care：A CAM model for frail elders and their caregivers［M］. Springer Publishing Co，2008.

［117］MINDELL A. Coma：A Healing Journey：a Guide for Family，Friends，and Helpers［M］. Gatekeeper Press，2019.

［118］MOORE M. Looking for a good night's sleep［J］. The Lancet，2012，380（9839）：322-323.

［119］MORIN C M，DRAKE C L，HARVEY A G，et al. Insomnia disorder［J］. Nature Reviews Disease

Primers，2015，1（1）：1-18.

［120］MUZIK M，HAMILTON S E，ROSENBLUM K L，et al. Mindfulness yoga during pregnancy for psychiatrically at-risk women：Preliminary results from a pilot feasibility study［J］. Complementary Therapies in Clinical Practice，2012，18（4）：235-240.

［121］MØRKVED S I V，ÅSMUND SALVESEN K，SCHEI B，et al. Does group training during pregnancy prevent lumbopelvic pain？ A randomized clinical trial［J］. Acta Obstetricia et Gynecologica Scandinavica，2007，86（3）：276-282.

［122］NEFF K D，GERMER C K. A pilot study and randomized controlled trial of the mindful self-compassion program［J］. Journal of Clinical Psychology，2013，69（1）：28-44.

［123］PARMELEE P A，KATZ I R，LAWTON M P. The relation of pain to depression among institutionalized aged［J］. Journal of Gerontology，1991，46（1）：15-21.

［124］PEEDICAYIL J. Role of epigenetics in pharmacotherapy，psychotherapy and nutritional management of mental disorders［J］. Journal of Clinical Pharmacy and Therapeutics，2012，37（5）：499-501.

［125］PIET J，HOUGAARD E. The effect of mindfulness-based cognitive therapy for prevention of relapse in recurrent major depressive disorder：a systematic review and meta-analysis. Clinical Psychology Review，2011，31（6）：1032-1040.

［126］PROCHASKA J O，DICLEMENTE C C. Toward a comprehensive model of change［M］//Treating addictive behaviors：Processes of change. Boston，MA：Springer US，1986：3-27.

［127］RINGLER M，PAVELKA R. Fear of childbirth-definition and description of the term on the basis of empirical data（author's transl）［J］. Zeitschrift Fur Geburtshilfe Und Perinatologie，1982，186（1）：55-57.

［128］RODRIGUEZ E，GEORGE N，LACHAUX J P，et al. Perception's shadow：long-distance synchronization of human brain activity［J］. Nature，1999，397（6718）：430-433.

［129］RODRIGUEZ E，GEORGE N，LACHAUX J P，et al. Perception's shadow：long-distance synchronization of human brain activity［J］. Nature，1999，397（6718）：430-433.

［130］ROSEKIND MR. J.The epidemiology and occurrence of insomnia. clinical psychiatry，1992，52：4-6.

［131］ROSEKIND M R. The epidemiology and occurrence of insomnia［J］. The Journal of Clinical Psychiatry，1992，53：4-6.

［132］SANJARI S，CHAMAN R，SALEHIN S，et al. Update on the Global Prevalence of Severe Fear of Childbirth in Low-Risk Pregnant Women：A Systematic Review and Meta-Analysis［J］. International Journal of Women's Health & Reproduction Sciences，2022，10（1）.

［133］SCHULZ R，MARTIRE L M. Family caregiving of persons with dementia：prevalence，health effects，and support strategies［J］. The American Journal of Geriatric Psychiatry，2004，12（3）：240-249.

［134］SEMPLE R J，LEE J，ROSA D，et al. A randomized trial of mindfulness-based cognitive therapy for children：Promoting mindful attention to enhance social-emotional resiliency in children［J］. Journal of Child and Family Studies，2010，19：218-229.

［135］SHAHAR B，SZEPSENWOL O，ZILCHA-MANO S，et al. A wait-list randomized controlled trial of loving-kindness meditation programme for self-criticism［J］. Clinical Psychology & Psychotherapy，2015，22（4）：346-356.

［136］SHANTHA P I. 佛教视域下的内观疗法研究［D］. 杭州：浙江大学，2017.

［137］SHORE R，STRAUSS C，CAVANAGH K，et al. A randomised controlled trial of a brief online mindfulness-based intervention on paranoia in a non-clinical sample［J］. Mindfulness，2018，9：294-302.

［138］SMITH J C. Alterations in brain and immune function produced by mindfulness meditation：three caveats［J］. Psychosomatic Medicine，2004，66（1）：148-149.

［139］TEASDALE J D，SEGAL Z V，WILLIAMS J M G，et al. Prevention of relapse/recurrence in major depression by mindfulness-based cognitive therapy［J］. Journal of Consulting and Clinical Psychology，2000，68（4）：615.

［140］TOMLINSON E R，YOUSAF O，VITTERSØ A D，et al. Dispositional mindfulness and psychological health：A systematic review［J］. Mindfulness，2018，9：23-43.

［141］TONELLI M E，WACHHOLTZ A B. Meditation-based treatment yielding immediate relief for meditation-naïve migraineurs［J］. Pain Management Nursing，2014，15（1）：36-40.

［142］TOVOTE KA，FLEER J，SNIPPE E，PEETERS AC，EMMELKAMP PM，SANDERMAN R，et al. Individual mindfulness-based cognitive therapy and cognitive behavior therapy for treating depressive symptoms in patients with diabetes：results of a randomized controlled trial［J］. Diabetes Care，2014，37（9）：2427-2434.

［143］VIETEN C，LARAIA B A，KRISTELLER J，et al. The mindful moms training：development of a mindfulness-based intervention to reduce stress and overeating during pregnancy［J］. BMC Pregnancy and Childbirth，2018，18（1）：1-14.

［144］VØLLESTAD J，SIVERTSEN B，NIELSEN GH. Mindfulness-based stress reduction for patients with anxiety disorders：evaluation in a randomized controlled trial［J］. Behav Res Ther，2011，49（4）：281-288.

［145］WANG F，HUANG Y X. Psychological and neural mechanisms of mindfulness［J］. Advances in Psychological Science，2011，19（11）：1635.

［146］WANG S X，ZHENG R M，WU J L，et al. The application of mindfulness-based stress reduction in medicine［J］. Chin J Clin Psychol，2014，22（5）：5.

［147］WHITEFORD H A，DEGENHARDT L，REHM J，et al. Global burden of disease attributable to mental and substance use disorders：findings from the Global Burden of Disease Study 2010［J］. The Lancet，2013，382（9904）：1575-1586.

［148］WONG SY，YIP BH，MAK WW，et al. Mindfulness-based cognitive therapy v. group psychoeducation for people with generalised anxiety disorder：randomised controlled trial［J］. Br J Psychiatry，2016，209（1）：68-75.

［149］XU W，JIA K，LIU X，& HOFMANN SG.. The effects of mindfulness training on emotional health in Chinese long-term male prison inmates［J］. Mindfulness，2016，7：1044-1051.

［150］XU W，WANG Y，LIU X. Effectiveness of 8-week mindfulness training improving negative emotions［J］. Chinese Mental Health Journal，2015：497-502.

［151］YOUNGWANICHSETHA S，PHUMDOUNG S，INGKATHAWORNWONG T. The effects of mindfulness eating and yoga exercise on blood sugar levels of pregnant women with gestational diabetes mellitus［J］. Applied Nursing Research，2014，27（4）：227-230.

［152］ZETSCHE U，D'AVANZATO C，JOORMANN J. Depression and rumination：Relation to components of inhibition［J］. Cognition & Emotion，2012，26（4）：758-767.

［153］ZHANG D，LEE E K P，MAK E C W，et al. Mindfulness-based interventions：an overall review［J］. British Medical Bulletin，2021，138（1）：41-57.

［154］ZHANG H，EMORY E K. A mindfulness-based intervention for pregnant African-American women［J］. Mindfulness，2015，6：663-674.

［155］ZHOU E S，GARDINER P，BERTISCH S M. Integrative medicine for insomnia［J］. Medical Clinics，2017，101（5）：865-879.

［156］ZHOU X L，LIU H，LI X H，et al. Mediating effects of social support between antenatal depression and fear of childbirth among nulliparous woman［J］. Annals of Palliative Medicine，2021，31（52）：491-494.

彩　图

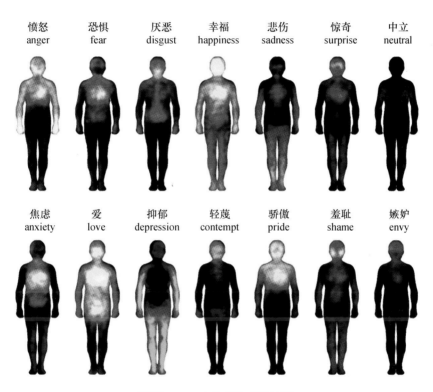

彩图 6-12　人体躯体感觉地图